肝病合理用药与饮食调养

主　编

尹国有

副主编

李合国　谢　进　曾震军

编著者

尹淑颖　孟　毅　徐心阔　陈玲曾

李月华　韩振宏　周　正　蒋时红

U0307494

金盾出版社

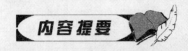

内容提要

本书以问答的形式,简要介绍了病毒性肝炎、酒精性肝病、脂肪肝、肝硬化、肝癌等临床常见肝病的基础知识,详细阐述了肝病的西药治疗、中药治疗及饮食调养。其文字通俗易懂,内容科学实用,可作为肝病患者家庭治疗和自我调养康复的常备用书,也可供基层医务人员阅读参考。

图书在版编目(CIP)数据

肝病合理用药与饮食调养/尹国有主编 . — 北京 : 金盾出版社,2016.5

ISBN 978-7-5186-0785-3

Ⅰ.①肝… Ⅱ.①尹… Ⅲ.①肝疾病—用药法②肝疾病—食物疗法 Ⅳ.①R575.05②R247.1

中国版本图书馆 CIP 数据核字(2016)第 032426 号

金盾出版社出版、总发行

北京太平路 5 号(地铁万寿路站往南)

邮政编码:100036 电话:68214039 83219215

传真:68276683 网址:www.jdcbs.cn

封面印刷:北京印刷一厂

正文印刷:北京万博诚印刷有限公司

装订:北京万博诚印刷有限公司

各地新华书店经销

开本:850×1168 1/32 印张:9.5 字数:234 千字

2016 年 5 月第 1 版第 1 次印刷

印数:1~3 000 册 定价:29.00 元

(凡购买金盾出版社的图书,如有缺页、
倒页、脱页者,本社发行部负责调换)

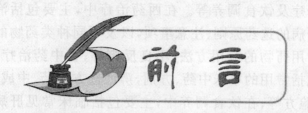

前　言

　　肝脏是人体内最大的消化腺,也是体内新陈代谢的中心站,在人体的生命活动中占有举足轻重的地位,如果肝脏受到损害,机体就会出现多种功能障碍,危及人们的健康,甚至生命。肝病主要包括病毒性肝炎、酒精性肝病、脂肪肝、肝硬化、肝癌等,是一组严重危害人们健康和生活质量的常见病、多发病。在肝病的治疗中,除保持良好的心态、稳定的情绪和规律化的生活起居外,药物是首选治疗手段,饮食调养是最重要的自我调养方法,患者及其家属的参与显得尤为重要。为了普及医学知识,增强人们的自我保健意识,让广大读者在正确认识肝病的基础上,合理地选用药物治疗肝病,恰当地运用饮食调养肝病,我们组织编写了《肝病合理用药与饮食调养》一书。

　　本书以病毒性肝炎、酒精性肝病、脂肪肝、肝硬化、肝癌等临床常见肝病的中西医治疗用药和饮食调养为重点,采用问答的形式,系统地介绍了有关肝病的防治知识,认真细致地解答了广大肝病患者在寻求运用药物和饮食治疗调养肝病过程中可能遇到的各种问题,力求让广大读者看得懂、用得上。书中从正确认识肝病开始,首先简要介绍了肝脏的形态结构及功能,临床常见肝病的发病原因、临床表现、诊断、常用辅助检查,以及中医对肝病的认识等有关基础知识；详细阐述了肝病的西药治疗、中药治疗及饮食调养等。在西药治疗中，主要包括治疗有关肝病的选药原则、注意事项，以及不同种类药物的特点和常用药物的应用方法、不良反应等；在中药治疗中，主要包括常用的单味中药、方剂，辨证选方用药、中成药、单方、验方等；在饮食调养中，主要包括临床常见肝病的饮食调养原则、肝病日常饮食中应注意的问题，以及适宜于不同体质、不同证型患者的食疗药膳等。书中文字通俗易懂，内容科学实用，所选用的西药、中药及食疗方的功能、适应证，以及应用方法叙述详尽，可作为肝病患者家庭治疗和自我调养康复的常备用书，也可供基层医务人员阅读参考。

需要说明的是，由于疾病是复杂多样、千变万化的，加之肝病患者个体差异和病情轻重不一，在应用本书中介绍的西药、中药治疗肝病及食疗方调养肝病时，一定要先咨询医生，切不可自作主张、生搬硬套地"对号入座"，以免发生不良后果。

在本书的编写过程中，参考了许多公开发表的著作，在此一并向有关作者表示衷心的感谢。由于我们水平有限，书中不当之处在所难免，欢迎广大读者批评指正。

尹国有

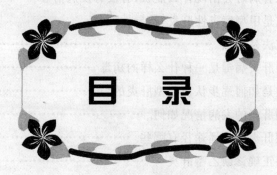

一、正确认识肝病

二、西药治疗肝病

三、中药治疗肝病

四、饮食调养肝病

一、正确认识肝病

1. 肝脏在人体的什么位置

肝脏是人体最大的实质性器官,成年人肝脏的重量为1 200~1 600克,占据右季肋区和腹上区的大部分,仅小部分超越前正中线而达左季肋区。除腹上区外,肝脏大部分被胸廓所遮盖,正常成年人查体时通常不能被触及。肝脏的位置主要依靠与其相连的各韧带和腹内压来维持,并随呼吸上下移动。

肝脏的上界与膈穹隆的位置一致,在右腋中线上起自第七肋,自此向左,在右锁骨中线平第五肋,在前正中线越过胸骨体和剑突结合处,至左锁骨中线止于第五肋。肝脏的下界与肝前缘一致,起自右肋弓最低点,沿右肋弓下缘向左上行,至第八、九肋软骨结合处离开肋弓,经剑突下3厘米左右斜向左上,至左肋弓第七、八肋软骨结合处进入左季肋区,汇于上界左端。在成年人腹上区剑突下3~5厘米的范围有时可触及肝脏,但在右肋弓下缘一般不应触及。在成年人肝脏位置正常的情况下,如在右肋弓下触及肝脏,则应首先考虑肝脏增大。由于小儿肝下缘位置较低,常露出右肋弓,所以多可在右肋弓下触及,此属正常现象。

由于体型及某些病理变化,肝脏的位置也有所改变。一般矮胖体型的人,肝脏的左右径较长,其左端可达左锁骨中线外侧,由右下至左上,肝的前缘斜度较平,呈横位,且位置较高;瘦长体型的人,肝的左右径较短,肝的左端在前正中线附近,甚至在其右侧,肝前缘斜度较大,肝脏呈垂直位,其下缘在肋弓下可触及。在腹腔积液或右肺叶切除后,因膈肌升高,肝的位置可上移;在胸腔积液或气胸引起的膈肌下降时,肝的位置可下移。

2. 肝脏有怎样的形态结构

正常肝脏外观呈红褐色，质软而脆，受暴力打击易破裂出血。肝脏的外形呈楔形，右端粗大而圆钝，左端细小，可分为上下两面，前后两缘，以镰状韧带分为左、右两叶，右叶大而厚，左叶小而薄。按新的分叶方法，肝脏分为左内叶、左外叶、右前叶、右后叶及尾状叶。肝脏下面有连成"H"形的两条纵行沟和一条横行沟。横行沟为肝门，是门静脉、肝动脉和肝管及神经、淋巴管的出入处；右纵行沟前方为胆囊，后方为下腔静脉；左纵行沟前方为圆韧带，后方为静脉韧带及静脉导管的遗迹。

肝脏表面有一层致密的结缔组织构成的被膜。被膜深入肝内形成网状支架，将肝实质分隔为许多具有相似形态和相同功能的基本单位，称为肝小叶。肝小叶是肝脏最基本的结构和功能单位，由无数的肝小叶构成了肝脏。肝小叶呈多角棱柱体，0.1 厘米×0.2 厘米大小，小叶的中轴贯穿一条静脉，为中央静脉。肝细胞以中央静脉为中心呈放射状排列，形成肝细胞索；肝细胞索相互吻合成网，网眼间有窦状隙和血窦；肝细胞间的管状间隙形成毛细胆管。因此，可以说肝小叶是由肝细胞、毛细胆管、血窦和相当于毛细淋巴管的窦状隙所组成的。

3. 肝脏的血液供应有何特点

肝脏血液供应有门静脉及肝动脉两个来源，是腹腔内脏中唯一有双重血液供应的器官，其血液供应非常丰富。门静脉供给肝脏 3/4 的血量，而经肝动脉进入肝脏的血量仅占 1/4，这两条血管的血液都流入肝窦。肝动脉是肝脏的营养血管，提供来自心脏的动脉血，内含丰富的氧和营养物质，供给肝的物质代谢，其血流量虽仅占肝血供的 1/4，但占氧供应的 80%，压力较门静脉高 30～40 倍。如果肝内动脉受阻，即使门静脉通畅，肝组织也会发生缺氧性病变。门静脉是肝的功能血管，主要收集消化道静脉血，血液内含有丰富的营养物质，输入肝内供肝细胞加工储存。门静脉血入肝后经过肝窦与肝细胞接触,再经小叶的中央静脉汇入肝静脉,形成门静脉循环。肝静脉的血注入下腔静脉再回到心脏。

门静脉在肝小叶间还有交通支与肝动脉相通。这些交通支一般多不开放,当肝内病变使窦状隙变窄或闭塞时才逐步开放,使压力高的肝动脉内血液流入门静脉,这对门静脉压力的增高有一定的影响。

4. 肝脏在人体中起什么作用

肝脏是人体内最大的消化腺,也是体内新陈代谢的中心站,在人体的生命活动中占有举足轻重的地位。肝脏的结构复杂,功能广泛,无数物质在肝内储存、合成、分解、解毒、分泌和排泄,肝脏几乎参与体内所有物质的代谢过程。在蛋白质、糖类、脂肪的代谢,胆汁的生成与排泄,以及解毒、凝血、免疫、热能的产生及水、电解质调节等方面,肝脏也起着非常重要的作用。

(1)蛋白质代谢:肝脏作为人体新陈代谢最重要、最复杂的器官,与机体的蛋白质代谢关系极为密切,是人体合成和分解蛋白质的主要器官,也是血浆内蛋白质的最重要来源,它参与几乎所有方面的蛋白质代谢。食物中的蛋白质在消化道中首先被消化分解为氨基酸,之后经门静脉到达肝脏,肝细胞根据机体的需要,将大部分的氨基酸重新合成为各种维持人体生长发育和健康所需的蛋白质,如血浆蛋白、纤维蛋白原等,同时肝脏本身也具有储存蛋白质的作用。当食物中的蛋白质不能满足身体需要时,肝脏一方面可以释放出本身储存的蛋白质,另一方面还可以利用糖类、脂肪等原料合成新的蛋白质,以供机体所需。肝脏具有很强的合成蛋白质的能力,一般来说,每隔7～10日肝脏中蛋白质的一半就会重新更换。当肝脏患有严重疾病(如重型肝炎、肝硬化、肝癌)时,由于有效肝细胞总数的明显减少,使肝脏合成蛋白质的能力大大下降,血浆中白蛋白浓度也随之下降,严重时因为低蛋白血症,可造成血液胶体渗透压的降低,出现全身不同程度的水肿现象。

　　肝脏不仅能合成蛋白质,还能将蛋白质分解成为氨基酸、多肽及其进一步代谢产物。肝脏能将氨基酸供给血液,使氨基酸的合成和分解呈可逆性,处于动态平衡状态,以维护血液中氨基酸的恒定性。氨基酸代谢,如脱氨基反应、尿素的合成及氨的处理等均在肝脏内进行。

　　(2)糖代谢:肝脏在糖的代谢中起着关键的作用,对于机体内糖的储存、分解和血糖的调节均极其重要。饮食中的淀粉和糖类食品经消化后变成葡萄糖,通过小肠吸收,再经门静脉进入肝脏,进入肝脏的糖一部分变为能量被利用,多余的则在肝脏内被合成为肝糖原储藏起来。当人们从事劳动或运动时,由于大量消耗血液中的葡萄糖,肝脏就把肝糖原分解成葡萄糖供机体利用。糖在肝脏中的代谢较为活跃,代谢途径较多,但肝脏在糖代谢中最重要的作用是维持血糖浓度的相对稳定,它是维持血糖浓度稳定的重要器官,当血液中血糖浓度变化时,肝脏具有调节作用,以保证全身,尤其是脑组织糖的供应。

　　肝脏对血糖的调节,主要是通过肝糖原的合成与分解,以及糖异生作用两个环节来实现的。肝脏合成糖原的能力很强,人们常把肝脏比喻成储存糖的"仓库"。它不仅可利用葡萄糖合成糖原,还可利用果糖、半乳糖等单糖合成糖原。通常肝糖原的含量占肝脏重量的 6%～10%,也就是说有 70～120 克。肝糖原也可在肝内特有的葡萄糖 6-磷酸酶的作用下,水解 6-磷酸葡萄糖生成葡萄糖,并送入血液中,以补充血糖(特别是在饥饿时)供肝外组织利用。当人体内血糖升高时(如饮食后),可大量合成糖原,一般可高达 10%;而当血糖降低时(如饥饿),肝糖原又分解为血糖,此时肝中糖原含量逐渐减少。在肝脏,肝糖原与血中葡萄糖处于不断的变化之中,在一定条件下互相转化,以保证血糖浓度的相对稳定。糖异生作用是指肝脏将某些非糖物质(如甘油、α-酮酸、丙酮酸和乳酸)等转变为肝糖原或葡萄糖的作用。由于肝糖原的储量有限,空腹后 10 小时左右绝大部分被消耗掉。当长期禁食或反复呕吐使机体处于饥饿状态时,肝糖原分解补充血糖的作用随之减弱甚至丧失,这时血糖浓度的维持几乎完全依赖于肝脏的糖异生作用。糖异生作用的结果不但消耗了储备脂肪,还要消耗组织蛋白,因此在这种情况下,人体必须输入足量的葡萄糖,才能减少蛋白质的消耗,以保护肝脏。

(3)脂肪代谢:脂肪是人体组织的重要组成成分,人体所需的脂肪绝大部分来源于食物供给,而肝脏在脂肪的消化、吸收、运输、分解、合成等代谢过程中起着重要作用。肝细胞具有制造和分泌胆汁的功能,其分泌的胆汁通过胆管排入十二指肠,胆汁中的胆盐能乳化脂肪,激活胰脂酶,从而起到促进脂肪消化吸收的作用。如果肝细胞功能障碍,分泌的胆汁过少,则可引起消化不良,患者出现胃纳减少、大便溏稀等。肝脏也是中性脂肪合成和释放、脂肪酸分解、酮体生成与氧化、胆固醇与磷酸合成、脂蛋白合成和运输的场所。人们每天摄入的食物(如肉、奶、海鲜)中的脂肪,在消化道中经胆汁和脂肪酸共同作用后被分解为脂酸和甘油,然后被肠道吸收,合成中性脂肪储存于皮下及其他组织。如果摄入的脂肪过多就会造成肥胖症。饥饿时,储存于体内的脂肪则被动员至肝脏进行分解、释放能量,以供人体生命活动的需要,同时也生成脂酸和酮体,一部分脂酸则被合成磷脂与胆固醇。如果长期饥饿,就有可能大量氧化体内储存的脂肪而出现酸中毒或酮中毒,对生命造成一定的危害。

正常情况下,人体肝内脂肪含量占 3%～5%,一旦肝脏氧化减少,输入肝脏的脂肪过多,便会使肝脏内脂肪含量增加,形成脂肪肝,使肝脏的蛋白质和脂肪代谢功能受到损害,并可出现血浆白蛋白降低,类脂质升高,少数患者可出现类似肝硬化的病理过程。

(4)维生素代谢:人生命活动的基本物质除了蛋白质、糖类、脂肪三大基本营养素外,还离不开维生素。维生素是人体所必需的重要营养素之一,肝脏在维生素的吸收、储存、代谢等方面都有重要作用。肝脏是人体内维生素含量较多的组织,是维生素的储存场所,维生素 A、B 族维生素、维生素 C、维生素 D 和维生素 K 的合成和储存均与肝脏密切相关。同时,肝脏分泌的胆汁又是脂溶性维生素吸收的必要条件,并直接参与多种维生素的代谢过程。

①维生素 A。维生素 A 属于脂溶性维生素,来源于胡萝卜素。胡萝卜素在肝脏胡萝卜素酶的作用下转化为维生素 A,人体95% 以上的维生素 A 都储存于肝脏内。维生素 A 在人体生命活动中占有重要地位,与人体的正常生长发育密切相关,它是维持上皮组织结构完整及功能的必需物质,并有预防眼结膜、泪腺、鼻腔、呼吸道、消化器官、生殖器、汗腺等黏膜病变、干燥及角化的作用,能维持人体正常的视觉功能,也有助于生育和泌乳。当肝脏受到损害时,维生素 A 的转化合成即产生障碍而出现维生素 A缺乏,致使患者呈现夜盲、皮肤粗糙等。

②B 族维生素。B 族维生素系水溶性维生素,其中维生素 B_1、维生素 B_2、维生素 B_6 等的合成和代谢与肝脏关系最为密切。糖类的合成和分解主要在肝脏内进行,分解时需要维生素 B_1 作为促酶;糖原合成时也需要维生素 B_1;肝脏对雌激素的灭能作用也离不开维生素 B_1 的参与,可见维生素 B_1 在肝脏功能方面也起很大作用,同时肝脏能将维生素 B_1 合成焦磷酸硫胺素——丙酮酸脱氢酶系的辅酶。此外,肝脏能把维生素 B_6 合成磷酸吡哆醛(丙氨酸氨基转移酶的辅酶);能将维生素 B_2 合成黄酶的辅基;还能把泛酸合成辅酶 A 等。在肝脏功能障碍时,B 族维生素的合成与分解也会发生障碍,而 B 族维生素的缺乏,也可影响肝脏的正常生理功能。

③维生素 C。肝脏是维生素 C 的一个重要储存场所,能防止有毒物质对肝脏的损害,保护肝脏中的酶系统,增加肝细胞的抵抗力,能促进肝糖原的形成和促进肝细胞的再生,并能改善肝脏功能。当维生素 C 缺乏时,会影响肝脏的正常功能,肝脏易发生

脂肪变性,最终导致脂肪肝。而当肝脏损害时,肝内维生素C含量也相应减少。

④D族维生素。肝脏也是体内D族维生素储存的主要器官,D族维生素中以维生素D_2(麦角钙化醇)和维生素D_3最重要,它们都是在肝脏进行代谢的。维生素D能促进钙和磷的吸收,而钙和磷两者均为骨质构成的主要成分。当肝脏发生病变时,可使肠道内胆汁减少,影响到维生素D的吸收,从而阻碍体内钙和磷的吸收,结果造成骨质疏松症等。

⑤维生素K。维生素K属于脂溶性维生素,储存于肝细胞内,其存在和功能的发挥离不开肝脏。维生素K的主要作用为促进血液凝固,因为维生素K是促进肝脏合成凝血酶原的重要元素,当维生素K缺乏时,血浆内凝血酶原含量即减少,致使血液凝固时间延长。肝功能有损害时,维生素K即不同程度地失去其促进凝血酶原生成的功效。

⑥维生素E。肝脏是维生素E的重要储存器官,维生素E可随胆汁排出。肝脏损害时因肠道吸收减少,肝脏内维生素E的含量及血浆内维生素E的浓度也会降低。维生素E与人体正常生育功能关系很大,当维生素E缺乏时,可影响生育功能,严重者可致不孕不育。另外,维生素E缺乏也可引起肝细胞的线粒体结构紊乱和呼吸作用减弱。

(5)激素代谢:激素是人体内各种分泌腺(垂体、肾上腺、甲状腺、甲状旁腺、胰腺、性腺等)所分泌的一类化学物质,在调节机体代谢平衡、维持和协调机体各组织器官之间功能的相互关系等方面,激素具有非常重要的作用。激素在人体内必须保持在一定的浓度范围内,过高或过低都将对机体造成不利的影响。肝脏参与激素的灭活,是许多激素分解转化丧失活性的重要场所,具有调节激素代谢的重要作用。当肝功能长期损害时,常因肝脏对激素的灭活功能降低而使某些激素在体内堆积,引起物质代谢紊乱。例如,性激素失调,往往有性欲减退,腋毛、阴毛稀少或脱落,阳痿,睾丸萎缩和月经失调。由于雌激素水平过高,可致使局部小动脉扩张,出现肝掌和血管痣等。

(6)胆红素代谢:胆汁的生成和分泌依赖整个肝细胞内微器的高度协调,血液中的不溶性胆红素(血红蛋白分解的产物)经肝细胞作用,形成与葡萄糖醛酸结合的可溶性胆红素,或释放入血经肾脏排泄,或释放入胆小管内与胆盐、胆固醇等组成胆汁,其中胆盐有助于脂肪的消化和吸收。胆红素的摄取、结合和排泄,胆汁酸的生成和排泄,都由肝脏承担。胆红素在肝内的代谢过程包括肝细胞对血液内胆红素的摄取,结合胆红素的形成,结合胆红素从肝细胞排入胆管3个相互衔接的过程,其中任何一个过程发生障碍,都可由于胆红素的增高而出现黄疸。肝功能受到损害时,胆红素代谢发生障碍,可使血液内胆红素潴留增加而引起巩膜、皮肤黄染,小便变黄,大便颜色变浅,并伴有神疲乏力,食欲缺乏等。肝细胞制造、分泌的胆汁,经胆管输送到胆囊,正常情况下,每天肝脏制造800～1 000毫升的胆汁,胆囊仅起浓缩和排放胆汁的作用,以帮助小肠内脂肪的消化、吸收。如果肝功能障碍,长期缺乏胆汁,便可导致食欲减退、体重下降、脂性腹泻、贫血、出血倾向等。

(7)解毒作用:人体代谢过程中所产生的有害废物及外来的毒物、毒素,包括药物的代谢和分解产物,均须在肝脏解毒。肝细胞通过氧化、还原、水解和结合等方式,使毒物的毒性消失、减弱或结合转化为可溶性的物质,利于排出。当肝脏受到损害时,肝脏的解毒功能下降,便会出现中毒症状。

(8)免疫功能:肝脏是最大的网状内皮细胞吞噬系统,它能吞噬、隔离和消除、改造入侵和内生的各种抗原,与人体的免疫能力密切相关。肝脏的免疫功能主要体现在它的吞噬作用和免疫调节作用。吞噬作用即肝脏内丰富的巨噬细胞起滤过、清除异性物质和调节免疫反应的作用;免疫调节作用则是肝脏对抗原的滤过、清除和诱导免疫耐受性,是机体的一种防御机制。它一方面阻止有害的抗原物质从肠道侵入全身,同时也避免机体对外来抗原的免疫应答,使之不致造成超敏反应和组织损伤。当肝脏发生病变时,如在急性肝炎、慢性肝炎、肝硬化时,会发生免疫的异常,出现相应的病理变化,引起一系列的临床症状。

肝脏的吞噬功能主要是通过肝窦间隙的肝巨噬细胞来进行的。肝脏内具有大量的肝巨噬细胞(约有 460 亿个),存在于肝窦状隙中,肝巨噬细胞主要是由血液内的单核细胞转变而来的,因此具有很强的吞噬功能,能够吞噬清除来自肠道和血液中的异物及细菌等有害物质,还能破坏衰老的红细胞,分解血红蛋白形成胆红素。肝巨噬细胞除具有吞噬功能外,还有特异免疫应答和调节作用,它可以在免疫过程的感应阶段提供抗原,实现抗原的信息传递;在免疫过程的反应阶段,肝巨噬细胞可分泌白细胞介素,对淋巴细胞有促增殖作用;在免疫过程的效应阶段,肝巨噬细胞可有效地杀伤靶细胞或起吞噬调理作用。

(9)血液凝固功能:几乎所有的凝血因子都由肝脏制造。肝脏在人体凝血和抗凝两个系统的动态平衡中起着重要的调节作用。例如,肝细胞可合成凝血酶原、纤维蛋白原等与血液凝固有关的物质,肝脏所储存的维生素 K 是合成凝血酶原所必需的。具有抗凝血作用的肝素,一部分是在肝内生成的。凝血障碍的程度常与肝功能破坏的严重程度相平行,肝衰竭者常死于出血。

(10)其他功能:除上述生理功能外,肝脏还参与人体血容量的调节、热能的产生和水及电解质的调节等。

肝脏的功能是多种多样的,如果肝脏受到严重损害,如急性乙型肝炎、重型乙型肝炎、肝硬化时,机体就会出现多种功能障碍,危及人们的健康,甚至生命。

5. 常见的肝病有哪些种类

肝病的种类有很多,除先天遗传性肝病(如肝豆状核变性)外,后天性肝病主要分为感染性肝病与非感染性肝病两大类。感染性肝病主要有病毒性肝炎、细菌性肝脓肿、阿米巴肝脓肿、血吸虫性肝病、肝结核等,非感染性肝病则包括脂肪肝、酒精性肝病、药物性肝损伤、肝囊肿、自身免疫性肝病、肝癌等。就临床来看,常见的肝病主要有病毒性肝炎、酒精性肝病、脂肪肝、肝硬化、肝癌等。

(1)病毒性肝炎:病毒性肝炎是一组由嗜肝性肝炎病毒引起的常见传染病,肝炎病毒通过不同的途径进入人体,在肝脏生长繁殖,破坏肝组织的正常结构,影响肝脏的生理功能,并出现一系列的临床症状。根据病毒性肝炎的病原学分类,主要分为甲型病毒性肝炎、乙型病毒性肝炎、丙型病毒性肝炎、丁型病毒性肝炎、戊型病毒性肝炎 5 种,其中甲型病毒性肝炎、乙型病毒性肝炎和丙型病毒性肝炎在临床中较为多见。

(2)酒精性肝病:酒精性肝病是因长期大量饮酒所导致的肝损害,主要表现为酒精性脂肪肝、酒精性肝炎和酒精性肝硬化,这 3 种肝病可单独或混合存在。酒精性肝病在西方国家较为多见,欧美 80%～90% 的肝硬化病因是由饮酒引起的。在我国,对病毒性肝炎引起的肝炎后肝硬化比较重视,对酒精性肝硬化则认为少见而重视不够。近年来,随着我国酒的消耗量增加,临床所见酒精性肝病有逐年增多的趋势。

(3)脂肪肝:脂肪肝是指脂类物质在肝内蓄积过多,超过肝脏重量的 5%,或在组织学上 50% 以上的肝实质脂肪化的一种表现。脂肪肝不是一个独立的疾病,而是由多种疾病和原因引起的肝脏脂肪性变,最常见的原因为肥胖、酒精中毒、糖尿病,其次为营养失调、药物中毒、妊娠、遗传等。随着我国人民物质生活的不断改善,脂肪肝的发病率逐年升高,已占到平均人口的 10% 左右,其中有 6%～8% 的脂肪肝患者可转化为肝纤维化、肝硬化,严重威胁着人们的健康。

(4)肝硬化:肝硬化是一种以肝组织弥漫性纤维化、假小叶和再生结节形成为特征的慢性肝病,临床上有多系统受累,以肝功能损害和门静脉高压为主要表现,晚期常出现消化道出血、肝性脑病、继发感染等严重并发症。引起肝硬化的病因有很多,在我国以病毒性肝炎(尤其是乙型肝炎、丙型肝炎)所致者居多,酒精中毒、循环障碍、胆汁淤积、工业毒物或药物的影响、代谢障碍、营养障碍,以及免疫功能紊乱等也可引起肝硬化。

(5)肝癌:肝癌分为原发性和继发性,通常所说的肝癌主要指原发性肝癌,是指起源于肝实质细胞或肝内胆管上皮细胞的癌肿,为我国常见的恶性肿瘤之一,死亡率在消化系统恶性肿瘤中列第三位,仅次于胃癌和食管癌。我国是世界上肝癌主发地区之一,年发病率高于 10/10 万,每年约有 11 万人死于肝癌。原发性肝癌的病因和发病机制尚未完全肯定,可能与病毒性肝炎、肝硬化、黄曲霉素、饮水污染等因素有关,通常是多种因素综合作用的结果。

6. 肝炎都会传染吗

肝炎是由病原微生物,如病毒、细菌、真菌、立克次体、螺旋体及某些原虫和寄生虫,以及自身免疫因素所导致肝细胞的各种炎症;各种毒物(如砒霜),毒素(细菌的内外毒素)和某些药物(如异烟肼、吲哚美辛、氯丙嗪等)的中毒也都可引起中毒性肝炎。由药物中毒引起的肝炎称为药物性肝炎;由细菌引起的肝炎称为细菌性肝炎;由病毒引起的肝炎称为病毒性肝炎;由于长期饮酒造成的肝炎称为酒精性肝炎;由于自身免疫功能异常引发的肝炎称为自身免疫性肝炎等。

日常生活中最常见到的肝炎有病毒性肝炎、酒精性肝炎、药物性肝炎和自身免疫性肝炎,其中只有病毒性肝炎具有传染性。通常人们所说的"肝炎",主要是指由甲型、乙型、丙型、丁型、戊型等肝炎病毒所引起的病毒性肝炎。病毒性肝炎是一组由嗜肝性肝炎病毒引起的常见传染病,肝炎病毒通过不同的途径进入人体,在肝脏生长繁殖,破坏肝组织的正常结构,影响肝脏的生理功能,并出现一系列的临床症状。病毒性肝炎具有传染性较强、传播途径复杂、流行面广、发病率高等特点。部分急性病毒性肝炎患者可演变成慢性,并可发展为肝硬化和原发性肝细胞癌等。

7. 病毒性肝炎有哪几种

引起病毒性肝炎的病毒种类很多,目前公认的有甲型肝炎病毒(HAV)、乙型肝炎病毒(HBV)、丙型肝炎病毒(HCV)、丁型肝炎病毒(HDV)、戊型肝炎病毒(HEV),分别引起甲型病毒性肝炎、乙型病毒性肝炎、丙型病毒性肝炎、丁型病毒性肝炎、戊型毒性肝炎。甲型病毒性肝炎、戊型病毒性肝炎主要经粪-口途径感染,有季节性,可引起暴发流行,通常3个月内恢复健康,一般不转化为慢性肝炎,属可自愈的疾病,预后相对良好。而乙型病毒肝炎、丙型病毒肝炎、丁型病毒性肝炎传播途径较为复杂,以血液传播为主,无季节性,常为散发,感染后有相当一部分可演变为慢性肝炎,一旦慢性化,很难彻底治愈,病情有可能向肝硬化,甚至肝癌方向演变。

除了以上5型病毒性肝炎,临床上仍有少部分肝炎患者的病原得不到明确,因此不少学者试图探索是否还有新型肝炎病毒存在。随着分子生物学技术的飞速发展,研究的不断深入,近年不断有新的肝炎病毒被发现及分离成功。例如,1995年美国有两家实验室相继报告了一种新发现的与人类肝炎相关的核糖核酸病毒,命名为庚型肝炎病毒;日本学者1997年和1998年连续报道,发现一种经过血液传播的(肝炎)病毒(TTV),认为可能与病因不明的输血后肝炎有关。但目前对于病毒的分类、复制状态,以及致病性等均不清楚,新的肝炎病毒的正式命名尚未得到国际病毒分类与命名委员会的最后确定,国际上多数学者对此持慎重态度。

8. 病毒性肝炎在临床上有几种类型

甲型病毒性肝炎、乙型病毒性肝炎、丙型病毒性肝炎、丁型病毒性肝炎、戊型病毒性肝炎,在病原学、血清学及临床经过、肝外器官损害等多方面均有不同,但各种病毒性肝炎的临床表现却有诸多相似之处,因此从临床表现上对某一病例很难区别是哪种病毒性肝炎。

根据病毒性肝炎病程、病情的不同,通常把病毒性肝炎分为急性肝炎、慢性肝炎、重型肝炎、淤胆型肝炎和肝炎肝硬化几大类。其中急性肝炎分为急性无黄疸型肝炎、急性黄疸型肝炎两种;慢性肝炎分为轻度慢性肝炎(相当于原来的慢性迁延性肝炎和轻型慢性活动性肝炎)、中度慢性肝炎(相当于原来的中型慢性活动性肝炎)、重度慢性肝炎3种;重型肝炎则分为急性重型肝炎、亚急性重型肝炎、慢性重型肝炎3种;在淤胆型肝炎中,也有急性淤胆型肝炎、慢性淤胆型肝炎之分;肝炎肝硬化则有活动性肝硬化和静止性肝硬化两种类型。另外,在乙型病毒性肝炎中,还有众多的乙型肝炎病毒表面抗原携带者。

9. 有黄疸就是肝炎吗

因为在临床上有众多的黄疸型肝炎患者,在乙型肝炎病情较重时也常出现黄疸,所以给人一错觉,似乎只要出现黄疸就一定是肝炎。我们时常可以听到有人这样说:"某某眼睛及皮肤都发黄了,恐怕肝炎很重吧?某某这几天眼睛发黄了,恐怕是得黄疸肝炎了吧?"其实这是一种误解,有黄疸不一定就是肝炎,有肝炎也不是必定要出现黄疸。

临床上把巩膜和皮肤发黄叫黄疸,其形成原因是复杂多样的。黄疸形成的过程与人体血液中红细胞的破坏程度、肝脏的功能状况及胆管的畅通程度诸因素直接相关。人体血液内的红细胞在不断衰老、死亡、更新的过程中,产生一种叫胆红素的物质,其依靠肝脏来进行代谢。在正常情况下,人体血液中的红细胞不断从骨髓中产生,红细胞的生命期平均为120天,衰老的红细胞自然破坏后就产生血红蛋白。每天有250～300毫克的血红蛋白在体内要转化为间接胆红素,这种间接胆红素随血液循环到达肝脏,在肝细胞内转化为直接胆红素。肝细胞分泌直接胆红素到毛细胆管后,成为胆汁中的主要成分。胆汁从胆管经小肠到大肠,在小肠下段被大肠里的细菌分解，把直接胆红素还原，转变为胆素原，每天排出 40～280 毫克的粪胆素（由胆素原氧化而成），使粪便染成黄色；胆素原的另一小部分重新由肠道回吸收入血，再回到肝脏，随血循环由肾脏排出（每日 0.5～4 毫克），即尿胆原。

上述过程周而复始，胆红素的产生和肝脏代谢及胆红素的排泄量处于动态平衡中，所以正常人体中的胆红素量是恒定的，每升血液中含有 17.1 微摩的胆红素，尿胆原为少量，粪便保持正常黄色。如果上述过程的任何一个环节发生病变或障碍，如某些病变使胆红素生成过多，或肝胆代谢胆红素的功能出现障碍，或胆红素的排泄受阻，胆红素就会大量反流或存留在血中，血清胆红素量就可能升高。当血液中血清胆红素的量＞34.2 微摩/升时，胆红素便可明显从血管中渗入到眼部巩膜、皮肤及黏膜，使其呈黄色。同时，尿中的胆红素含量也会增加，使尿黄色加深，这些现象就是人们常说的黄疸。黄疸时往往以巩膜发黄最明显，这除了眼直接外露易被发现外，还与两点有关，一是巩膜是全身最白的一种组织，最容易被染黄；一是眼球结膜组织极为疏松，血管丰富，血中的胆红素最容易由这里向外渗透将周围组织染黄。

在人体胆红素的代谢过程中，肝细胞承担着重要任务，是处理胆红素的基地，当肝脏发炎时，其基地遭到破坏，极易出现黄疸，但这并不说明有黄疸就是肝炎。某些原因，如先天性代谢酶和红细胞遗传性缺陷，以及理化、生物和免疫因素所致的体内红细胞破坏过多，贫血、溶血，使血内胆红素原料过剩，均可造成肝前性黄疸。由于结石和肝、胆、胰腺肿瘤，以及其他炎症，致使胆管梗阻，胆汁不能排入小肠，就可造成肝后性黄疸。新生儿出生不久可因红细胞大量破坏，肝细胞对胆红素摄取不全而出现生理性黄疸。另外一些感染性疾病，如败血症、肺炎及伤寒等，在少数情况下也可出现黄疸。严重心脏病患者心力衰竭时，肝脏长期淤血肿大，可以发生黄疸。各种原因造成的肝细胞损害，均可引起肝性黄疸。

由此不难看出,只要血中胆红素的浓度超过34.2微摩/升时,都可发生显性黄疸,肝炎仅是肝性黄疸的原因之一。除了轻微的新生儿黄疸是正常生理现象,任何一种黄疸都说明体内出现了异常。遇到黄疸患者,应根据具体情况,结合体征、化验、B超及CT等检查结果进行综合判断,找出引发黄疸的原因,千万不要一见黄疸就武断地诊断为肝炎。

10. 肝区痛都是肝炎引起的吗

肝区痛是指右季肋区的自发性疼痛。肝和胆均由腹腔神经丛交感支、迷走神经腹支和脊髓神经的膈神经支配,肝、胆组织中分布着许多内脏神经的感受器,一旦肝脏及胆囊发生炎症,或受到压力、温度或化学刺激,就可形成冲动,传入大脑,产生隐痛、压痛,甚至绞痛,或针刺样、烧灼样感觉。肝包膜上的神经与膈神经相连,属脊髓感觉神经支配,急性肝炎时,由于肝脏充血、肿胀、渗出和肝细胞坏死,把肝脏外包膜撑开,撑紧的肝包膜刺激神经后产生胀痛、钝痛、重压感或针刺样疼痛。慢性肝炎或肝炎恢复期,肝肿胀引起的肝包膜的紧张度已相应缓解,肝功能已明显好转或正常,但患者仍常感到肝区不同程度的疼痛不适,这些现象多数是由于久病后大脑已形成疼痛的固定兴奋灶一时难以消除的缘故。

我国病毒性肝炎的发病率高,病毒性肝炎急性期、恢复期等都可具有肝区痛的症状和叩击痛的体征,所以只要出现肝区疼痛,人们常首先考虑肝炎。但肝区痛不全是肝炎引起的肝脏周围邻近脏器组织很多,许多疾病和原因都可引起肝区疼痛。

肝胆疾病是引起肝区痛的最常见原因。急性肝炎,特别是黄疸型肝炎,60%～90%要引起胆囊及胆管感染。胆囊内的炎症和寄生虫、细菌、结石的存在,常可引起肝区不适、疼痛,甚至剧烈绞痛;肝癌、胆管癌、肝脓肿、胰腺癌等也可引起与肝炎相似的肝区痛。肝炎的炎性渗出物使肝包膜与腹膜或肝脏邻近组织发生纤维性粘连,一旦劳累、体位转换、感冒、饮食后牵拉了粘连处的神经,也可引起肝区疼痛不适。

膈下脓肿、右肾肿瘤,以及胸膜和肺组织的病变也会有肝区痛的症状;肋间神经痛、肋间肌损伤、胸壁结核等胸壁疾病也都可能是肝区痛的原因。另外,意外撞击引起胸壁挫伤、肋骨骨折等,也可表现为肝区痛;固定性的书写体位,可使肋间肌肉受压而产生右季肋区疼痛;生气、恼怒等情志不畅也可引起右季肋区疼痛。

总之,肝区痛的原因是多方面的,有肝区痛时不要只想到肝炎,应根据具体情况做进一步的检查,以便明确诊断,避免失误。

11. 血管痣和肝掌是怎么回事

血管痣和肝掌与乙型肝炎、肝硬化等肝病有着密切的关系。血管痣以前称之为蜘蛛痣、星状痣等,其命名即因痣的形状如蜘蛛。它由中心点向周围有许多放射状排列、丝线样的动脉性微血管组成,周围皮肤可稍白。血管痣是皮肤黏膜上的小动脉扩张的结果,由于小动脉扩张后酷似蜘蛛网,用铅笔尖或玻片轻压住"蜘蛛体",则网状形态立即变白或消失。此痣小的如小米粒,大的有2~3厘米,数量少的1~2个,多则数百个;多见于胸部以上的面、颈及上肢、手背等处。急性肝炎患者血管痣的发生率约为1%,而慢性肝炎患者可达50%以上。血管痣的出现常与肝功能状态相平行;当肝功能恶化时,血管痣增多;肝功能好转后,此痣可由原来鲜红色变棕黑色,继而消失。健康人如果出现较多的血管痣时,应考虑隐匿性肝病的存在,要进一步检查。

肝掌就是在肝病患者手掌的大小鱼际及手指掌面、手指基部呈现的粉红色融合或未融合的胭脂样斑点,压之褪色,久者可形成紫褐色。如果仔细观察,可见许多星星点点扩张连成片的小动脉。它的发生与血管痣一样,也是小动脉扩张的结果。肝掌主要发生在慢性肝炎、肝硬化患者的手掌,也随肝功能好转而减轻或消失。

出现血管痣和肝掌的原因,主要是肝功能障碍后不能正常处理雌激素,使雌激素在体内大量堆积,引起小动脉扩张的结果。肝脏不仅是生命物质的代谢器官,还是人体激素的调节和灭活器官,特别是由人体器官分泌的雌激素,必须经过肝脏后才能使其功能减弱或使活性消失。当肝脏出现急、慢性炎症及肝硬化等疾病时,对雌激素的灭活能力明显下降,造成雌激素在体内堆积,出现血管痣和肝掌。其他慢性疾病,如类风湿关节炎、糖尿病、恶性肿瘤等,也可出现血管痣、肝掌,这可能与继发性肝损伤有关。

除血管痣、肝掌外,雌激素的灭活失衡还可使肝病患者出现毛细血管扩张、月经失调、睾丸萎缩或男性乳房发育,也可造成皮肤细胞内黑素的增加而引起肝性黝黑面容等。

12. 肝大都是肝炎引起的吗

正常人的肝脏是不易摸到的,患肝炎时由于肝脏出现充血水肿,在肝组织内有淋巴细胞、单核细胞及中性粒细胞浸润,肝细胞呈肿胀、气球样变,所以肝脏常较原先肿大,在肋缘下容易被触及。据此,有些人见到肝大就认为是肝炎,其实肝大的原因很复杂,肝大未必就是肝炎。

临床所谓的"肝大"是以肝脏上下界距离是否超过 9～11 厘米,肋缘下是否触及,剑突下肝边缘是否超过 3 厘米为依据的。除肝大外,其他许多因素也可导致肝脏在肋缘下可触及,如腹壁松弛的瘦弱者肝脏常下垂,这样它的上界就低于第五肋间隙,而下界可在肋缘下 1～2 厘米、剑突下 3～5 厘米处被触及,但质地柔软,无压痛。经常站立工作的人肝脏触及率高,晚间比早晨易触及,7 岁以下的儿童也多数可触及。若邻近器官发生病变,如肺气肿、右侧胸腔大量积液、膈下脓肿等,均可使肝脏下移而在肋缘下被触及,这些都不能算是肝大。另外,如果肝脏仅是前后径和左右径增大,在肋缘下就不易触及。因此,仅以医生在肋缘下是否触及肝脏就做出肝大或不大的结论是不科学的。

由于检查者经验不足而将腹壁组织或肝脏邻近组织误认为是

肿大的肝脏者时常见到。以下几种情况尤应给予注意:腹部肌肉发达者的腹直肌腱及肥胖者的皮下脂肪结节都有可能被误认为是肝下缘;右横结肠常与肝下缘混淆;胆囊肿大时有时不易与肝大区分;右肾下垂者有时会认为是肝脏;胃大弯处肿瘤也常被误认为是肝大。检查不认真、思想上轻视是误诊肝大的重要原因。

虽然肝大往往表示肝脏有病变,但也不一定是肝炎,肝大原因较为复杂,一般认为有以下几种可能。

(1)感染:最为常见,除了肝炎病毒外,其他病毒、细菌等也可引起肝大,常见的有肝脓肿、肝包虫病等。

(2)肝肿瘤:由于肝脏本身发生肿瘤的机会较多,且又是腹腔肿瘤最常见的转移部位,肝肿瘤在临床中较为常见,所以肝大者应及早排除肝肿瘤。

(3)肝脏淤血:当心力衰竭或其他原因引起静脉回流受阻时,血液大量淤积于肝脏,致使肝大。

(4)胆汁淤积:无论什么原因引起肝内或肝外胆管阻塞,胆汁淤积,均可造成肝脏增大,常见的有胆总管结石、胆总管癌、胰腺癌等。

(5)其他:另外,由于肝脏是一个极重要的代谢器官,各种代谢物质,如脂肪、类脂质、糖原等的积聚也常引起肝大。

由此可以看出,对肋缘下触及的肝脏,是否为病理性增大,还需结合症状、化验及 B 超等资料加以全面分析,然后做出判断。肝大并非肝炎所特有,所以肝大不等于肝炎。一旦发现肝大,应尽早明确原因,以便合理的治疗。

13. 肝炎患者为什么容易发生各种出血

肝炎患者,特别是慢性肝炎、重型肝炎,以及肝炎后肝硬化的患者,时常可见牙龈自发渗血,流鼻血难以止住,皮肤出现淤斑,以及便血、呕血、食管静脉破裂出血等。肝炎时出血的原因是复杂多样的,有些机制还不十分清楚,不过主要与以下因素有关。

(1)凝血因子制造减少:正常血液中存在着抗凝血物质和凝血因子,可使血液流动不被凝固,又使出血的部位及时止血。肝脏是制造Ⅰ、Ⅱ、Ⅴ、Ⅶ、Ⅸ、Ⅹ等凝血因子的器官,肝炎时上述凝血因子合成减少,抑制和破坏了这些凝血因子的质和量,从而使血液凝固能力降低。

(2)凝血因子消耗增加:肝细胞承担着清除凝血物质的能力,而肝炎时这种能力降低;炎症又要促进凝血活酶样物质释放,使凝血因子较平时的消耗明显增加。

(3)血管内皮损伤:肝炎病毒或抗原-抗体复合物直接损伤血管内皮,激活凝血系统,可造成弥散性血管内凝血和循环血液中大量微血栓的形成。微血栓使肝、肾、脑等器官的血流受阻,组织缺血、坏死和出血。

(4)有止血作用的纤维蛋白溶解:平素纤维蛋白的形成酶要靠肝脏清除,肝炎严重时这种能力降低,促使有止血作用的纤维蛋白溶解而出血。

(5)血小板质量异常:血小板是血液中止血的尖兵,肝炎病毒和免疫复合物可抑制骨髓使产生血小板的量减少,质受损。整个过程与脾功能亢进及血管内凝血使血小板杀伤消耗过多亦有关。

(6)内毒素血症的存在:内毒素血症与出血密切相关,肝炎特别是重型肝炎时,来自肠道的内毒素不能被肝脏滤过、解毒而进入血流,使血液释放血栓等引起弥散性血管内凝血,诱发出血。

(7)继发感染:重型肝炎、慢性肝炎,以及肝炎后肝硬化时,机体抵抗能力下降,各种病原菌乘虚而入,引起肺炎、腹腔感染、皮肤脓肿、败血症及深部真菌感染等,病原菌繁殖和感染时所产生的内外毒素和免疫物质结合,可激活凝血系统形成大量血栓,导致出血。

当然,上述因素不是孤立存在的,肝炎时的出血,常是多种因素综合作用的结果。

14. 病毒性肝炎患者为何常合并胆囊炎

肝炎患者合并胆囊炎者在临床中相当常见。有统计表明，30％～80％的病毒性肝炎患者经 B 超检查发现有胆囊炎,胆囊收缩功能欠佳,胆囊壁增厚、水肿。在合并继发细菌感染、胆囊炎急性发作时,患者可出现发热,胆囊区压痛,墨菲征阳性,外周血白细胞及中性粒细胞升高,此时较易诊断。不过大多数病毒性肝炎合并胆囊炎的患者症状不明显,仅表现为右上腹或肝区不适、钝痛,此时考虑的多是病毒性肝炎的症状,而忽略了胆囊炎的存在。病毒性肝炎之所以容易合并胆囊炎,与以下因素有关。

(1)肝脏病变时胆汁成分发生改变,胆汁黏稠,胆盐浓度增加,胆汁排泄速度减慢,在胆管存留时间延长。

(2)胆汁成分和量发生改变,排泄速度减慢,对肠道细菌的抑制作用降低,细菌容易逆行进入胆管引起感染。

(3)肝炎病毒在胆管、胆囊上皮细胞内存在、繁殖,影响其功能。

(4)肝炎病毒抗原抗体复合物沉积于胆管、毛细胆管内皮基底膜引起免疫损害,或通过细胞毒 T 细胞、NK 细胞杀伤表达肝炎病毒抗原的胆管上皮细胞引起的损害。

病毒性肝炎合并胆囊炎一般不需要特殊处理,随着肝炎的好转,胆囊炎可逐渐消失,除非胆管继发细菌感染,一般不需使用抗生素。

15. 肝脏有病时会出现什么症状,有没有发病信号

肝脏是人体最重要的器官之一,具有多种功能,如果肝脏受到损害,机体就会出现多种功能障碍。不过,肝脏有较强的再生能力和代偿功能,当病变范围不大、病程不长时,可没有什么特殊的自觉症状,因而人们常常把肝脏称为"沉默的脏器",定期进行

体检对及时发现肝病十分必要。

当然,肝脏有病时常会有一些不适出现,如出现疲乏无力,不想吃东西,恶心呕吐,厌油腻,腹胀,肝区不适、疼痛,大便不调,小便发黄等时,就应考虑到有可能是肝脏有病,特别是出现黄疸、肝掌、血管痣、男性乳房女性化时,更应给予高度重视,应及时到医院检查,以明确诊断,及时治疗。

(1)黄疸:黄疸是肝脏有病最常见的症状之一,最明显的是巩膜变黄、尿色加深呈浓茶色,严重者可有皮肤发黄,有时也伴发粪便发白等症状。

(2)肝掌:肝掌又称手掌红斑,是指手掌的大小鱼际及手指掌面、手指基部呈现的粉红色融合或未融合的胭脂样斑点,压之褪色,久者可形成紫褐色。肝掌是慢性肝病的体征,主要发生在慢性肝炎、肝硬化等患者的手掌上,也随肝功能好转而减轻或消失。

(3)血管痣:血管痣又称蜘蛛痣、星状痣等,因痣的形状如蜘蛛而得名,多见于胸部以上的面、颈及上肢、手背等处。血管痣也是肝病的体征,血管痣的出现常与肝功能状态相平行,当肝功能恶化时血管痣增多,肝功能好转后,此痣可由原来鲜红色变棕黑色,继而消失。

(4)男性乳房女性化:男性乳房女性化是慢性肝病的表现,乃病情加重的征象,常为肝硬化等病情恶化时的症状。

肝掌、血管痣、男性乳房女性化都是因为患肝病后,肝功能出现异常,体内过多的雌激素不能完全被分解,在体内蓄积造成的。

16. 什么是甲型病毒性肝炎,特异性检测方法是什么

甲型病毒性肝炎也叫甲型肝炎,是由甲型肝炎病毒(HAV)引起的肝炎。甲型病毒性肝炎主要经粪-口途径感染,有季节性,可引起暴发流行,多为急性肝炎,通常3个月内恢复健康,一般不转化为慢性肝炎,属可自愈的疾病,预后相对良好。甲型病毒性

肝炎多见于儿童和青年,临床主要表现为全身不适、乏力、纳差、厌油腻食物,伴有畏寒、发热、肌肉酸痛等感冒样症状,同时可有恶心、呕吐、上腹部或右上腹疼痛、腹胀、肝脾大、黄疸等。根据有无黄疸出现可将其分为黄疸型肝炎和无黄疸型肝炎两种类型。

目前,诊断甲型病毒性肝炎的特异性方法是检测血液中的甲肝抗体 M 型免疫球蛋白(抗 HAV-IgM)。甲型病毒性肝炎在临床症状刚出现或黄疸出现时即可检测出抗 HAV-IgM,第二周达高峰,一般持续 2 个月左右,3～4 个月后大部分患者的抗 HAV-IgM 可消失。抗 HAV-IgM 敏感性好,特异性高,而且简便、快速,易于大量检测,被临床广泛应用。个别甲型病毒性肝炎患者发病初期抗 HAV-IgM 阴性,2～3 周后复查即可出现阳性,所以临床怀疑为甲型病毒性肝炎而抗 HAV-IgM 阴性者,最好复查 1～2 次。

17. 乙型肝炎病毒是一种什么样的病毒

乙型肝炎病毒是一种脱氧核糖核酸病毒,属于嗜肝脱氧核糖核酸病毒族。这类病毒具有感染的种族特异性,彼此不发生交叉感染,乙型肝炎病毒只对人、猩猩及恒河猴有易感性。在电子显微镜下观察,该病毒有 3 种不同形态,一种是小球形颗粒,直径约为 22 纳米;一种是管形颗粒,直径与小球形颗粒相同,长度为 200～700 纳米;另一种为大球形颗粒,即丹氏(Dane)颗粒或完整的乙型肝炎病毒,直径约为 42 纳米。

乙型肝炎病毒为双层结构,由 7 纳米的外膜和内核组成。不管是小球形、管形,还是丹氏颗粒的衣膜均由表面抗原组成,不含核酸。丹氏颗粒外层为表面抗原衣膜,内容为直径 27 纳米的双链脱氧核糖核酸核心,呈均一的 20 面体,被称为独特的乙型肝炎核心抗原(HBcAg),从中可分离出核酸,即病毒的基因组成。

乙型肝炎病毒形态的特殊性决定了它的外膜还可与丁型肝炎病毒相组配。在感染人的过程中它既可呈急性病变,又可持续迁延形成慢性感染。病毒的基因一旦整合到人的肝细胞中去,又可成为原发性肝癌的病因。

18. 人类是如何逐步认识乙型肝炎的

乙型肝炎是乙型病毒性肝炎的简称,习惯称之为乙肝,是由乙型肝炎病毒引起的肝脏炎性损害,是一种在世界各地广泛流行的传染性疾病。其特点是传播途径复杂,易于慢性化,常反复发作,可导致肝硬化和肝癌,严重威胁着人类的健康。

病毒性肝炎的历史悠久,最早可追溯到公元 5 世纪,当时在希腊已有多起"流行性黄疸"的报道,到 19 世纪及 20 世纪也有多次较大的流行。1883 年,德国的 1 289 名造船工人接种了由人淋巴结制备的牛痘疫苗,数周至数月后有 15％出现了黄疸,这可能是第一次记录到的由注射引起的乙型肝炎流行。在 20 世纪的上半期,各地都发现了输血、血制品或接种疫苗后发生的"长潜伏期"肝炎,可能是血液中含有或注射用具污染了乙型肝炎病毒所致。1908—1944 年,许多学者通过对"志愿者"的研究,确定肝炎最可能的病因是病毒,并根据流行病学的差别,将病毒性肝炎分为传染性肝炎和血清性肝炎,此两型肝炎相当于现在我们所指的甲型病毒性肝炎和乙型病毒性肝炎。

20 世纪 60 年代,医学科学工作者进一步通过实验和流行病学调查,证明有两种类型的病毒性肝炎,每型均具有独特的流行病学、临床和免疫学表现,并将其中的一型定为 MS-1 型,类似甲型肝炎,另一型定名为 MS-2 型,类似乙型肝炎。1963 年,美国学者布鲁波哥等在一名澳大利亚土著人的血浆中发现了澳大利亚抗原(简称澳抗),经过一段时间的验证,证明是乙型肝炎病毒表面抗原。从此之后,人们对乙型肝炎的认识和对乙型肝炎病毒的研究取得了较大的进展。1970 年,科学家在电镜下鉴定了乙型肝炎病毒颗粒,并阐明了其表面成分为乙型肝炎表面抗原,核壳成分为乙型肝炎核心抗原和 e 抗原。检测乙型肝炎病毒的方法学的迅速建立,推动了流行病学调查的广泛开展。

20 世纪 70 年代以来,科学家们对乙型肝炎病毒进行了大量的实验研究,并取得了很大进展。1973 年,卡普龙发现乙型肝炎病毒颗粒中含有脱氧核糖核酸聚合酶;1974 年,苏姆斯等利用限制酶切技术,对乙型肝炎病毒基因组进行了详尽的限制酶图谱分析,同时也有人阐明了乙型肝炎病毒的分子结构。1978 年以来,科研人员利用脱氧核糖核酸重组技术,克隆成功了乙型肝炎病毒的主要亚型。1985 年,建立了聚合酶链式反应技术,迅速在乙型肝炎研究的许多方面广泛应用,促进了分子病毒学的快速发展。1989 年以后,世界各地开展了许多乙型肝炎病毒变异方面的研究,发现了一些与病毒传播和疾病发展相关的变异位点。至此,对乙型肝炎病毒的基因结构、编码蛋白、合成途径及其装配分泌等问题已基本明确,而且由于聚合酶链式反应技术和其他新技术的应用,使乙型肝炎的免疫学、病理学、流行病学等方面的研究提高到分子水平和基因水平,为乙型肝炎的预防和治疗提供了新策略、新途径和新方法。

19. 乙型肝炎的发病情况如何

乙型肝炎在世界各地都可见到,但各地区人群感染率有所不同。根据世界卫生组织的报告,目前全世界约有 3.5 亿乙型肝炎病毒携带者,其中 70% 以上分布在亚太地区。我国是乙型肝炎病毒感染率较高的国家,有关资料表明,人群中乙型肝炎病毒表面抗原阳性率在 10% 左右,约有 1.3 亿人为乙型肝炎病毒携带者,占全世界乙型肝炎病毒携带者总数的 1/3 以上。1992 年,我国 30 个省、市、自治区的调查表明,在未经乙型肝炎疫苗免疫的 1~50 岁人群中,乙型肝炎病毒表面抗原携带率为 4.94%~17.83%,平均携带率为 9.72%,河北省最低(4.94%),广东省最高(17.83%),长江以南(10.85%)高于长江以北(8.54%),乡村(10.49%)高于城市(8.08%),东部沿海(11.12%)高于西部边疆(8.71%),华北低(5.53%),华东、中南高(12.75%)。

乙型肝炎的发病率在 4～10 岁为第一个高峰,20～40 岁是发病的第二个高峰,40 岁以后乙型肝炎的发病率有所下降。乙型肝炎的发病率男多于女,在河南省人群大面积抽样调查发现,人群乙型肝炎表面抗原携带率男性为 18.8%,女性为 15.6%,而乙型肝炎显性发病男性却比女性多 1 倍。临床上急性乙型肝炎的治愈率女性比男性高,乙型肝炎表面抗体转阴率女性也比男性高,而慢性乙型肝炎的肝癌的现症患病率则又是男性多于女性。

乙型肝炎与职业有一定的关系。据国内统计,中、小学生发病率较高,干部、工人、农民的比例相近,城镇分散居民的发病率最低。国外在同性恋者和性滥交者中乙型肝炎发病率最高,吸毒和药瘾者中亦比常人高。血液透析和口腔科工作人员的乙型肝炎病毒携带率和乙型肝炎发病率亦比普通人群高数倍。

根据 1992 年我国 30 个省、市、自治区的调查,我国 1 岁以下小儿乙型肝炎表面抗原的携带率为 3.8%,1 岁为 8.7%,2 岁时达到 12.5%。乙型肝炎表面抗原的携带率与受感染的年龄有关,受乙型肝炎病毒感染时的年龄越小,变成乙型肝炎表面抗原携带者的概率越高。1 岁以下受乙型肝炎病毒感染后,有 70%～90% 变成乙型肝炎表面抗原携带者,2～3 岁为 40%～70%,4～6 岁为 10%～40%,而 7 岁以上至成年人有 6%～10% 变成乙型肝炎表面抗原携带者。这表明我国乙型肝炎免疫的保护重点为幼儿。

我国现有慢性肝炎患者约 1 000 万,每年约有 35 万人死于乙型肝炎相关的疾病,其中 50% 死于原发性肝癌。尤为严重的是,每年有 75 万～150 万的孕妇为乙型肝炎病毒携带者,对她们所生的婴儿若不采取有效的预防措施,则在 2 岁以内约有 60% 能感染乙型肝炎病毒,而在新生儿期感染乙型肝炎病毒者 90% 可长期带毒,其中一部分人成年后将发展成肝硬化或肝癌,这将严重影响整个民族的健康素质,也给社会和经济的发展造成严重的损失和负担。我国政府及医务界在预防和治疗乙型肝炎方面给予了高度重视,采取了有力措施,并取得了明显的成效。随着普及免疫注射等预防措施的实施,乙型肝炎病毒携带者在我国已呈现下降的趋势。

20. 乙型肝炎的传播途径有哪些

乙型肝炎的主要传染源是体内带有乙型肝炎病毒的人,包括急性乙型肝炎、慢性乙型肝炎、重型乙型肝炎患者,以及乙型肝炎病毒表面抗原携带者等,其中以急性乙型肝炎的潜伏后期和发病初期传染性最强。由于乙型肝炎病毒存在于血液、唾液、汗液、腹腔积液、羊水、尿液、精液、阴道分泌物、月经及乳汁等中,所以其传播途径较多且复杂,但归纳起来,主要有以下几种。

(1)母婴传播:母婴传播亦称垂直传播,是指乙型肝炎病毒表面抗原阳性的母亲对自己所生子女的传播。母婴传播是乙型肝炎的重要传播途径,也是某些地区乙型肝炎高发的重要原因。有关资料表明,我国乙型肝炎病毒携带者30%～50%是由母婴传播造成的,母亲是通过子宫内感染、产程分娩和出生后的水平传播3条途径把乙型肝炎病毒传染给子女的。其中分娩过程传染起主要作用,占85%左右,而子宫内感染和出生后水平传播分别占5%和10%左右。

①宫内传播。乙型肝炎病毒可能通过胎盘的轻微损伤,直接进入胎儿血液循环造成感染,或者乙型肝炎病毒感染胎盘后层层穿透胎盘屏障感染胎儿。经此途径感染的胎儿容易成为慢性乙型肝炎病毒携带者,而且乙型肝炎疫苗难以阻断其传播。

②围生期传播。主要发生在生产过程中,可能是在分娩过程中母血渗入胎儿体内所致,也可能是婴儿经口摄入母血、羊水或阴道分泌物等传播。此外,通过婴儿破损的皮肤或黏膜(接生时擦伤)也不除外。围生期感染乙型肝炎病毒的新生儿,出生后如不及时预防,90%～100%将变成乙型肝炎病毒表面抗原携带者,出生后立即进行乙型肝炎疫苗联合乙型肝炎免疫球蛋白注射,可收到满意的预防效果。

③产后传播。产后传播也较为常见,主要是通过母亲的唾液、哺乳,以及密切接触等进行传播。对新生儿进行乙型肝炎疫苗及乙型肝炎免疫球蛋白的联合接种,能有效阻断这种传染。

④其他。母亲健康而父亲是乙型肝炎患者也可发生垂直传播。其机制可能是受乙型肝炎病毒感染的精子整合于宿主生殖细胞基因中,然后在子代中传播。

(2)医源性传播:医源性传播是乙型肝炎的重要传播途径之一。医院内不仅传染病区,其他病区亦有散在的携带乙型肝炎病毒的患者和医护人员。在医疗活动中,如医疗器械处理不当,消毒不严格,通过乙型肝炎病毒污染的穿刺针、针灸针、注射器、采血针、针头、手术器械、牙科器械等,可引起乙型肝炎的传播。有关研究表明,在农村仅对注射器、输液器、穿刺针实施严格消毒这一项措施,就可使1～2岁的幼儿乙型肝炎病毒表面抗原携带率下降50%以上。

在医源性传播中,最常见的是意外针刺和医疗损伤传播,也可经口摄入污染的血液或唾液传播。国内外多次研究表明,医务人员乙型肝炎病毒感染率明显高于一般人群,其中尤以接触血液的科室人员为多。当医务人员受到感染后,又可反过来传染其他人员。由携带乙型肝炎病毒的医务人员将乙型肝炎病毒传染给患者的情况也有发生。

(3)输血性传播:在过去相当长的一段时间里,输血性传播是乙型肝炎病毒的主要传播途径。通过输入乙型肝炎病毒阳性的血液、血浆,或输入被乙型肝炎病毒污染的白蛋白、凝血制剂(Ⅷ因子和Ⅸ因子等)等血液制品,也会传播乙型肝炎病毒。另外,血液透析患者和工作人员的乙型肝炎病毒携带率和感染率也明显高于一般人群。通过血液透析传播乙型肝炎,可能是使用消毒不严而被污染的注射器、针头、血制品、透析机件等所致。

随着《中华人民共和国献血法》的实施,我国已对无偿献血者进行了严格的筛选,同时根据《关于加强生物制品和血液制品管理规定》的要求,加强了生物及血液制品的生产和使用管理工作,从而大大减少了输血和输注生物及血液制品引发的乙型病毒性肝炎。近年来,因输血和输注生物及血液制品引发的乙型病毒性肝炎已极为少见。

(4)性接触传播:性接触也是乙型肝炎病毒传播的主要方式之一。在家庭中,乙型肝炎表面抗原阳性者的配偶较其他成员更容易感染乙型肝炎病毒。在妓女和同性恋男人中,乙型肝炎病毒感染率高及从乙型肝炎病毒感染者的唾液和精液中发现有乙型肝炎病毒,都支持性接触传播的可能性,在妇女经血及阴道分泌物中可有乙型肝炎病毒存在。乙型肝炎病毒的感染可能与黏膜的轻微损伤有关。

有关调查资料表明,在新婚夫妇中,一方乙型肝炎病毒表面抗原阳性,另一方未受感染,婚后经过2～5年原未受感染的一方有52.6%发生了乙型肝炎病毒感染,其中14%变成了乙型肝炎病毒表面抗原携带者。因此,婚前检查和对易感一方实施乙型肝炎疫苗免疫注射是十分必要的。

(5)生活密切接触传播:日常生活密切接触传播已被大量的流行病学及血清学调查所证实。乙型肝炎的分布具有明显的家庭聚集或集体单位成员聚集现象,与乙型肝炎患者或乙型肝炎病毒携带者长期密切接触有关。乙型肝炎患者或病毒携带者的唾液、尿液、血液、乳汁等均可污染器具及物品而传播乙型肝炎。

(6)昆虫叮咬传播:臭虫、蚊子、虱子等传播乙型肝炎已受到关注。经实验研究证明,乙型肝炎病毒在昆虫体内不会增殖,只是具有机械性携带作用。蚊虫及各种吸血昆虫可能对乙型肝炎传播起一定的作用,但目前这方面的报道尚不确切。

21. 如何正确诊断乙型肝炎

您也可能不相信,在20世纪90年代,笔者曾经历过这样一件事。小刘在某县医院检查乙型肝炎表面抗原、表面抗体、e抗原、e抗体和核心抗体中只有表面抗体阳性,医生却对小刘说患了乙型肝炎,必须把表面抗体转阴,小刘按医生的要求服药近1年,后来到市级医院复诊时才知道是医生诊断之失误。还有一位教师朱某,平素并无不适之感觉,单位体检时发现表面抗体、e抗体和核心抗体阳性,进一步查肝功能、B超等均无异常,医生说从检查结果看只是过去曾经感染过乙型肝炎病毒,算不上乙型肝炎患者。朱某就是不相信,认为自己已经"几个阳性了",病情很重,只不过医生不说,后来听信某广告宣传,坚持服用所谓"转阴王"1年,复查乙型肝炎"两对半"还与原来所查的一样,白白花去一大笔冤枉钱。在临床中,诊断失误,以及盲目用药的情况时有发生。那么,如何才能正确诊断乙型肝炎,怎样正确判断某人到底是不是患了乙型肝炎呢?这主要取决于医生的医疗水平及医生对乙型肝炎病毒系列检查的正确理解。

(1)可诊断为乙型肝炎病毒现症感染者的指标:乙型肝炎病毒系列检查有以下任何一项阳性者,可诊断为乙型肝炎病毒现症感染者:血清乙型肝炎病毒表面抗原阳性,血清乙型肝炎病毒脱氧核糖核酸或乙型肝炎病毒脱氧核糖核酸聚合酶阳性,乙型肝炎病毒e抗原阳性,血清乙型肝炎病毒核心抗体免疫球蛋白M阳性,肝穿刺肝组织活检发现乙型肝炎病毒核心抗原阳性和(或)乙型肝炎病毒表面抗原阳性,或乙型肝炎病毒脱氧核糖核酸阳性。

(2)不能诊断为乙型肝炎的指标:乙型肝炎病毒系列检查出现以下抗体指标阳性,而乙型肝炎病毒脱氧核糖核酸,以及肝功能、B超检查都没有问题,不能算乙型肝炎患者或乙型肝炎病毒现症感染者(可能只是既往感染过乙型肝炎病毒,并未留下隐患)。单项乙型肝炎病毒表面抗体阳性(这种情况多为接种乙型肝炎疫苗后产生的保护性抗体);单项乙型肝炎病毒核心抗体阳性;乙型肝炎病毒表面抗体和核心抗体同时阳性;乙型肝炎病毒e抗体和核心抗体同时阳性;乙型肝炎病毒表面抗体、e抗体和核心抗体3项同时阳性。

当然，乙型肝炎病毒表面抗原阴性时，也不能轻易排除乙型肝炎的可能。目前，发现有少部分患者肝功能长期不正常，B超显示肝损害，检查乙型肝炎"两对半"仅为抗体指标阳性，按照过去惯例，不能算乙型肝炎，但是检查乙型肝炎病毒脱氧核糖核酸发现为阳性，或做肝穿刺发现肝组织中乙型肝炎病毒核心抗原、e抗原为阳性，这些患者的最终诊断依然是乙型肝炎。

检查血液乙型肝炎病毒指标只是间接反映肝脏内部情况的一种方式，游离在血中的乙型肝炎病毒千变万化，其数量、其结果变化较大，尤其是病毒为适应各种环境会发生变异，改变以前的结构而保持着原来的破坏本性，变异后的乙型肝炎病毒往往再也看不到"大三阳"，有时连乙型肝炎表面抗原都呈阴性，给人一种好转或痊愈的假象，但是肝脏内部炎症不断、纤维化程度越来越高，最终可以导致肝硬化，甚至肝癌。所以，诊断和排除乙型肝炎并非一件易事，不要轻易下结论，一定要到正规医院，找专科医生检查，以得出正确的结论。

22. 乙型肝炎为何多为慢性的

在我国，慢性乙型肝炎相当多见。有资料表明，我国现有乙型肝炎病毒感染人数超过1亿，约占总人口的近10%，其中80%左右为慢性乙型肝炎病毒携带者。另外，20%左右为发病状态的慢性乙型肝炎，真正的急性乙型肝炎并不很多。为什么乙型肝炎这么多，而且又多为慢性的呢？这与遗传因素、不能按计划接种乙型肝炎疫苗、免疫功能低下，以及隐匿起病而误诊等诸多因素有关。

(1)垂直传播因素：我国乙型肝炎高发的主要原因是乙型肝炎多来源于家族性的垂直传播，包括母婴垂直传播和父婴垂直传播两种形式，其中尤以母婴垂直传播居多。如果母亲是乙型肝炎患者，所生子女又没有及时注射乙型肝炎免疫球蛋白和乙型肝炎疫苗，其子女几乎100%会成为乙型肝炎病毒携带者。

(2)忽视免疫接种:乙型肝炎免疫球蛋白和乙型肝炎疫苗是阻断乙型肝炎垂直传播和乙型肝炎病毒代代相传的最佳措施,忽视免疫接种,不能及时注射乙型肝炎免疫球蛋白和乙型肝炎疫苗是造成众多乙型肝炎病毒携带者和慢性乙型肝炎的重要原因之一。如果早10年,甚至20年能将乙型肝炎疫苗作为计划免疫的一项强制性措施在我国城乡普遍实施,并能根据需要及时应用乙型肝炎免疫球蛋白,那么现在我国乙型肝炎患者数肯定会大大减少,只可惜直至今天也只有不到2/3的人口接种过乙型肝炎疫苗。

(3)未成年时感染乙型肝炎病毒:许多慢性乙型肝炎患者实际自幼就感染上了乙型肝炎病毒,只不过自己不知道,在其后的某一次偶然查体或明显发病时才被发现,其实际感染乙型肝炎病毒的年限可能已相当长了。患者最初感染乙型肝炎病毒时的年龄与慢性乙型肝炎有密切关系。有研究表明,胎儿、新生儿一旦感染乙型肝炎病毒,90%～95%要成为慢性病毒携带者,儿童期感染乙型肝炎病毒后约20%会成为慢性病毒携带者,而成年人只有2%～6%会发展为慢性病毒携带状态。

(4)隐匿起病而误诊:隐匿起病而误诊也是乙型肝炎多为慢性的原因之一,有相当一部分急性无黄疸型乙型肝炎患者的症状不典型,呈隐匿发病,容易误诊或漏诊,致使不能及时得到正确的诊治,迁延日久不能痊愈而转变为慢性。

(5)免疫功能低下:机体免疫功能低下而不能有效清除乙型肝炎病毒,容易使乙型肝炎病毒在体内长期居留不去,演变为慢性乙型肝炎。有相当一部分慢性乙型肝炎患者是在机体免疫功能低下状态下感染转化而来的。

(6)其他因素:急性期患者过度劳累、酗酒、性生活过度、吸毒、应用损害肝脏的药物、营养不良,以及有其他病原微生物的严重感染等,均可影响机体的免疫功能等,致使乙型肝炎病毒不能及时彻底消除,由急性转为慢性。另外,素有其他肝炎或肝病史者,一旦再感染乙型肝炎病毒时,不仅容易由急性转为慢性,而且预后也较差。

23. 什么是乙型肝炎病毒携带者,转归如何

(1)概念:乙型肝炎病毒携带者过去称之为健康的乙型肝炎病毒携带者,也称为无症状乙型肝炎病毒携带者、乙型肝炎病毒表面抗原携带者,是指乙型肝炎病毒表面抗原检测阳性,体内有乙型肝炎病毒存在,但无肝炎的症状和体征,各项肝功能检查正常,经半年观察无变化者。据世界卫生组织的统计,全球无症状乙型肝炎病毒携带者约2.8亿人,乙型肝炎病毒携带者在我国人群中有较高的发生率,其影响较大,值得社会各方面的关注。由于这些人没有任何不适,没有肝炎的症状和体征,所以不易被发现,多数是在体检时发现的。

乙型肝炎病毒携带者一般不诊断为肝炎患者,也不应按现症肝炎患者处理,除不能献血及从事直接接触入口食品和保育工作外,可照常工作和学习,但要加强随访。由于这些携带者仍为乙型肝炎的传染源,携带者要注意个人卫生、经期卫生,以及行业卫生,牙刷、剃须刀及漱洗用具等应与健康人分开,以防传染他人。

(2)转归:乙型肝炎病毒携带者有多种转归,如自然转阴、持续携带、发生慢性肝炎,以及发展为肝硬化、肝癌等。

①自然转阴。随着时间的推移,乙型肝炎病毒携带者在机体免疫状态逐渐改善的情况下,部分携带者的乙型肝炎表面抗原可以自然转阴。有研究表明,凡是母婴垂直传播的携带者,乙型肝炎病毒表面抗原的阴转率较低,一般低于2%;18岁以后的青壮年乙型肝炎病毒表面抗原阴转率在1.5%～3.4%,同时有e抗原阳性者(乙肝"大三阳")更难转阴。

②持续携带。乙型肝炎病毒携带者有相当一部分呈现持续稳定的乙型肝炎病毒表面抗原携带状态,并以此种形式度过一生。许多人终身携带乙型肝炎表面抗原,身体并无明显不适,其

中一半左右肝脏有轻微病理变化,可能这种变化就是相对稳定的乙型肝炎病毒持续感染的一种低反应状态,这种情况在我国十分普遍。

③发生慢性肝炎。有一部分人在携带乙型肝炎病毒的过程中,由于劳累、饮酒诸多因素的影响,出现肝功能异常,呈现慢性乙型肝炎。在乙型肝炎病毒携带者中,乙型肝炎病毒检测呈"大三阳"者较易发展成慢性肝炎。还有少数乙型肝炎病毒携带者重叠感染丁型肝炎病毒而发生慢性肝炎。

④发展为肝硬化、肝癌。乙型肝炎病毒携带者不仅可呈现慢性乙型肝炎,还容易发展为肝硬化、肝癌。在已发生肝硬化的患者中,有10%～16%有发生肝癌的可能。有研究表明,乙型肝炎病毒携带者比非携带者发生原发性肝癌的危险率大;演变为肝癌的关键是乙型肝炎病毒的脱氧核糖核酸是否已经整合到该携带者的肝细胞核中,乙型肝炎病毒基因片段是否发生了变异。

24. 什么是丙型病毒性肝炎,有哪些临床表现

丙型病毒性肝炎简称丙型肝炎、丙肝,是一种由丙型肝炎病毒(HCV)感染引起的病毒性肝炎。丙型病毒性肝炎主要经输血、针刺、吸毒等传播,我国的丙型肝炎患者有相当一部分是20世纪90年接受输血等造成的,现今输血的传播途径已经基本阻断,丙型肝炎的发病率已经明显降低。丙型肝炎病毒感染相对隐匿,大部分患者不仅没有症状,肝功能也是正常的,大多数患者是在无意中(如手术、胃镜检查,以及分娩时进行术前检查)被发现的。

临床中很少有急性丙型肝炎,发现时绝大多数已经是慢性肝炎,甚至是肝硬化。丙型肝炎慢性化的趋势明显,并且容易发展为肝硬化、肝癌。丙型肝炎的症状一般较轻,常表现为易疲劳、食欲欠佳、腹胀,也可有右上腹疼痛不适、恶心、厌油、黄疸及肝脾大等。检测肝功能异常,如血清丙氨酸氨基转移酶、天门冬氨酸氨基转移酶、γ-谷氨酰转移酶反复波动,检测丙型肝炎病毒抗体阳

性和丙型肝炎病毒核糖核酸明显高于正常数值。感染丙型肝炎病毒后,如果不及时正确治疗,有一部分患者可发展为肝硬化,还有少部分患者会发生肝癌。肝硬化一旦出现失代偿情况,如出现黄疸,腹腔积液,食管、胃底静脉曲张破裂出血,肝性脑病等,或发展为肝癌,其生存质量和生存率会急剧下降。丙型病毒性肝炎的特异性检测方法是检测血液中的丙型肝炎病毒抗体和丙型肝炎病毒核糖核酸,丙型病毒性肝炎患者丙型肝炎病毒抗体阳性、丙型肝炎病毒核糖核酸明显高于正常数值。

25. 为什么丙型肝炎容易慢性化

在病毒性肝炎中,丙型肝炎最容易慢性化。丙型肝炎慢性化的比例约为 50%,甚至有报道高达 87%。丙型肝炎慢性化之后,由于大多数患者无症状,病情呈隐匿性发展,没有及早发现病情及丙型肝炎潜伏期较长(可达 15～20 年)等因素,待到发现时已经转为肝硬化,甚至有的已经发展为肝癌,给患者的健康和生命造成极大的危害。

丙型肝炎之所以容易慢性化,主要是因为丙型肝炎病毒的特性造成的。丙型肝炎病毒的高度变异性、丙型肝炎病毒对肝外细胞的泛嗜性,以及丙型肝炎病毒免疫原性弱几个方面导致丙型肝炎容易慢性化。

(1)丙型肝炎病毒的高度变异性:丙型肝炎病毒具有显著异源性和高度可变性,对已知全部基因组序列的丙型肝炎病毒株进行分析比较,其核苷酸和氨基酸序列存在较大差异。丙型肝炎病毒在复制过程中,由于所依赖的核糖核酸聚合酶缺乏校正功能,机体免疫压力使丙型肝炎病毒不断发生变异,甚至在同一个体出现变种毒株,以避免机体免疫系统的灭杀,从而导致慢性化。

(2)丙型肝炎病毒对肝外细胞的泛嗜性:丙型肝炎病毒对肝外细胞的泛嗜性,特别是存在于外周血单核细胞中的丙型肝炎病毒,成为反复感染肝细胞的来源。

(3)丙型肝炎病毒免疫原性弱:丙型肝炎病毒在血液中也有分布,但是浓度很低,免疫原性弱,机体对其免疫应答水平低下,甚至产生免疫耐受,不但使病毒长期存在于人体内,也为彻底清除病毒带来了困难,从而造成病毒持续感染。

26. 什么是丁型病毒性肝炎,有哪些临床表现

丁型病毒性肝炎简称丁型肝炎、丁肝,是一种出丁型肝炎病毒(HDV)感染所引起的肝脏炎症。由于丁型肝炎病毒是一种缺陷的负链核糖核酸病毒,没有病毒外壳,需要由乙型肝炎病毒提供包膜蛋白才能完成复制。也就是说,必须与乙型肝炎病毒共生才能复制,当乙型肝炎病毒表面抗原存在时,才结合成完整的病毒,并利用乙型肝炎病毒表面抗原这个外壳,穿入肝细胞内,引起感染、复制和繁殖。因此,丁型肝炎病毒不能单独感染,常与乙型肝炎病毒混合感染或重叠感染。

丁型肝炎的传播方式与乙型肝炎相似,主要通过输入带有丁型肝炎病毒的血液或血液制品,以及通过使用污染的注射器和针头、性接触和母婴垂直传播等方式传播。丁型肝炎的临床表现与其他病毒性肝炎相似,主要为全身不适、乏力、食欲欠佳、腹胀,也可有右上腹疼痛不适、恶心、厌油、黄疸及肝脾大等,不过丁型肝炎的病情一般要比其他病毒性肝炎病情要重,发展要快。丁型病毒性肝炎的特异性检测方法是检测丁型肝炎病毒抗原、丁型肝炎病毒抗体和丁型肝炎病毒核糖核酸。丁型病毒性肝炎患者的丁型肝炎病毒抗原、丁型肝炎病毒抗体阳性,丁型肝炎病毒核糖核酸也明显高于正常数值。

27. 什么是戊型病毒性肝炎,有哪些临床表现

戊型病毒性肝炎简称戊型肝炎、戊肝,是一种由戊型肝炎病毒(HEV)感染所引起的肝脏炎症。戊型肝炎的传播途径与甲型肝炎相似,也主要经粪-口途径感染,发病有明显的季节性,多发于夏季,主要与水源污染、洪水暴发有关。与甲型肝炎一样,戊型肝

炎也多为急性肝炎，一般不转化为慢性，属可自愈的疾病。

戊型肝炎多见于青壮年，儿童和老年发病较少，临床表现类似于甲型肝炎，但病情相对较重，主要表现为全身不适、乏力、纳差、厌油腻食物，可伴有畏寒、发热，同时可有恶心、呕吐、上腹部或右上腹疼痛、腹胀、肝脾大、黄疸等症状。戊型肝炎亚急性重型和急性淤胆型肝炎较多见，表现为黄疸，粪便灰白，皮肤瘙痒，血清胆红素明显升高，持续时间也较长，而发热、肝脾大则较甲型肝炎少见。病死率较高是戊型肝炎的又一特点，根据流行病学调查，戊型肝炎的总病死率为 $1\% \sim 2\%$，最高可达 12%，孕妇感染戊型肝炎病毒后发生重型肝炎的比例明显增多，尤其是妊娠后期的孕妇，病死率更高，甚至达 40%。戊型肝炎的特异性检测方法是检测血液中的戊型肝炎病毒抗体和戊型肝炎病毒核糖核酸，戊型肝炎病毒抗体阳性，戊型肝炎病毒核糖核酸明显高于正常数值。

28. 急性病毒性肝炎分哪两种类型，有哪些临床表现

一般来说，各型病毒性肝炎均可引起急性肝炎，但临床上急性肝炎多见于甲型病毒性肝炎、戊型病毒性肝炎。根据黄疸的有无，通常将急性病毒性肝炎分为黄疸型及无黄疸型两种类型。

(1)急性无黄疸型肝炎：此类肝炎一般症状相对较轻，无巩膜及皮肤黄染等黄疸的征象，主要表现为近期内出现乏力及消化道症状，如食欲减退、恶心、厌油、腹胀、便溏、肝区胀痛等，部分患者可有发热、肝脏大或叩痛等。检测肝炎病毒标志物阳性，检查肝功能明显异常。

(2)急性黄疸型肝炎：起病急，病情相对较重，突出表现为有黄疸的征象，如发热，乏力，食欲缺乏，恶心呕吐，厌油，腹上区不适及腹胀，尿色变深黄甚至如红茶样，巩膜及皮肤黄染，少数有肝区疼痛，腹泻或便秘等，粪便色泽可变浅，可有皮肤瘙痒，检查肝大并有叩痛。检测肝炎病毒标志物阳性，检查肝功能明显异常。

29. 慢性肝炎有几种类型,有哪些临床表现

急性肝炎病程超过半年,或原有乙型、丙型、丁型肝炎或乙型肝炎病毒表面抗原携带史,又因同一病原再次出现肝炎症状、体征及肝功能异常者,可诊断为慢性肝炎。发病日期不明或虽无肝炎病史,但肝组织病理学检查符合慢性肝炎,或根据症状、体征、化验及B超检查综合分析,亦可做出相应的诊断。

为了更好地反映肝功能损害的程度,有利于临床治疗用药和判断预后,现今已把慢性肝炎分为轻度慢性肝炎、中度慢性肝炎和重度慢性肝炎3种类型,以取代原来的慢性迁延性肝炎和慢性活动性肝炎。

轻度慢性肝炎相当于原慢性迁延性及轻型慢性活动性肝炎,病程超过半年,病情较轻,症状不明显,无黄疸或黄疸轻微,肝脏轻度增大,质地中等偏软,脾脏一般不可触及,肝功能改变以单项血清丙氨酸氨基转移酶波动为特点,血浆蛋白无明显变化,一般无肝外器官表现。中度慢性肝炎相当于原中型慢性活动性肝炎,其症状、体征和实验室检测居于轻度与重度之间。重度慢性肝炎病程超过半年,症状较重,有明显或持续的肝炎症状,如乏力、纳差、腹胀、便溏等,可出现慢性肝病面容、肝掌、血管痣,可有不同程度的黄疸,肝大而质地中等偏硬,多数脾脏大,肝功能损害较显著,血清丙氨酸氨基转移酶持续或反复升高,血浆球蛋白明显升高,白蛋白/球蛋白比例降低,部分患者有肝外器官表现,如干燥综合征、关节炎及肾炎等。

30. 重型肝炎分几型,有何临床特征

重型肝炎是病毒性肝炎中最为严重的临床类型,根据临床表现的不同,重型肝炎可分为急性重型、亚急性重型及慢性重型3种类型,其中尤以亚急性重型肝炎居多。

(1)急性重型肝炎:急性重型肝炎又称暴发性肝炎,是病毒性肝炎中最严重的一种类型,常由病后过度劳累、精神刺激、嗜酒、

妊娠、合并感染、应用损害肝脏的药物等诱因引发。其起病如同急性黄疸型肝炎,但病情发展迅速,发病 10 日内迅速出现精神神经症状,嗜睡,烦躁不安,神志不清,昏迷等。检查凝血酶原时间明显延长,活动度＜40％,肝浊音界进行性缩小,黄疸急剧加深,血清胆红素＞171 微摩/升,肝功能明显异常等。应重视昏迷前驱症状(行为反常、性格改变、意识障碍、精神异常),以便做出早期诊断。急性黄疸型肝炎患者如有严重的消化道症状(如食欲减退、频繁呕吐、腹胀或呃逆),极度乏力,同时出现昏迷前驱症状者,即应考虑急性重型肝炎。尽管黄疸很轻,甚至未出现黄疸,具有上述症状者,也应考虑本病。

(2)亚急性重型肝炎:急性黄疸型肝炎,起病 10 日以上,8 周以内,同时凝血酶原时间明显延长(凝血酶原活动度低于 40％),并具有以下特征。

①出现Ⅱ度以上肝性脑病症状。

②黄疸迅速加重(数日内血清胆红素上升＞171 微摩/升),肝功能严重损害(血清丙氨酸氨基转移酶升高或酶胆分离、白蛋白/球蛋白比值倒置、丙种球蛋白升高)。

③高度乏力及明显食欲减退或恶心呕吐,重度腹胀或腹腔积液,可有明显出血现象(对无腹腔积液及无明显出血现象者,应注意是否为本型的早期)。

(3)慢性重型肝炎:临床表现同亚急性重型肝炎,但有慢性肝炎、肝硬化或乙型肝炎病毒表面抗原携带史,或虽无上述病史,但影像学、腹腔镜或肝穿刺检查支持慢性肝炎者。

为了便于判定疗效及估计预后,根据临床表现,亚急性和慢性重型肝炎又可分为早期、中期、晚期。

①早期。符合急性肝衰竭的基本条件,如严重的全身及消化道症状,黄疸迅速加深,但未发生明显的肝性脑病,亦未出现腹腔积液。血清胆红素≥171 微摩/升,凝血酶原活动度≤40％,或经病理检查证实。

②中期。有Ⅱ度以上肝性脑病或明显腹腔积液及出血倾向（出血点或淤斑），凝血酶原活动度≤30％。

③晚期。有难治性并发症，如肝肾综合征，消化道出血，严重出血倾向（注射部位淤斑），严重感染，难以纠正的电解质紊乱或Ⅱ度以上肝性脑病，脑水肿，凝血酶原活动度≤20％。

31. 重型肝炎的早期征象有哪些

重型肝炎虽然较为少见，但其病情重、变化快、病死率高，特别是急性重型肝炎及亚急性重型肝炎患者，病情发展迅速，有的诊断条件尚未完备，病情已发展到不可逆转的程度。认识和掌握重型肝炎的早期征象，对及早发现重型肝炎，力争把抢救和防治措施抢在病情发展的前面，提高临床疗效，有着重要的意义。

一般来说，肝炎具有下列情况时，应考虑为重型肝炎的早期。

(1)过度劳累后发病，发病后仍继续参加体力劳动或过度活动、饮酒等，现在极度乏力者。

(2)急性黄疸型肝炎患者有食欲缺乏、频繁呕吐、腹胀、呃逆等严重的消化道症状者。

(3)有行为反常、性格改变、意识障碍、精神异常等精神神经症状者。

(4)黄疸急剧加深，血清胆红素＞171微摩/升，每日还以34.2微摩/升上升者。

(5)肝功能明显异常，特别是凝血酶原时间延长，凝血酶原活动度＜40％者。

(6)肝功能损害，呈现酶胆分离者。

(7)胆碱酯酶和胆固醇明显下降，白蛋白很快减少，球蛋白升高，甚至白蛋白/球蛋白比值倒置者。

(8)用B超动态观察肝脏有缩小趋势者。

(9)黄疸型肝炎很快出现腹腔积液或腹胀严重者。

(10)黄疸上升，发热不退，兼有白细胞总数和中性粒细胞增高者。

32. 什么是淤胆型肝炎,有何临床特点

淤胆型肝炎也称胆汁淤积性肝炎或毛细胆管型肝炎,是以肝内胆汁淤积为主要表现的一种特殊临床类型肝炎。淤胆型肝炎的临床特征为自觉症状较轻而黄疸较深,持续时间长,常伴有皮肤瘙痒、粪便颜色变浅或呈陶土色,并有明显肝大等。淤胆型肝炎在病毒性肝炎中较为少见,其中以乙型病毒性肝炎引起者相对较多。

淤胆型肝炎可发生于任何一种病毒性肝炎的急性期或慢性期,临床可分为急性淤胆型肝炎和慢性淤胆型肝炎。急性淤胆型肝炎起病和临床表现类似于急性黄疸型肝炎,但自觉症状常较轻,常有明显肝大,皮肤瘙痒,粪便发白,以黄疸重而消化道症状轻、黄疸重而血清丙氨酸氨基转移酶升高的幅度低、黄疸重而凝血酶原时间无明显延长三者不平行为特征,黄疸持续 3 周以上。实验室检查血清胆红素明显升高(≥171 微摩/升),以直接胆红素为主(≥70%);凝血酶原活动度>60%或应用维生素 K 肌内注射后 1 周可升至 60%以上。血清胆汁酸浓度、γ-谷氨酰转肽酶、碱性磷酸酶、胆固醇水平可明显升高。B 超、CT 等影像学检查均无肝外胆管梗阻的证据。在慢性肝炎的基础上发生上述临床表现者为慢性淤胆型肝炎。

33. 什么是自身免疫性肝炎,有哪些临床表现

自身免疫性肝炎是由自身免疫反应介导的慢性进行性肝脏炎症性疾病,发病原因尚未完全明确,遗传易感性被认为是主要因素,而其他因素可能是在遗传易感性基础上引起机体免疫耐受机制破坏,产生针对肝脏自身抗原的免疫反应,从而破坏肝细胞,导致肝脏炎症坏死,并可进展为肝纤维化、肝硬化。自身免疫性肝炎的临床特征为不同程度的血清丙氨酸氨基转移酶升高、高 γ-球蛋白血症、自身抗体阳性,组织学特征为以淋巴细胞、浆细胞浸润为主的界面性肝炎,严重病例可快速进展为肝硬化和肝衰竭。

自身免疫性肝炎多发于女性,男女之比为 1：4,有 10～30 岁及 40 岁以上两个发病年龄高峰。大多数患者表现为慢性肝炎,约 34% 的患者无任何症状,仅因体检发现肝功能异常而就诊;30% 的患者就诊时即出现肝硬化;8% 的患者因呕血和(或)黑粪等失代偿期肝硬化的表现而就诊;部分患者以急性甚至暴发性症状起病(约占 26%),其丙氨酸氨基转移酶和胆红素水平较高,临床过程凶险。17%～48% 的自身免疫性肝炎患者可合并其他自身免疫性疾病,常见的有风湿性关节炎、甲状腺炎、溃疡性结肠炎、1 型糖尿病等,甚至是部分患者首次就诊的原因。

自身免疫性肝炎的临床症状与一般的慢性肝炎相似,主要表现为乏力、纳差、腹胀、恶心、黄疸、肝脾大、肝区疼痛等。实验室检查,血清丙氨酸氨基转移酶持续或反复升高,并常高于天门冬氨酸氨基转移酶。胆汁淤积型者 γ-谷氨酰转移酶及血清碱性磷酸酶常升高,血清胆红素明显升高。白蛋白正常,γ-球蛋白增高是本病的典型表现,以 IgG 增高最显著,其次为 IgM 和 IgA。免疫血清学检查是诊断自身免疫性肝炎重要的检查手段,多种自身抗体阳性为自身免疫性肝炎的特征,通常检查的有抗核抗体(ANA)、平滑肌抗体(SMA)、线粒体抗体(AMA)、可溶性肝抗原抗体(抗-SLA)及抗肝-肾微粒体抗体(LKM)等。

34. 什么是酒精性肝病,有哪些临床表现

(1)概念:酒精性肝病是因长期大量饮酒所导致的肝损害。乙醇进入肝细胞后,经过肝乙醇脱氢酶、过氧化氢体分解酶和乙醇氧化酶 3 条途径氧化为乙醛。乙醛对肝细胞有明显的毒性,使其代谢发生障碍,从而导致肝细胞反复发生脂肪变性、坏死和再生障碍,最终导致纤维化和肝硬化。酒精性肝病主要表现为 3 种形式,即酒精性脂肪肝、酒精性肝炎和酒精性肝硬化,这 3 种形式可单独或混合存在。据统计,世界上有 1 500 万～2 000 万人酗酒,其中 10%～20% 有不同程度的酒精性肝病。酒精性肝病在西

方国家较为多见,欧美 80%～90% 的肝硬化病因是由饮酒引起的。在我国,对病毒性肝炎引起的肝炎后肝硬化比较重视,酒精性肝硬化被认为少见而重视不够。近年来,随着我国酒的消耗量增加,临床所见酒精性肝病有逐年增多的趋势,值得今后注意。

(2)临床表现:酒精性肝病以纳差、乏力、右胁部不适或疼痛、黄疸、肝脏大等为主要表现,不过不同的情况症状各异。

①酒精性脂肪肝是酒精性肝病中最常见和最先出现的病变。患者营养状态良好,体型多偏胖,一般无症状或仅有轻度不适,如全身倦怠、易疲劳、食欲缺乏等,病情进一步发展可有恶心、呕吐、黄疸、肝脏大、肝区疼痛等,少数患者可有高脂血症、溶血性贫血和黄疸三联症。实验室检查主要是丙氨酸氨基转移酶轻至中度升高,天门冬氨酸氨基转移酶常高于血清丙氨酸氨基转移酶,血清胆红素可增高,但常在 34 微摩/升以下,血清碱性磷酸酶可轻度上升,血清中胆固醇、三酰甘油可轻至中度升高。

②酒精性肝炎的症状一般比酒精性脂肪肝严重。患者常有贫血及明显的食欲缺乏、恶心、呕吐、乏力、右上腹疼痛、肝脏大,部分患者可有脾脏大、黄疸等。实验室检查丙氨酸氨基转移酶升高,天门冬氨酸氨基转移酶高于血清丙氨酸氨基转移酶,血清胆红素可有明显增高等。

③酒精性肝硬化是酒精性肝病最严重的情况。早期可无明显症状,以后出现类似于其他肝硬化的症状,如食欲缺乏、上腹部胀满、疲乏无力等,晚期肝功能失代偿可出现黄疸、腹腔积液及门静脉高压症等。实验室检查可有红细胞、白细胞、血小板呈不同程度的降低,这是由于脾功能亢进的缘故,人血白蛋白降低、球蛋白增高,可有白蛋白/球蛋白比例倒置,血清丙氨酸氨基转移酶、天门冬氨酸氨基转移酶中度升高,碱性磷酸酶、γ-谷氨酰转移酶轻至中度升高,凝血酶原时间可延长。

35. 什么是脂肪肝,发病原因有哪些

肝脏是脂肪代谢的重要场所,当肝脏对脂肪合成能力增加和

(或)转运入血的能力下降时,脂类物质(主要为三酰甘油)在肝内蓄积过多,超过肝脏重量的5%,或在组织学上50%以上的肝实质脂肪化时,即为脂肪肝。脂肪肝轻者可无症状或仅有轻微的肝区不适,中至重度脂肪肝可有肝区闷痛、腹胀、疲乏无力、腹泻、消化不良等,并可有肝大、腹部饱满、肝功能异常、高脂血症等。

脂肪肝不是一个独立的疾病,而是由多种疾病和原因引起的肝脏脂肪变性,最常见的原因为肥胖、酒精中毒、糖尿病,其次为营养失调、药物中毒、妊娠、遗传等。约50%的肥胖者存在肝脂肪变性,重度肥胖者脂肪肝的发生率可高达60%~90%。糖尿病由于糖和脂肪代谢紊乱,常常并发脂肪肝。长期大量饮酒除了酒精及其代谢产物乙醛直接损伤肝细胞,使肝功能降低、肝内脂肪的氧化分解减少外,还常影响多种营养物质的吸收和利用,诱发脂肪肝。部分病毒性肝炎患者容易合并脂肪肝,女性在妊娠后期及生育后脂肪肝的发生率也增高。此外,不合理的饮食结构、不良的饮食习惯、多坐少动的生活方式,以及服用糖皮质激素等药物、遗传因素等也都是引发脂肪肝的危险因素。

肥胖、饮酒是引发脂肪肝的常见原因,随着我国人民物质生活的不断改善,我国脂肪肝的发病率逐年升高,已占到平均人口的10%左右,其中有6%~8%的脂肪肝患者可转化为肝纤维化、肝硬化,严重威胁着人们的健康。目前,脂肪肝的防治已引起医务界的极大关注。

36. 什么是肝硬化,发病原因有哪些

肝硬化是一种常见的、由不同病因引起的以肝组织弥漫性纤维化、假小叶和再生结节形成为特征的慢性肝病,临床上有多系统受累,以肝功能损害和门静脉高压为主要表现,晚期常出现消化道出血、肝性脑病、继发感染等严重并发症。通常肝硬化的起病隐匿,病程发展缓慢,代偿期症状较轻,缺乏特异性,失代偿期症状显著,可有纳差、乏力、恶心呕吐、出血倾向、内分泌紊乱的表

现,以及脾大、腹腔积液等。

肝硬化是我国常见的疾病和主要死亡病因之一。我国肝硬化患者占内科总住院人数的 4.3%～14.2%,发病高峰年龄在 35～48 岁,男女比例为(3.6～8):1。引起肝硬化的病因有很多,在我国以病毒性肝炎(尤其是乙型肝炎、丙型肝炎)演变所致者居多,慢性肝炎迁延不愈,肝细胞不断坏死、再生,最终导致肝纤维化、肝硬化。长期大量饮酒,导致肝细胞损害,肝细胞变性、坏死、肝纤维化,严重者则会发生肝硬化。此外,循环障碍(如长期反复的慢性心力衰竭、肝静脉和下腔静脉阻塞等),胆汁淤积(持续肝外胆管阻塞或肝内胆汁淤积),工业毒物或药物的影响(长期服用某些药物或长期接触化学毒物),代谢障碍,营养障碍,寄生虫感染,以及免疫功能紊乱等,也都可引起肝硬化。

37. 乙型肝炎与肝硬化、肝癌有什么关系

乙型肝炎是一种最常见的传染病,其传播途径复杂,具有病程较长、缠绵难愈的特点,同时也是肝硬化、肝癌等的重要发病基础。有关资料表明,肝硬化绝大多数是由乙型肝炎引起的。原发性肝癌有 80%～90% 合并有肝硬化,而肝硬化患者中 20%～30% 可发展成肝癌,肝癌患者约 80% 可查出乙型肝炎病原标志物。由此可见,乙型肝炎、肝硬化、肝癌有极其密切的关系,这正是乙型肝炎—肝硬化—肝癌"三部曲"的由来。

所谓肝硬化,是指肝脏组织反复受到损害而造成的一种严重慢性肝脏病变,主要表现为肝细胞变性和坏死,结缔组织增生,肝质地坚硬,体积缩小,肝功能差等。肝硬化多由乙型肝炎引起,但并非所有的乙型肝炎均能引起肝硬化。临床上大多数乙型肝炎患者经过合理的治疗是可以临床治愈或基本治愈的,即使是慢性轻度乙型肝炎、中度乙型肝炎(相当于原来的慢性迁延性和轻、中度慢性活动性肝炎),只要进行有效治疗和合理调理,大多数也是可以好转或临床治愈、基本治愈的,仅有个别的患者发展到肝硬

化阶段。

即使乙型肝炎发展为肝硬化,其中大部分预后也是较好的,只有其中的小部分可转变为肝癌,何况转变是有条件的,不要认为一诊断为肝硬化,就等于不治之症。肝脏有很强的再生和代偿能力,肝硬化后即使丧失50%～60%的正常肝细胞,患者仍能较正常地生活和工作,只有细胞破坏达70%左右时,才会出现肝衰竭的表现。根据有关资料,只有1/3的肝硬化患者是因肝衰竭或其并发症而死亡的,近2/3的肝硬化患者可颐养天年。

虽然说乙型肝炎、肝硬化、肝癌有极其密切的关系,肝癌是肝硬化的严重并发症,但并不是说乙型肝炎都会按这三部曲去发展,绝大多数乙型肝炎患者预后是良好的。因此,乙型肝炎表面抗原携带者或乙型肝炎患者大可不必为此惊慌失措或悲观失望。只有正确对待乙型肝炎表面抗原携带者,积极地治疗急性乙型肝炎、慢性乙型肝炎,在乙型肝炎恢复期,以及慢性肝炎、肝硬化的相对稳定阶段加强自我调养,才是促使乙型肝炎患者顺利康复、预防肝硬化和肝癌发生的重要措施。

38. 中医是怎样认识病毒性肝炎的

在日常生活中,我们时常可以听到"某某最近心烦口苦,肝火旺了;某某纳差,腹胀,尿黄,肝经有湿热了"。这都是中医的认识,若从西医的角度去检查,这些情况绝大多数并不是肝病。另有一些人,西医诊断为"慢性肝炎",而中医则认为是"脾胃病、肝胃不和",不仅按"慢性肝炎"服西药治疗有效,按中医的认识服用中药也同样可取得显著的治疗效果。究竟孰是孰非,很多患者无所适从,这其实是由于中西医理论体系的差异,中西医对肝、肝脏、肝病认识的不同造成的。中医和西医是两种不同的医学理论,在古代中医学文献中并无病毒性肝炎之病名,但中医对本病已早有认识,并积累了丰富的经验。

肝炎病毒是病毒性肝炎的特异性病原体,具有致病性、传染性、嗜肝性及潜伏性等特征,根据病毒性肝炎的临床表现及演变规律,可将其归属于中医学"胁痛、黄疸、癥积、急黄、鼓胀"等病症的范畴,有黄疸表现者证属"黄疸",病情急重、黄疸迅速加深者属于"急黄",无黄疸表现者则多属"胁痛",而肝脾大、肝硬化者又可归于"积聚"。中医学认为,病毒性肝炎的发生主要是湿热疫毒之邪侵入人体,影响肝、胆、脾、胃功能,疏泄失司,从而形成湿、热、瘀、毒、气滞、痰浊等病理因素。初期以邪实为主,日久由实转虚或见虚实相兼。从临床表现来看,病毒性肝炎有急性、慢性、重型、淤胆型等不同类型,其症候纷繁,病机十分复杂,但就其发病过程,则有一定的阶段性、规律性,病机的变化是随着病情的变化而发生变化的,治疗原则的确立是根据其临床表现和发病机制而来的。

　　病毒性肝炎和其他疾病一样,在治疗时也应根据病情明辨标本、权衡缓急,做到治病求本,根据机体阴阳失调的情况平调阴阳、整体论治。但是,由于病毒性肝炎具有独特的发病规律,有一个由急性到慢性、由轻到重、由浅入深的发病过程,各阶段的发病机制也不一样,所以在病毒性肝炎的治疗中,还应注意动态观察病情,做到病症同辨、分段论治。

39. 中医是怎样认识酒精性肝病的

　　酒精性肝病是因长期大量饮酒所导致的肝损害,主要分为酒精性脂肪肝、酒精性肝炎和酒精性肝硬化,3种形式可单独或混合存在。酒精性肝病以纳差、乏力、右胁部不适或疼痛、黄疸、肝脏肿大等为主要临床表现,属中医学"胁痛、黄疸、积聚"等的范畴。中医学认为,嗜酒过度,肝脾受损,运化失职,湿浊凝聚,郁而化热,引起脏腑功能失调而发病。

　　酒精性肝病的病因为嗜酒过度,病机特点为肝脾受损,运化失职,湿浊凝聚,郁而化热。若湿热熏蒸肝胆,胆汁不循常道,浸淫肌肤则发黄。若湿浊凝聚成痰,阻滞气机,血行不畅,脉络壅塞,痰浊与气血搏结而成积聚;若湿浊气蕴聚中焦,清浊相混,壅阻气机,肝失条达,气血郁滞,脾虚愈甚,进而波及于肾,开阖不利,水浊渐积渐多,终致水不得泄,遂成臌胀。酒精性肝病的辨证首当分辨其虚实,再辨气血、湿热和所犯之脏腑。通常新病多实,久病多虚或虚实夹杂;初病多属湿热,久病常为气血瘀阻;初病病在肝、胆、脾、胃,久病常波及肝、脾、肾。

中医治疗酒精性肝病,既要发挥辨证论治之特色,又要重视在不同病症中突出解酒毒的作用,可根据疾病发展的不同阶段和症候特点,制定相应的扶正、祛邪之法。一般来说,初期宜清化湿热、利胆退黄,中期宜行气活血、消癖化痰,后期则宜扶正祛邪、攻补兼施。

40. 中医是怎样认识脂肪肝的

脂肪肝不是一个独立的疾病,而是由多种疾病和原因引起的肝脏脂肪变性。脂肪肝轻者可无症状或仅有轻微的肝区不适,中到重度者可有肝区闷痛、腹胀、疲乏无力、腹泻、消化不良等,并可有肝大、腹部饱满、肝功能异常、高脂血症等,属中医学"积聚、胁痛、痰证、肝癖"等的范畴。中医学认为,过食肥甘厚味,脾虚纳运失常,脂膏湿浊,留积于肝,致使肝疏泄不利而发病。

脂肪肝是由于饮食失节、恼怒常作,以及脾肾素虚诸因素造成的。食常过饱或喜食膏粱厚味,或恣饮酒浆,使胃伤脾损,运化失常,湿热中阻,肝失条达;或过饥失养,脾胃虚弱,气血不足,肝气横侮,致使脘胁闷胀,纳呆欲呕,或发黄疸诸证。恼怒常作伤肝,肝气失畅,郁久血瘀,则胁痛积成。脾虚失运,痰湿聚生,气机不畅;或肾虚肝失所养,则气痰交阻,从而痰瘀内结,出现痛胀积聚。总之,脂肪肝是在素体不足的基础上,由于过食肥甘厚味,脾运失常,脂膏湿重,留积于肝,从而导致肝疏泄不利,出现纳差腹胀、右胁部疼痛不适等一系列症状。痰湿阻遏是脂肪肝的主要病理因素,肝郁脾虚、气滞血瘀是其病理变化特点。

脂肪肝以痰湿浊邪内停为主要病理因素,病机演变涉及肝脾肾,临证所见,往往本虚标实、虚实夹杂,其辨证当分清邪正之强弱虚实,辨明气血、湿热,以及所犯的脏腑。中医治疗脂肪肝,应根据脂肪肝的发病机制,以疏肝理气、散瘀祛痰、健脾清化为基本原则。在此基础上,依辨证结果之不同,选用与之相适应的治疗方法。

41. 中医是怎样认识肝硬化的

肝硬化是一种以肝组织弥漫性纤维化、假小叶和再生结节形成为特征的慢性肝病。通常肝硬化的起病隐匿,病程发展缓慢,代偿期症状较轻,缺乏特异性,失代偿期症状显著,可有纳差乏力、恶心呕吐、出血倾向、内分泌紊乱的表现,以及脾大、腹腔积液等。肝硬化早期属中医学"胁痛、积聚、癥积"的范围,晚期则常属"臌胀"的范畴。中医学认为,饮食不节,过量饮酒,情志郁结,血吸虫感染,以及其他疾病转变(如黄疸、积聚等病迁延日久)等,致使肝、脾、肾三脏受病,气、血、水瘀结于腹中而发病。

肝硬化的病因病机较为复杂,病情迁延难愈,症状多变,其发生常因正气虚弱、感受湿热疫毒、酒食不节、运化失司,情志所伤、气滞血瘀等,致使肝、脾、肾受病,气滞、血瘀、水蓄而成。黄疸日久,感染蛊毒,饮食不节,嗜酒过度等,均可导致肝脾内伤。肝喜条达而主疏泄,肝失疏泄,致肝气郁结,横逆犯脾,使脾失健运,可形成肝郁脾虚。气为血帅,气行则血行,肝郁气滞,则血行不畅,使脉络瘀阻而成癥积。脾虚不能输布津液,水湿内停,湿热内盛,影响水湿运行,均可使腹部逐渐胀大而形成臌胀;肝脾长期受病,势必影响及肾,肾阳虚衰,则膀胱气化无权,水湿不行而使臌胀日益加重;肾阴耗伤,则肝肾阴虚,虚火上炎,而耗血动血,甚则肝肾阴竭,而见神昏痉厥等。总之,肝硬化的早期,多属于肝脾的气滞和血瘀;已见腹腔积液形成,多属气血凝滞,阻于肝脾之脉络,水湿停滞不化,而呈"本虚标实"(即"正虚邪实");至其末期,多累及于肾,而有脾肾阳虚和肝肾阴虚之别,或两者兼而有之。

肝硬化的辨证当辨邪正之强弱虚实,以及主在的脏腑。根据病程和病邪的关系,一般早期多属肝郁脾虚及肝脾血瘀;腹腔积液已经形成,则属水湿内阻,湿热蕴结;后期多累及于肾,而分为脾肾阳虚和肝肾阴虚。临证所见,往往本虚标实,虚实夹杂。中医治疗肝硬化,应根据发病机制,以标本同治、攻补兼施为基本原则,以行气、化瘀、消水治其标,以调补肝、脾、肾治其本,在此基础上,依辨证结果之不同,选用与之相适应的治疗方法。

42. 中医是怎样认识肝癌的

肝癌分为原发性和继发性,通常所说的肝癌主要指原发性肝癌,是指起源于肝实质细胞或肝内胆管上皮细胞的肿瘤,为我国常见的恶性肿瘤之一。肝癌的死亡率在消化系统恶性肿瘤中列第三位,仅次于胃癌和食管癌。肝癌早期多无明显症状,中、晚期以肝部肿块、疼痛、脘痞腹胀、消瘦乏力、黄疸、发热为主要表现,属中医学"癥瘕、积聚、黄疸、胁痛、臌胀"等的范畴。中医学认为,多因饮食内伤、情志失调致使肝脾受损,气机阻滞,瘀血内停,湿热火毒蕴结,日久渐积而成。

脏腑气血亏虚,脾虚湿聚,痰凝血瘀;六淫邪毒入侵,邪凝毒结;七情内伤,情志抑郁等,可使气、血、湿、热、瘀、毒互结而成肝癌。肝癌病位在肝,与脾、胆密切相关,其病机复杂,统而言之为正虚于内、邪毒凝结,故病症危重,防治棘手。肝癌发病后,病情进展迅速,要全面掌握辨证要点,临证要注意辨虚实、辨危候。肝癌患者本虚标实极为明显,本虚表现为乏力倦怠,形体急骤消瘦,甚至面色萎黄、懒言等。而右上腹有坚硬肿物而拒按,甚至伴黄疸、腹腔积液、水肿、脘腹胀满而闷等属标实的表现。病至晚期,可见昏迷、吐血、便血、胸腹腔积液等危候。

中医治疗肝癌,通常作为手术或化疗、放疗、化疗栓塞的辅助治疗手段配合应用,单独应用疗效欠佳。肝癌患者虚实错杂,急则治其标,当以祛邪为主,常用活血化瘀、消积散结、逐水破气等;一般患者则宜攻补兼施,扶正祛邪,常用健脾益气、养血柔肝、滋补阴液、活血化瘀、理气破气、逐水消肿等法。对于化疗、放疗后的肝癌患者,其治疗多以健脾理气、补养肝肾、活血化瘀、清热解毒、生津润燥、温补气血为法,此有减毒增效的作用。当然,在临证时应根据辨证结果的不同恰当灵活地选用上述治疗法则,并注意与其他治疗方法配合应用。

43. 血清转氨酶升高是怎么回事

转氨酶又称为氨基转移酶,种类繁多,其中最主要的是丙氨酸氨基转移酶和天门冬氨酸氨基转移酶两种。转氨酶主要存在于肝细胞的线粒体中,只要肝脏发生炎症、坏死、中毒等损害,转氨酶就会由肝细胞释放到血中,所以肝脏本身的疾病,特别是各型病毒性肝炎、肝硬化、肝脓肿、药物性肝炎、酒精性肝炎、脂肪肝、肝癌等,均可引起不同程度的血清转氨酶升高。除肝脏外,体内其他脏器组织(如心、肾、肺、脑、肌肉)也含有转氨酶,因此心肌炎、肾盂肾炎、大叶性肺炎、肺结核、钩端螺旋体病、血吸虫病、肠伤寒、胆囊炎、疟疾等,也可引起血清转氨酶升高(如患心肌炎时天门冬氨酸氨基转移酶就升高)。血清转氨酶升高不一定都是病毒性肝炎,必须结合流行病学资料、症状、体征和其他检测指标综合分析,才能做出正确的诊断。

发现血清转氨酶升高,应从以下几个方面考虑,并注意进行鉴别:进一步检查肝功能及肝炎病毒指标(包括乙型肝炎"两对半"、丙肝抗体、戊肝抗体、甲肝抗体等),如果肝功能仍然异常、肝炎病毒指标阳性,可再重复检查 1 次,依然异常,可确诊为某型病毒性肝炎;体质过胖者,很有可能是脂肪肝引起的血清转氨酶升高,常伴有血脂(胆固醇、三酰甘油等)含量升高;常饮酒者可以造成酒精性肝炎,其特点为肝脏增大,有压痛,且与脂肪肝并存;有输血或输注血液制品史,有手术、外伤史者,一定要检查是否有乙型肝炎及丙型肝炎；直系亲属或旁系亲属中有乙型肝炎患者，尤其是父母患有乙型肝炎者，一定要检查乙型肝炎"两对半"，以排除乙型肝炎；最近服用过对肝脏有损害的药物者，要注意药物性肝炎的可能；女性尤应注意有无自身免疫性肝炎的可能，检查自身免疫抗体（抗核抗体、抗平滑肌抗体等）是否为阳性；既往是否有胆囊炎、心脏病、肾炎等疾病，这些病也可以引起血清转氨酶升高；要注意排除钩端螺旋体病、血吸虫病、肝硬化和肝癌等疾病引起的血清转氨酶升高；最近是否过度劳累，因为劳累也可引起血清转氨酶升高。

引起血清转氨酶升高的原因是多方面的，一旦发现血清转氨酶升高，不能武断地认为就是肝炎，要认真检查，综合考虑，明确病因，恰当治疗。

44. 什么是肝功能检查，有何意义

肝脏是人体最重要的器官之一，生理及生化功能非常复杂，且受许多因素的影响，通过实验室检查不仅可了解肝脏各项功能有无损害及损害的程度，通过动态观察判断预后，还可进行临床药物的筛选及疗效的观察等。检测肝脏功能的方法虽然很多，但目前还没有一项特异性的试验能对某一种肝脏疾病的病因、病变程度做出准确地反映，也没有任何一种试验能单独反映肝脏病变而不受其他因素的影响，且肝脏有较强的再生能力和代偿功能，当病变范围不大、病程不长时，肝功能检查可无异常，故肝功能检查即使正常也不能说肝脏完全没有病变。同时，由于肝脏的功能复杂，而一种肝功能检查只能反映肝脏功能的某一方面，因此必须联合应用多项检查，以期反映肝脏的多方面功能变化。临床上应根据患者的不同情况及肝功能检查的不同目的而选择适当的检查项目，在判断结果时，应全面考虑，并结合临床具体分析。目前常用的肝功能检查主要有以下几种。

（1）血清蛋白及蛋白电泳检查：正常人血清总蛋白为 60～80

克/升,白蛋白为 35～55 克/升,球蛋白为 20～30 克/升,白蛋白/球蛋白比值为(1.5～2.5)：1。将血清点在醋酸纤维素薄膜上,通过电泳将血清分为白蛋白、α_1 球蛋白、α_2 球蛋白、β 球蛋白、γ 球蛋白 5 个部分,正常人有一定的比率,分别为白蛋白 60%～70%、α_1 球蛋白 2%～3.5%、α_2 球蛋白 4%～7%、β 球蛋白 9%～11% 和 γ 球蛋白 12%～18%。

肝脏是蛋白质代谢非常旺盛的器官,是合成血浆蛋白的主要场所,除合成全部人血白蛋白外,还有部分 α 球蛋白、β 球蛋白和酶蛋白及凝血因子等。患肝病时,合成蛋白质的功能障碍,人血白蛋白减少,可导致血清总蛋白降低,但由于炎症,肝细胞破坏或抗原性改变,刺激免疫系统而致 γ 球蛋白增高,弥补了白蛋白减少的部分,这时总蛋白可能变化不大,但白蛋白与球蛋白的比值可能变小。为了反映肝功能的实际情况,在做血清总蛋白测定的同时,还要测定白蛋白/球蛋白比值。在肝脏患病时,常检测血清总蛋白含量及白蛋白含量、白蛋白/球蛋白比值来协助诊断,判断预后,但由于白蛋白的半衰期为 20～26 日,且肝脏的代偿能力很强,故只有当肝脏损害达到一定程度且经一定病程后,才有可能显示出其蛋白质的量和质的改变。

在急性肝炎及急性重型肝炎早期,或病变范围较小时,蛋白变化不大。在慢性肝炎、亚急性重型肝炎、肝癌等肝脏损害严重、时间较长者,常出现人血白蛋白减少,球蛋白升高,白蛋白/球蛋白比值降低甚至倒置,其改变可随病情的加重而更加明显。血白蛋白和白蛋白/球蛋白比值的动态观察,可提示病情的发展和估计预后。一般来说,血白蛋白＜30 克/升,常提示患者为慢性或进行性肝病,肝硬化患者大多出现或将出现腹腔积液,如经治疗可回升,提示近期预后尚好;如不能回升或持续下降到 20 克/升以下时,预后极差。急性肝衰竭时,白蛋白＞35 克/升,多有生存可能;白蛋白＜30 克/升,则预后不良。球蛋白＞40 克/升或并有白蛋白＜30 克/升时,亦提示慢性或进行性肝病。

血清蛋白的测定不是肝病的敏感试验,鉴别诊断的价值较小,血清总蛋白及白蛋白、球蛋白的变化,并非肝病所特有。在肾炎、肾病、重度营养不良、慢性腹泻等疾病时,由于蛋白质的丢失(如蛋白尿)或合成原料不足(如营养不良),白蛋白、总蛋白可减少。寄生虫病、结缔组织病或其他感染时,球蛋白可增高。

(2)血清转氨酶测定:肝细胞内含有多种酶,作为催化剂参与体内分解、合成等物质代谢。当肝细胞有实质性损害时,可因肝细胞坏死,细胞膜通透性增高,而使细胞内各种酶释放出来。肝脏病变时测定血清中有关酶的变化,可作为诊断、鉴别诊断及预后观察的依据。乙型肝炎等病毒性肝炎常做的血清转氨酶检查有血清丙氨酸氨基转移酶及天门冬氨酸氨基转移酶两种。

丙氨酸氨基转移酶在肝细胞中含量最高,肝细胞损害后可引起其在血中升高;天门冬氨酸氨基转移酶在心肌细胞中含量最高,虽然肝脏损害也可升高,但临床中常作为心肌梗死和心肌炎的辅助检查。丙氨酸氨基转移酶的正常值用赖氏法检测为 $5\sim30$ 单位,天门冬氨酸氨基转移酶正常值为 $4\sim40$ 单位。因各实验室检测方法不一,正常值的波动范围颇大,因此在化验单上常标出本实验室的正常值,以便对比观察。

在急性病毒性肝炎时,两种转氨酶升高率达 100%,是急性病毒性肝炎在黄疸出现前化验检查最早出现的异常指标。这两项测定是反映肝细胞受损最敏感的试验,对轻型、隐性感染及潜伏期肝炎的发现有重要意义。血清转氨酶的升高在一定程度上反映出肝细胞损害和坏死的程度。

一般来说,血清转氨酶升高就提示有肝实质的损害,但在急性弥漫性肝坏死时,转氨酶则随黄疸的加深而急剧下降,可呈现正常或仅轻度升高,出现临床上所谓的酶胆分离现象。若急性肝炎患者转氨酶波动或持续升高达半年以上,则提示肝炎病情迁延,转为慢性。对肝炎患者定期复查转氨酶,有助于病情估计和推断预后。急性肝炎若黄疸消失,转氨酶将逐渐恢复正常。如在恢复期丙氨酸氨基转移酶出现波动,提示病情未稳定。如转氨酶已正常又出现上升,并持续不降,提示再发或变成迁延性。因丙氨酸氨基转移酶、天门冬氨酸氨基转移酶在体内分布很广,所以在分析化验结果时,不但要考虑肝脏疾病,也要考虑到肝外疾病,结合临床,全面分析。如在胆管梗阻、急性胰腺炎、溃疡病、心肌梗死及服用某些药物后,对酶活性升高均有一定影响。

血清丙氨酸氨基转移酶比天门冬氨酸氨基转移酶特异性高,而天门冬氨酸氨基转移酶比丙氨酸氨基转移酶灵敏度高。天门冬氨酸氨基转移酶位于细胞内线粒体和细胞质的可溶部分,而丙氨酸氨基转移酶绝大部分位于细胞质可溶部分。在肝细胞病变轻微,仅有细胞膜通透性增加时,可溶性部分的天门冬氨酸氨基转移酶和丙氨酸氨基转移酶释放入血,而线粒体内天门冬氨酸氨基转移酶仍然存在,加之天门冬氨酸氨基转移酶在体内较丙氨酸氨基转移酶灭活快,以致天门冬氨酸氨基转移酶上升幅度低于丙氨酸氨基转移酶;严重肝细胞疾病时,线粒体内天门冬氨酸氨基转移酶也释放入血,以致血清天门冬氨酸氨基转移酶升高幅度较血清丙氨酸氨基转移酶为大,故测定天门冬氨酸氨基转移酶/丙氨酸氨基转移酶的比值有助于判断肝细胞病变程度和肝病的鉴别诊断。正常人天门冬氨酸氨基转移酶/血清丙氨酸氨基转移酶比值为1~1.5,急性病毒性肝炎早期或轻型病例比值降至0.56左右,慢性活动性肝炎、胆汁淤积时天门冬氨酸氨基转移酶/丙氨酸氨基转移酶均<1。在急性肝炎患者,如天门冬氨酸氨基转移酶显著上升,并且天门冬氨酸氨基转移酶/丙氨酸氨基转移酶>1时,应考虑到肝细胞广泛坏死存在,预后不良;慢性肝炎时,天门冬氨酸氨基转移酶/丙氨酸氨基转移酶多数<1,而肝硬化时则反之。

(3)血清γ-谷氨酰转移酶测定:γ-谷氨酰转移酶正常值用简易重氮试剂法测定为0~40单位,用γ-谷氨酰对硝基苯胺改良法测定为6~47单位,超过50单位为异常。

γ-谷氨酰转移酶在急性肝炎、慢性肝炎及肝硬化失代偿时仅轻、中度升高。但当阻塞性黄疸时，此酶因排泄障碍而逆流入血，原发性肝癌时此酶在肝内合成亢进，均可引起血中 γ-谷氨酰转移酶显著升高，甚至达正常值的 10 倍以上。

在急性肝炎恢复期，其他肝功能均已恢复正常，而 γ-谷氨酰转移酶仍未降至正常，此点可提示肝炎尚未痊愈。因为 γ-谷氨酰转移酶恢复是最晚的，它可作为残留病灶的指标。如 γ-谷氨酰转移酶反复波动或长时间维持较高水平，则考虑肝炎有慢性化的趋势。慢性肝炎非活动性 γ-谷氨酰转移酶可正常，慢性活动性肝炎常可高于正常 1～2 倍，如长期持续性升高，多表示病情继续发展，如慢性活动性肝炎逐渐好转，则 γ-谷氨酰转移酶随之下降。肝硬化代偿期 γ-谷氨酰转移酶多正常，若失代偿或伴有炎症、进行性纤维化，则 γ-谷氨酰转移酶升高，其增高程度与肝脏纤维化程度呈正相关。

在其他疾病，如急性心肌梗死，以及服用某些药物，如巴比妥等，也可出现 γ-谷氨酰转移酶增高。

(4)血清碱性磷酸酶测定：正常人血清碱性磷酸酶为 1.5～4 布氏单位或 5～12 金氏单位。60 岁以上者高于成年男女；儿童期由于生长发育的需要，骨骼内碱性磷酸酶增多，可高于成年人 2～3 倍；孕妇由于胎盘可产生碱性磷酸酶，所以也可增高。

在阻塞性黄疸、胆汁淤积型肝炎及原发性肝癌、继发性肝癌患者，由于肝内胆管胆汁排泄障碍，癌细胞及周围肝细胞产生过多的碱性磷酸酶，碱性磷酸酶反流入血而引起血清中碱性磷酸酶明显升高。在急性黄疸型肝炎时，碱性磷酸酶可轻度增高。其他肝内浸润性病变，如肝结核、肝肉芽肿等，碱性磷酸酶也可增高。

临床上可借助碱性磷酸酶的动态观察来判断病情的发展及预后，如严重弥漫性肝损伤时，血中碱性磷酸酶反而下降；当患者黄疸日趋严重、胆红素逐渐升高而碱性磷酸酶反而下降时，则表示肝脏损害严重且不断发展。反之，黄疸逐渐减退，胆红素下降而碱性磷酸酶上升，则说明肝细胞逐渐再生。

当然,在骨骼系统疾病时,如成骨细胞瘤、骨折恢复期等,血清碱性磷酸酶也可增高。

(5)血清胆红素测定:肝脏可制造和排泄胆汁,当肝细胞受损时,胆汁反流入血,造成血清胆红素含量升高。此项检查可以反映黄疸的程度和性质。

正常人血清总胆红素<17.1 微摩/升,直接胆红素为 0～3.42 微摩/升,间接胆红素(总胆红素减去直接胆红素)为 0～13.68 微摩/升。

血清总胆红素、直接胆红素及间接胆红素的测定对鉴别黄疸类型有重要意义。总胆红素增高、间接胆红素增高,见于溶血性黄疸,如溶血性贫血、新生儿黄疸等。总胆红素增高、直接胆红素及间接胆红素均增高,见于肝细胞性黄疸,如急性黄疸型肝炎、慢性肝炎、重型肝炎和肝硬化等,直接胆红素可轻度增高。总胆红素增高、直接胆红素增高,见于阻塞性黄疸,如胆石症、肝癌、胰头癌等,直接胆红素增高更为显著。

(6)凝血酶原时间测定:凝血第Ⅱ因子(凝血酶原)在肝内合成,肝脏正常时,其含量及功能均在正常范围。肝脏有实质性病变时,其含量及生理活性可呈不同程度减退,临床上可有出血倾向。通过凝血酶原时间的测定,可了解肝脏的损害情况。凝血酶原时间的正常值为 11～14 秒,活动度正常值为 75%～100%。

急性轻型肝炎患者凝血酶原时间可正常或稍长;慢性肝炎、肝硬化时凝血酶原时间可延长;重型肝炎患者,凝血酶原时间明显延长,常>20 秒,凝血酶原活动度<40%。在维生素 K 缺乏、阻塞性黄疸患者,凝血酶原时间也可延长。

45. 肝病患者做肝功能检查前应注意什么

肝功能检查是肝病患者最常做的检查,为了使检查结果准确、可靠,在做肝功能检查前,应注意以下几点。

(1)空腹检查:肝病患者容易出现糖代谢、脂类代谢紊乱,一般在检查肝功能的同时也检查血糖、血脂,检查前一定要注意空腹,因为进食不但可使血清丙氨酸氨基转移酶轻度升高,同时进食后食物中的一些物质经消化道吸收入血,使血液成分发生变化,血糖、氯化物和脂类部分等也会增高。进食后血中脂肪含量会暂时增多,使血清变成白色半透明状或乳糜状,影响检验结果的准确性。正常机体在糖皮质激素作用下,空腹血糖在 6:00 以后开始上升,8:00 达到最高峰,此时已不能真正反映体内情况了,因此应在 6:00 空腹抽血化验血糖。如急诊患者或远路就诊的患者,必要时可在进食 6 小时以后抽血,因为这时血液才会逐渐廓清(即血清恢复原状),但血脂检测则应在空腹 12 小时后进行。

(2)禁服某些药物:在检查肝功能前,应注意禁服某些药物,因为服用有些药物可能会影响肝功能检查的准确性。服用维生素 D、米帕林(阿的平)、金霉素、呋喃西林、四环素等药物会影响胆红素的测定;服用含阿片类药物可导致丙氨酸氨基转移酶活性升高;服用安替比林、对氨基水杨酸、普鲁卡因、乌洛托品及磺胺类药物可阻断测定尿胆原反应的进行等。

(3)禁食某些食物:检查肝功能前一天,最好不要食用含有丰富胡萝卜、叶黄素的食物,因这些食物会使血清呈黄色,影响胆红素的测定;高脂肪饮食,如油饼、牛奶、巧克力、蛋制品等,可使血脂明显增高,因此需在抽血前 10 小时禁止食用含脂肪类膳食。饮酒可使血清丙氨酸氨基转移酶轻度升高,在检查肝功能前,还应注意忌酒。

(4)禁止剧烈活动:剧烈活动、休息不好对血清丙氨酸氨基转移酶也有一定的影响,在检查肝功能前,应禁止剧烈活动,检查前的夜晚应注意休息好。

46. 乙型肝炎病毒血清学标志有哪些,有何意义

乙型肝炎病毒标志物的检测是确定是否患有乙型肝炎最直接

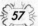

的检查,也是确定疾病是否痊愈的重要标志。乙型肝炎病毒的血清学标志常检测的项目有表面抗原(HBsAg),表面抗体(抗-HBs),e抗原(HBeAg),e抗体(抗-HBe),核心抗体(抗-HBc,包括抗-HBc IgG和抗-HBc IgM),以及乙型肝炎病毒脱氧核糖核酸等。

(1)表面抗原:表面抗原即乙型肝炎病毒表面抗原,平素称之为澳抗,它是乙型肝炎病毒的外壳蛋白,本身不具有传染性,但它的出现常伴随乙型肝炎病毒的存在,所以它是已感染乙型肝炎病毒的标志。表面抗原可以存在于患者的血液、唾液、乳汁、汗液、泪液、鼻咽分泌物、精液及阴道分泌物中。在感染乙型肝炎病毒后2~6个月,丙氨酸氨基转移酶升高前2~8周,即可在血清中测到阳性结果。急性乙型肝炎患者大部分可在病程早期转阴;慢性乙型肝炎患者及乙型肝炎病毒表面抗原携带者该指标可持续阳性。

一般认为,表面抗原的滴度越高,传染性也越强;持续阳性超过6个月,说明乙型肝炎有慢性化的趋势。以往只查表面抗原就可排除乙型肝炎的做法是错误的。研究表明,极个别乙型肝炎患者表面抗原可阴性,但血清中有其他乙型肝炎病毒标志物,这可能是不同亚型的病毒感染所致,如果只查表面抗原,有可能使一些真正的乙型肝炎患者漏诊。所以,一定不要认为乙型肝炎病毒表面抗原阴性就没事了,尤其是乙型肝炎患者的直系亲属,应同时加做其他乙型肝炎血清学检测。

(2)表面抗体:表面抗体是对乙型肝炎病毒免疫和保护性抗体。当乙型肝炎病毒侵入人体后,刺激人的免疫系统产生免疫反应,人体免疫系统中的B淋巴细胞分泌出一种特异的免疫球蛋白G,就是表面抗体。表面抗体能与表面抗原特异地结合,然后在体内与其他免疫功能共同作用,把病毒清除掉,故称表面抗体为保护性抗体。有了表面抗体,证明人已产生了免疫力。人在感染乙型肝炎病毒或注射乙型肝炎疫苗后均可产生表面抗体,但不是所有的人都能产生表面抗体。

表面抗体常在乙型肝炎恢复后期出现阳性,此时表面抗原已转阴数月。血清中表面抗体的滴度越高,保护力越强,持续时间也越长(通常 3～5 年)。再次感染乙型肝炎病毒后,表面抗体阳性而又发生乙型肝炎者,这种情况可能为不同亚型的病毒感染。90%左右接受乙型肝炎疫苗注射者的表面抗体可转为阳性。在正常情况下,表面抗体与表面抗原不同时出现于血中,极少数情况下(占 0.5%～0.9%)表面抗原和表面抗体均为阳性,见于不同亚型的乙型肝炎病毒感染或免疫功能低下的患者,此时血液中的表面抗体常不能处理表面抗原。

(3)e 抗原:e 抗原来源于乙型肝炎病毒的核心,是核心抗原的亚成分,或是核心抗原裂解后的产物。e 抗原是可溶性蛋白,当核心抗原裂解时,可溶性蛋白部分(即 e 抗原)就溶于血中,存在于血液循环,取血化验就可以查出来。查出 e 抗原,其意义等于查出核心抗原,表示乙型肝炎病毒在体内复制活跃,传染性较强。

乙型肝炎病毒感染后,表面抗原阳性的同时或其后数日可测到 e 抗原。乙型肝炎病毒表面抗原在血液内高峰期亦是 e 抗原的高峰期,在肝炎症状出现后 10 周内逐渐下降,表面抗原转阴前 e 抗原可先转阴。如果 e 抗原持续阳性,则可发展为慢性持续性感染。e 抗原的检出率与乙型肝炎病毒脱氧核糖核酸相关,e 抗原阳性患者血清乙型肝炎病毒脱氧核糖核酸的检出率达 90%以上;而 e 抗体阳性者,其检出率仅有 15.8%～51.8%。在慢性乙型肝炎患者中,e 抗原指标转阴而 e 抗体转阳,预示患者的传染性降低。极个别情况下可见表面抗原阴性而 e 抗原为阳性。

(4)e 抗体:e 抗体是由 e 抗原刺激人体免疫系统产生的特异性抗体,这种特异性的 e 抗体能够和 e 抗原结合。当乙型肝炎患者 e 抗原阳性转变成 e 抗体阳性时,血清乙型肝炎病毒脱氧核糖核酸及脱氧核糖核酸聚合酶多转为阴性。临床上出现生化及组织学上的好转(发展成不可逆的肝损害者除外),炎症及坏死消失后肝组织恢复正常,预后较好。但少数患者抗体转阳后,血清乙型肝炎病毒脱氧核糖核酸仍为阳性,多表示活动未被控制。同时,随着病情的变化,e抗原不仅可转换为e抗体,e抗体也可逆转为e抗原。

e抗体在e抗原转阴后出现,e抗体阳性预示患者的传染性已显著降低或相对降低,病毒复制程度已降低或明显缓解。

(5)核心抗体:核心抗原虽然在血中查不出来,但是它具有抗原性,能刺激人体的免疫系统产生出特异性抗体,即核心抗体。所以,检测核心抗体可以了解人体是否有过核心抗原的刺激,也就是说,是否有过乙型肝炎病毒感染,核心抗体也是一项病毒感染的指标。

核心抗体通常在表面抗原出现后3～5周,临床症状出现之前即可在血清中检出。高滴度的核心抗体阳性常表示乙型肝炎病毒正在复制,有传染性。在急性期过后,核心抗体仍保持一定水平,并可持续存在数年至数十年。低滴度的核心抗体常表示乙型肝炎病毒既往感染。在乙型肝炎病毒表面抗原携带者或慢性乙型肝炎患者,核心抗体也常呈阳性。另外,表面抗原已呈阴性者,核心抗体还可呈现阳性。因此,单项核心抗体阳性,不能肯定是近期感染还是以前有过感染。

为了确定患者是近期感染还是以前有过感染,常需要检测核心抗体免疫球蛋白M(抗-HBc IgM)和核心抗体免疫球蛋白G(抗-HBc IgG)。核心抗体有两种不同成分,一种是免疫球蛋白M,另一种是免疫球蛋白G,这两种成分分别由不同的B淋巴细胞产生。当人体受到核心抗原的刺激后,先产生核心抗体免疫球蛋白M,它持续时间比较短,过一段时间才逐渐产生核心抗体免疫球蛋白G,后者能在体内保持较长时间。有时乙型肝炎病毒已经清除,而核心抗体免疫球蛋白G在体内仍存在,这时检测其他乙型肝炎感染指标已阴性,而仅核心抗体免疫球蛋白G阳性。因此,当核心抗体免疫球蛋白M阳性时,常表示是近期感染,乙型肝炎病毒在复制;当核心抗体免疫球蛋白M阴性而核心抗体免疫球蛋白G阳性时,则多表示既往有过感染。急性乙型肝炎可有两种情况,一种是真正的急性乙型肝炎,也就是患者第一次受乙型肝炎病毒感染;另一种是患者原来是无症状携带者,现又急性发作,表面上与急性肝炎一样,但这两种患者血清中核心抗体是不同的。无症状携带者急性发作时,血清中核心抗体免疫球蛋白 M 比较低或稍高;真正的急性乙型肝炎患者,其核心抗体免疫球蛋白 M 或核心抗体水平很高,而核心抗体免疫球蛋白 G 往往阴性或低水平。

(6)乙型肝炎病毒脱氧核糖核酸:血清中乙型肝炎病毒脱氧核糖核酸阳性,是乙型肝炎病毒感染的直接证据及传染指标,在疾病过程中则反映乙型肝炎病毒复制的活跃状态。乙型肝炎病毒脱氧核糖核酸与表面抗原无一定相关性,而与 e 抗原及乙型肝炎病毒脱氧核糖核酸聚合酶呈平衡关系,在 e 抗原阳性者的血清中,乙型肝炎病毒脱氧核糖核酸的检出率可达 80%～90%。

乙型肝炎病毒的蛋白质分子包裹着病毒脱氧核糖核酸,形成球形的病毒颗粒。位于病毒颗粒外层的,就是乙型肝炎病毒表面抗原,而病毒遗传物质脱氧核糖核酸则与核心抗原相结合,位于病毒颗粒内部。有这种完整病毒结构的颗粒才具有感染性和复制能力,通常所说的乙型肝炎病毒就是指这种颗粒。构成乙型肝炎病毒的蛋白质分子和核酸分子是在人的肝细胞中先分别合成,然后再组装在一起的,但在实际上,由于所合成的病毒表面抗原的数量大大超过组装成完整病毒颗粒所需的数量,使得大量剩余的表面抗原分子聚集成小的球形颗粒,单独存在于血液循环中。由于这种颗粒不含核酸,既没有感染性,也不能复制和增殖,所以在乙型肝炎病毒感染者的血液中,就会有含病毒核酸的完整病毒颗粒和不含病毒核酸的单纯表面抗原颗粒。如果仅检测乙型肝炎病毒表面抗原,只能初步判定是否存在乙型肝炎病毒感染,但不能很好地反映体内乙型肝炎病毒的真实含量和当前病毒的复制活跃程度、传染性等状况,只有乙型肝炎病毒脱氧核糖核酸的含量才能直接反映病毒的多少,是病毒复制活跃程度的直接指标。乙型肝炎病毒脱氧核糖核酸含量越高,说明体内病毒越多、病毒复制越活跃,自然其传染性也越强。当然,病毒颗粒的多少,与被感染者的肝脏损伤程度不呈正相关。

检测乙型肝炎病毒脱氧核糖核酸可以确定乙型肝炎病毒复制的活跃程度,间接了解机体应答水平。体内病毒含量越高,机体针对乙型肝炎病毒的免疫反应就越弱。同时,对乙型肝炎病毒脱氧核糖核酸的动态定量测定,是评价抗病毒或免疫增强药物疗效最客观的指标。

47. 什么是乙型肝炎"两对半"检查,是"大三阳"好还是"小三阳"好

乙型肝炎"两对半"检查是指检查乙型肝炎病毒的乙型肝炎表面抗原、乙型肝炎表面抗体、乙型肝炎 e 抗原、乙型肝炎 e 抗体和乙型肝炎核心抗体 5 项指标。这 5 项指标在不同病期检出结果不一样,传染性有差别,为了便于理解和对照,列表介绍(表1)。

表1　乙型肝炎"两对半"与临床病型和传染性的关系

临床病型	表面抗原	核心抗体	e 抗原	e 抗体	表面抗体	传染性
急性肝炎潜伏期	+	+	+	−	−	＋＋
慢性肝炎活动期	+	+	+	−	−	＋～＋＋ *
慢性肝炎(活动性弱时)	+	+	−	+	−	±△
恢复期(早期)	+	+	±			±
恢复期(晚期)	−	+	±	+		±～−
既往感染(有轻度活动)		+		+	±	±～−
既往感染(无活动)	−	±				−～±±
感染后免疫状态及注射疫苗后						−☆
慢性携带者	+	+	+			＋＋
	+	+		+		±
	+	+				±

注:＊＋～＋＋肯定有传染性;△±可能有传染性;☆无传染性

　　"大三阳、小三阳"是对乙型肝炎"两对半"检查结果最常用的称谓,所谓"大三阳"是指乙型肝炎表面抗原、乙型肝炎 e 抗原和乙型肝炎核心抗体 3 项呈现阳性,而"小三阳"则是指乙型肝炎表面抗原、乙型肝炎 e 抗体和乙型肝炎核心抗体 3 项呈现阳性。过去一直认为,"大三阳"是乙型肝炎病毒复制活跃的标志,传染性强,对人体威胁大,如果"大三阳"能够转变为"小三阳"则表示乙型肝炎病毒复制减弱,传染性降低,对人体危害相对减轻,故而通常的说法是"小三阳"要比"大三阳"好。但是,随着近年对乙型肝炎基础和临床研究的不断深入,发现以前的这一定论并非完全正确,有时候"小三阳"比"大三阳"带来的威胁更大。

　　"大三阳"标志着乙型肝炎病毒感染及病毒高度繁殖复制,患者具有较强的传染性,但并不能说明乙型肝炎病情轻重的程度,病情的轻重还需结合症状、体征及肝功能、B 超等检查来具体判定。在急性乙型肝炎过程中,一旦"两对半"检查呈现"小三阳",常提示乙型肝炎病毒复制逐渐减弱,甚至停止,近期有趋于痊愈的可能。在慢性乙型肝炎病程中,出现"小三阳"可能有两种情况:一种情况是由于乙型肝炎病毒原始株感染产生的典型的慢性乙型肝炎由"大三阳"转为"小三阳",提示乙型肝炎病毒繁殖减弱或停止,传染性变低或消失,通常肝脏炎症减轻,肝功能逐渐恢复正常,直至病情康复;另一种情况是乙型肝炎病毒核心抗体长期阳性,而其病情反复,进展迅速,常很快发展为肝硬化,甚至肝癌,或出现重型肝炎,预后差。因此,通常情况下"小三阳"要比"大三阳"好,但"小三阳"并非全是好事,应具体情况具体分析,进一步采用聚合酶链式反应技术测定乙型肝炎病毒脱氧核糖核酸是否存在,如为异型株乙型肝炎病毒,则比"大三阳"的预后可能还差。

48. 检测丙型肝炎病毒感染的特异性指标有哪些

　　目前,检测丙型肝炎病毒感染的特异性指标主要有丙型肝炎病毒抗体(抗 HCV)和丙型肝炎病毒核糖核酸两种。检测血清丙型肝炎病毒抗体是目前诊断丙型肝炎病毒感染常用的方法,丙型肝炎病毒抗体阳性表明机体有丙肝病毒感染,但不能区分急性感染、慢性感染或感染恢复期。由于现在检测的丙型肝炎病毒抗体不是中和抗体,因此丙型肝炎病毒抗体阳性并不代表机体已获得了免疫力。研究表明,丙型肝炎病毒抗体与丙型肝炎病毒核糖核酸密切相关,含有高滴度丙型肝炎病毒抗体的血浆仍具有传染性,而且慢性丙型肝炎患者的丙型肝炎病毒抗体阳性检出率很高,因此丙型肝炎病毒抗体并没有保护作用。

应用反转录聚合酶链式反应技术检测血清中的丙型肝炎病毒核糖核酸,不仅敏感性高、特异性强,而且能直接反映病毒的复制情况,在丙型肝炎的诊断和治疗效果判断等方面,具有其他检测所不可替代的作用。此项检测,只要标本中含有极微量的丙型肝炎病毒核糖核酸即可被检出,因此可以发现丙型肝炎病毒抗体阴性的丙型肝炎病毒感染,并且丙型肝炎病毒核糖核酸的存在表明体内存在丙型肝炎病毒现症感染,丙型肝炎病毒核糖核酸数值越高,说明病毒复制越活跃,传染性也越强。检测丙型肝炎病毒核糖核酸,可早期诊断丙型肝炎,判断传染性的强弱,同时还可用于指导和评价抗病毒药物治疗的效果等。

49. 检测戊型肝炎病毒感染的特异性指标有哪些

检测戊型肝炎病毒感染的特异性指标有很多,目前国内医院一般采用特异性抗体检测法,具有快速、简便、准确,且价格低廉等特点。特异性抗体检测即检测戊型肝炎病毒抗体(抗 HEV),包括抗 HEV-IgM 和抗 HEV-IgG。在戊型肝炎急性期血清中,可检测出高滴度的抗 HEV-IgM,恢复期抗 HEV-IgM 滴度下降或消失,但取而代之的是血清中产生抗 HEV-IgG。国内大多数医院目前均使用酶联免疫法检测戊型肝炎病毒抗体以判断有无戊型肝炎病毒感染,其中测定抗 HEV-IgM 最有临床意义。

除特异性抗体检测外,还可通过免疫荧光法、免疫电子显微镜法,以及反转录聚合酶链式反应法检测戊型肝炎病毒抗原、戊型肝炎病毒核糖核酸等,以判断是否有戊型肝炎病毒感染。免疫荧光法通过肝穿刺活检检测肝组织中戊型肝炎病毒抗原,免疫电子显微镜法是用患者恢复期血清作抗体,检测急性期患者的粪便及胆汁中病毒抗原,或用已知病毒检测患者血清中相应的抗体,因为戊型肝炎病毒在肝组织、胆汁和粪便中存在时间较短,检测的阳性率低,且需要特殊设备和技术,所以免疫荧光法和免疫电子显微镜法主要用于科研,不作为临床常规检查。用反转录聚合酶链式反应法检测胆汁、血清和粪便中戊型肝炎病毒核糖核酸,对诊断戊型肝炎的灵敏度高、特异性强,是诊断戊型肝炎病毒感染最重要的检测方法。

50. 什么是甲胎蛋白,引起甲胎蛋白升高的原因有哪些

甲胎蛋白(AFP)是人体在胚胎时期血液中含有的一种特殊蛋白,由胚胎期肝细胞产生,其浓度从妊娠开始后逐渐上升,妊娠16～20 周达高峰,以后逐渐下降,分娩后 1 周即可完全消失。正常成年人肝细胞失去合成甲胎蛋白的能力,因此血清中含量极微。由于检测方法的不同,其正常值略有差异,一般认为正常值在 25 微克/升以下。

在成年人中,甲胎蛋白升高,常提示有与胚胎发生有关的肝细胞癌或生殖腺胚胎癌。肝细胞癌患者,癌变的肝细胞又恢复了合成甲胎蛋白的能力,其血中甲胎蛋白可明显增高,达正常人的数十倍至数万倍。甲胎蛋白作为原发性肝癌的诊断指标,阳性率达 70% 以上,并且是肝癌普查中的一项重要指标。在各种肝炎及肝硬化时,甲胎蛋白可见增高,但肝功能恢复后也随之降到正常。急性肝炎时甲胎蛋白可以出现,但慢性肝炎、重型肝炎、肝硬化患

者的甲胎蛋白值高于急性肝炎。甲胎蛋白的产生表示肝细胞的修复,因此急性肝炎患者当丙氨酸氨基转移酶开始下降,进入肝细胞修复期时,甲胎蛋白的浓度最高。慢性肝炎患者血清甲胎蛋白显著升高者,亦显示肝炎正在活动,此时丙氨酸氨基转移酶也明显升高。肝硬化也与急性肝炎一样,当肝细胞新生时,甲胎蛋白值升高。一般肝炎时甲胎蛋白增高持续的时间不长,如在丙氨酸氨基转移酶恢复正常后甲胎蛋白未能逐渐恢复正常反而明显升高,则应进一步查找原因,是否有癌变的可能。

51. 如何根据甲胎蛋白的测定及时发现肝癌

甲胎蛋白作为原发性肝癌的诊断指标,阳性率达70%以上,并且是肝癌普查中的一项重要指标,那么如何根据甲胎蛋白的测定及时发现肝癌呢?

通常认为,如无肝癌的其他证据,甲胎蛋白检查对流法阳性或放射免疫法≥500微克/升,持续1个月以上并能排除妊娠与生殖腺胚胎性肿瘤,即可诊断为肝癌。当甲胎蛋白≥200微克/升,持续2个月以上,即可做出亚临床肝癌的诊断。

大量临床资料表明,甲胎蛋白的动态变化对肝癌、小肝癌的诊断具有重要意义。甲胎蛋白动态变化一般分为高浓度稳定型、急剧上升型、持续上升型、马鞍型、持续低浓度型、反复波动型、先高后低型、急剧下降型8种类型,前4种类型常见于肝癌,后3种常见于急性肝病、慢性肝病,第五种类型则常见于亚临床肝癌。在排除是否为肝炎或肝硬化活动期时,如果同时测定血清丙氨酸氨基转移酶的动态变化,则更有临床意义。

(1)甲胎蛋白及血清丙氨酸氨基转移酶两者都增高,首先考虑肝炎;若甲胎蛋白迅速下降而丙氨酸氨基转移酶仍高,多考虑肝炎;若甲胎蛋白持续升高而丙氨酸氨基转移酶逐渐下降,呈"分离曲线"多考虑肝癌。

(2)甲胎蛋白值比原来成倍上升,即使丙氨酸氨基转移酶升高,仍应考虑肝癌。

(3)甲胎蛋白＞400微克/升,不管是否有慢性活动性肝炎症状,丙氨酸氨基转移酶高低如何,应首先考虑肝癌。若甲胎蛋白在200～400微克/升,有明显的慢性活动性肝炎的表现,又不能除外肝癌者,应定期追踪观察。

(4)连续观察甲胎蛋白和丙氨酸氨基转移酶曲线至关重要,若甲胎蛋白与丙氨酸氨基转移酶呈平行曲线,多考虑肝病活动期,若两曲线分离则提示可能为亚临床肝癌。

52. 何谓肝脏穿刺活体组织检查,有何意义

肝穿刺活体组织检查是利用穿刺器材的负压吸引原理,从肝脏中取出长约1厘米、细如发丝的肝组织,做光学及电子显微镜等检查,以判断肝病病情的一种检查方法。通过肝穿刺活体组织检查,可以帮助诊断性质不明的肝大;鉴别肝炎的临床类型;辨别各种检验互相矛盾的疑难肝病及不明原因的黄疸;了解肝病的演变过程;判断预后;用于肝内外许多疾病的鉴别诊断;观察肝炎的治疗效果;判断肝脏肿瘤的来源及脾脏大的原因等。

肝脏穿刺活体组织检查也有它的缺点和不足,肝脏穿刺不仅对人体有一定的损伤,同时因肝穿刺取材量较少,取材部位的病变不一定能代表整个肝脏病变等因素,肝穿刺活体组织检查诊断肝病也有它的局限性,需结合病史、临床表现及实验室检查等进行综合分析和判断,才能得出正确的诊断。

在应用肝穿刺活体组织检查时,应注意有出血倾向者、明显梗阻性黄疸肝内外胆管扩张者、肝脏瘀血者、肝内及肝脏周围有化脓性感染者、肝包虫病患者、肝脏血管瘤患者、肝囊肿患者,以及患者不能合作者等,都不宜应用。

53. 肝炎在B超上有什么特点,肝炎患者是否需要常规做B超检查

在B超下观察,正常肝脏呈楔形,右上部厚而圆,向左下逐渐

变薄,各切面呈近似三角形,左右横径为 16～20 厘米,右锁骨中线位长 9～13 厘米,腹主动脉位长 6～9 厘米,右叶前后径为 8～10 厘米,右叶最大斜径为 12～14 厘米,左叶厚 5～7 厘米,左叶长 6～9 厘米。脾脏轮廓个体差异较大,参考值为长 8～12 厘米,厚 <4 厘米,宽 5～7 厘米。

　　肝实质回声正常呈均匀弥漫分布的细小光点,有时可见稀疏散在的略强光点及短小线状回声。回声强度由浅到深逐渐减弱,肥胖者回声可稍增密。门静脉主干内径平均为 1 厘米,胆总管内径为 0.4～0.6 厘米;左右肝管内径为 0.2～0.3 厘米;门静脉右前支为 0.4～0.9 厘米,右后支为 0.4～1 厘米,左外上下段支为 0.3～0.7 厘米;肝动脉平均为 0.3 厘米,肝静脉平均为 0.7 厘米。正常脾实质呈低回声区,分布均匀,强度稍低于正常肝组织。脾静脉为 0.4～0.7 厘米。

　　B 超对于肝炎缺乏特异性,只有一定的辅助诊断意义,临床已确诊的肝炎患者没有必要常规做 B 超检查。B 超对于诊断急性肝炎无多大的价值,在慢性肝炎时可见光点增粗及肝内血管直径和结构改变等。在怀疑早期肝硬化、癌变或难以除外单纯性肝、胆、胰、肾新生物和占位性病变及转移癌时,B 超则有较特异的鉴别诊断意义。

　　由此可以看出,尽管肝炎患者没有必要常规做 B 超检查,但对急性肝炎、慢性肝炎患者来讲,为了判断病情是否出现变化、了解是不是有肝硬化或癌变的可能等,定期检查 B 超也是必要的。

54. 什么是 CT,肝病患者在什么时候应查 CT

　　CT 是电子计算机 X 线断层扫描的简称,是 20 世纪 70 年代 X 线诊断技术突破性发展的一项新进展。CT 有较高的分辨率,但不是肝病患者的常规检查,只有慢性肝炎、肝硬化等肝病患者需排除早期癌变或怀疑肝癌和鉴别黄疸的性质时,才有做 CT 检查的必要。当然,在 CT 的监视下还可为肝病患者的介入治疗提供方便。

CT 对肝内占位性病变与原发和转移肿瘤的生长方式、形态、轮廓、钙化、出血、坏死、囊变和血运情况都可以显示出来,在注射造影剂的条件下甚至可发现 1 厘米左右的早期肝癌。临床或其他检查怀疑有肝内占位性病变,CT 可以澄清;若其他检查已肯定有占位性病变,但病因不明时,CT 可以帮助分析其为良性、恶性或炎性病变;CT 可以帮助进一步寻找黄疸的原因,鉴别其为梗阻性或非梗阻性;查明肝脏有无弥漫性病变及其性质。肝硬化包括早期肝硬化患者,约 80％可用 CT 做出正确的诊断,并可判断肝硬化有无癌变。

除了 CT 检查外,现今磁共振检查也已广泛应用于临床。磁共振简称 MRI,是继 CT 之后最先进的影像技术。磁共振主要靠质子成像,是一种生物磁自旋成像技术,磁共振不用 X 线,无辐射对人体的损伤,是近年来迅速发展起来的一项新技术。磁共振的诊断价值与 CT 相仿,其优点是对于显示假包膜、肿瘤内部结构、肝癌的边缘和血管的侵犯,以及辨别肝癌与肝硬化再生结节等,均优于 CT,造影剂黏度低、用量少,且更能注入动脉内,其动态效果比 CT 好,同时所用顺磁质造影剂不含碘,毒性低,安全性高。缺点是磁共振检查相比 CT 价格较高,不能显示肿瘤内钙化点,而 CT 可显示 25％的钙化灶,成像时间磁共振比 CT 长,易受运动伪影的影响,对肝外病变的发现不如 CT。同时,带有心脏起搏器和体内有手术植入的金属夹等铁磁物的患者不宜接受磁共振检查。

55. 怎样才能知道慢性肝炎已发展到了肝硬化的程度

判断慢性肝炎是否有肝硬化的趋势和是否已发展为肝硬化及其程度,其金标准是肝纤维化指标检查和肝穿刺活组织检查,不过绝大多数患者尚无条件进行这两项检查,目前最通行的诊断方法还是生化检查和影像学检查。判断慢性肝炎是否已发展为肝硬化,通常从以下几个方面考虑。

(1)症状:可有腹胀,疲乏无力,腿肿,鼻或牙齿出血等。

(2)体征:可有面色发黑,肝掌,血管痣,腹壁静脉曲张,颜面毛细血管扩张,下肢水肿,脾大,腹腔积液,胸腔积液等。

(3)影像学检查:B超、CT提示肝界缩小、门静脉和脾静脉内径增宽,肝表面明显凹凸不平,呈锯齿状或波浪状,肝边缘变钝,肝实质回声不均、增强,为结节状。胃镜可见胃底静脉、食管静脉曲张。

(4)生化检查:白蛋白、凝血酶原活动度、血红蛋白、血小板等明显降低,球蛋白明显升高,白蛋白/球蛋白比例倒置,肝纤维化指标改变。

(5)肝穿刺活组织检查:肝穿刺活组织检查显示肝小叶结构紊乱,纤维组织增生严重,再生小结节形成等。

肝硬化分静止性肝硬化和活动性肝硬化两种类型。病情较轻的、预后相对良好的肝硬化称为静止性肝硬化,其特点为肝功能基本正常(血清丙氨酸氨基转移酶正常,没有或仅有轻度黄疸),凝血酶原活动度正常或轻度下降,无明显肝脏活动性炎症的临床表现(如腹胀、肝区疼痛等)。病情严重、预后相对较差的肝硬化称为活动性肝硬化,这类患者病情持续进展,炎症活动持续不断,丙氨酸氨基转移酶、黄疸反复升高,白蛋白、凝血酶原活动度持续下降等,同时可见腹腔积液、出血等并发症。

56. 怎样正确对待乙型肝炎病毒携带者

乙型肝炎病毒携带者又称乙型肝炎表面抗原携带者,是指血液中乙型肝炎表面抗原阳性,但无肝炎的症状、体征,各项肝功能检查正常,经半年观察无变化者。乙型肝炎病毒携带者占我国总人口的 8%～10%,许多乙型肝炎病毒携带者是在偶然查体时被发现的,自我感觉并没有明显不适。从理论上说,乙型肝炎病毒携带者可以是"大三阳"(HBsAg、HBeAg、抗-HBc同时阳性),也可以是"小三阳"(HBsAg、抗-HBe、抗-HBc同时阳性),或是乙型肝炎病毒脱氧核糖核酸阳性,治疗是应该的。但从目前实际情况来看,不主张盲目治疗,而强调预防和保健,其原因在于乙型肝炎病毒为高变异病毒,人体免疫力及抗病毒治疗可促使其发生变异,病毒变异后有可能产生耐药性,以及免疫逃逸等现象,带来不良后果。同时,慢性乙型肝炎病毒感染后,乙型肝炎病毒脱氧核糖核酸常与人体细胞染色体上的脱氧核糖核酸发生整合,整合后的乙型肝炎病毒脱氧核糖核酸不易被抗病毒药物清除。因此,乙型肝炎病毒携带者不可乱用药物,不必四处求医,盲目治疗的后果往往是事与愿违,使病情恶化。其正确的做法是重视预防,正确对待。

由于至今尚无理想的治疗乙型肝炎病毒携带者的方法,所以重视预防,防止乙型肝炎病毒携带者的发生是十分重要的。乙型肝炎病毒携带者在思想上常有 3 种倾向:一种是到处求医,堆积用药;另一种是消极悲观,无治疗信心和恒心;再一种是无所谓的态度,对医生劝告的注意事项置于耳后,酗酒、游玩通宵达旦,不定期复查,这些都是对身体不利的。乙型肝炎病毒携带者应正视自己的病情,正确对待之。

绝大多数乙型肝炎病毒携带者都在不同的岗位上坚持学习和工作,由于其体内有乙型肝炎病毒,存在免疫缺陷,所以这些人比正常人更应注意休息,除要保证每晚 7～9 小时睡眠外,中午最好休息 0.5～1 小时。要做到起居有常,避免过度疲劳,注意动静结合和自我保健,适当参加体育与休闲锻炼。乐观情绪是机体内环境稳定的基础,保持内环境稳定是肝病患者自身精神治疗的要旨,乙型肝炎病毒携带者还应注意调整心态,乐观向上,豁达处世,以防"怒伤肝"。同时,乙型肝炎病毒携带者还应注意禁酒,防止酒精对肝脏的损害,注意预防其他传染病的感染。在此基础上运用食疗、心理疗法等进行自我调养。无论乙型肝炎病毒携带者有无自觉症状,都应定期复查肝功能及 B 超等,了解病情进展情况,一旦出现肝功能异常,要考虑有转变成现症乙型肝炎的可能,根据其病情及时给予治疗。

57. 肝病患者为什么要戒酒

　　酒对肝脏来说是一种毒品,可造成肝脏的损害,或加重损害,注意戒酒是肝病患者自我调养的重要一环。饮酒后酒在胃肠道内很快被吸收,约90%以上的酒精成分在肝脏内代谢,肝细胞的胞浆乙醇脱氢酶催化乙醇而生成乙醛。乙醇和乙醛都有直接刺激、损害肝细胞的毒性作用,可使肝细胞发生变性、坏死。肝病患者肝细胞已受损伤,肝功能不正常,特别是乙醇代谢所需的各种酶活性减低,分泌减少,解毒功能明显降低,即使少量饮酒,也会加重肝脏的负担,影响肝功能的恢复,甚至导致肝坏死。长期过量饮酒,还会使饭量减少,以致缺乏蛋白质、维生素等重要营养素。由于长期营养不良,身体抵抗力下降,影响疾病的康复。

　　有学者认为,乙型肝炎表面抗原携带者出现肝功能损害时,不能过高地估计乙型肝炎病毒的作用,而应当考虑到乙醇甚至是少量乙醇的作用。也有报道,急性肝炎患者由于大量饮酒,可突发肝衰竭;慢性肝炎患者多次大量饮酒可引起慢性肝炎急性发作,引发黄疸;有相当一部分乙型肝炎病毒携带者平常肝功能稳定,生活、工作正常,往往由于一次喝酒就出现肝炎的症状,肝功能异常。乙型肝炎表面抗原携带者如果长时间饮酒易致肝硬化,还可诱发肝癌,缩短寿命。中医学认为,肝炎形成的基本原因是湿热疫毒为患,而酒能助湿生热,伤脾胃,对肝炎患者有百害而无一利。所以,对肝病患者来说,戒酒是自我疗养的最基本的要求。

58. 肝病患者日常生活中有哪些禁忌

　　自我保健是肝病病情得以稳定康复的重要一环,日常生活中不注意自我保健,麻痹大意,不注意禁忌,极易导致肝病病情反复。肝病患者除注意正确用药,定期复查外,日常生活中还应注意以下禁忌。

　　(1)禁过多食用肉类、糖类食物:日常生活中食用肉类和糖类过多,势必使体内脂肪堆积,天长日久,身体肥胖,肝脏脂肪增多,甚至出现脂肪肝,使有病的肝脏负担加重,不利于病体的康复,重者促使病情恶化,所在肝病患者日常生活中应注意禁过多食用肉类和糖类食物。最好安排多样化的均衡饮食,平时食物应以大米、面粉、瘦肉、新鲜水产品、鸡蛋、豆制品、各种蔬菜、水果、植物油为主,适当用糖,少食动物脂肪、油炸食品等,并注意戒除饮酒,控制体重。

(2)禁过重的体力和脑力劳动:过重的体力和脑力劳动消耗大量的营养和氧气,使肝脏的能量和营养供应大幅度减少,削弱了机体的抗病能力,不利于肝脏的修复和再生,不利于肝功能恢复正常,所以肝病患者日常生活中应注意避免过重的体力和脑力劳动。肝病患者在病情稳定阶段,宜动静结合,适当休息,掌握好"度数"。活动后以轻松舒适,不感到疲乏、恶心,以及自觉症状加重为原则。要做到起居有常,不要轻易打破良好的生活规律。病情波动时最好卧床休息,静养康复。

(3)禁忌抑郁恼怒和恋情纵欲:人们常说气伤肝,情绪不良、抑郁寡欢不利于肝病的治疗和康复,保持乐观情绪是肝病患者自我康复的要旨,肝病患者宜保持心胸开阔,乐观向上,心情舒畅,切忌抑郁恼怒。恋情纵欲耗体力,伤元气,对肝病的治疗康复不利,肝病患者在病情不稳定时一定要禁房事;处于病情稳定阶段的肝病患者,以及乙型肝炎病毒携带者,应根据自己的病情节制性生活的频度,以防病情反复。

(4)切忌不加分析地乱用药物:肝脏是人体最大的代谢器官,所有药物都要在肝脏分解、转化、解毒、代谢,乱用保肝药必定会加重肝脏的代谢负担。另外,各种药物的成分错综复杂,药物之间的化学成分及拮抗作用很可能导致肝脏损害加重,药物本身长期使用也会有一定的毒性和不良反应。因此,肝病患者用药时一定要在有经验医生的指导下规范使用,切忌不加分析地乱用,广告、"义诊"宣传的特效药物都应冷静对待,最好不用。

59. 什么人应该注射乙型肝炎疫苗，如何接种乙型肝炎疫苗

乙型肝炎疫苗的问世使乙型肝炎的预防成为可能。及时正确地注射乙型肝炎疫苗，可使绝大多数人免遭乙型肝炎之苦，特别是乙型肝炎表面抗原阳性的母亲，若不注意预防，其婴儿有80％左右可能染上乙型肝炎，若在应用乙型肝炎免疫球蛋白的同时正确注射乙型肝炎疫苗，则感染乙型肝炎病毒的可能只有不到10％。所以，全面普及乙型肝炎疫苗注射，若干年后可使乙型肝炎的发病率降到很低的水平，直至消灭乙型肝炎。乙型肝炎疫苗主要用于阻断母婴传播和新生儿预防，以及其他高危人群的预防，也用于对学龄前和学龄儿童等的预防接种。对接种疫苗后乙型肝炎表面抗体阴性者，可考虑加强免疫。

乙型肝炎疫苗接种的全程免疫需要注射3次。国家卫生部已对接种程序及剂量做出了规定。接种程序通常采用0、1、6三针间隔接种法，所谓"0"是指新生儿出生后24小时内的第一次注射，对其他儿童或成年人则为第一次接种的起始时间；"1"是指1个月后的第二次接种；"6"则是指第一针后的6个月做第三次接种。母亲为乙型肝炎病毒携带者的新生儿，应在出生后立即(1小时内)注射高效价乙型肝炎免疫球蛋白，同时按"0、1、6"方案注射乙型肝炎疫苗。接种乙型肝炎疫苗的第一针与第二针为基础免疫，第三针为加强免疫，都是属于全程免疫并达到最佳效果所必需的。新生儿的第一次注射应在出生后立即进行，通常不应超过24小时。母亲为乙型肝炎病毒携带者的新生儿，注射的第一针乙型肝炎疫苗应用15微克的剂量，第二针、第三针分别用10微克、5微克。对于儿童和其他人群则可以第一针、第二针、第三针分别采用10微克、5微克、5微克的剂量，也有3次注射均应用5微克者。

上臂三角肌是乙型肝炎疫苗注射的最佳部位，臀部脂肪垫太

厚,免疫效果差。一般采用肌内注射法,皮下接种只适用于血友病患者。新生儿上臂三角肌太薄,疫苗液易溢出,深进针、慢推入是最佳的注射方法。

60. 什么情况下应用乙型肝炎免疫球蛋白,如何使用乙型肝炎免疫球蛋白

高效价乙型肝炎免疫球蛋白含有丰富的乙型肝炎表面抗体,是预防乙型肝炎的保护性抗体,采用乙型肝炎免疫球蛋白对新生儿、婴幼儿及其他乙型肝炎易感者的暴露后免疫预防,可使机体迅速获得被动性免疫保护。有学者研究表明,人体受到乙型肝炎病毒入侵,3日后就能在肝细胞核内检出核心抗体,而单纯注射乙型肝炎疫苗,需 4 日后循环抗体才能产生。单用乙型肝炎疫苗时,在人工自动免疫建立之前,若已经有乙型肝炎病毒侵入,就可能在肝细胞内建立繁殖的基地。因此,对乙型肝炎病毒携带者母亲所生的新生儿,以及其他暴露于乙型肝炎病毒的易感者,在注射乙型肝炎疫苗前,加用乙型肝炎免疫球蛋白是非常必要的,它可减少乙型肝炎病毒提前"着陆"的可能性。乙型肝炎免疫球蛋白的主要适应对象为:成年人意外接触被乙型肝炎病毒污染的血液和其他体液而皮肤黏膜又有损伤时;乙型肝炎病毒携带者母亲所生的新生儿;偶然输入乙型肝炎病毒携带者的血液;其他情况下引起的乙型肝炎病毒暴露后的易感者。

目前应用的乙型肝炎免疫球蛋白是从人的血清(浆)中提取纯化的,效价用国际单位表示,通常每毫升含 100～200 国际单位,接种乙型肝炎免疫球蛋白可起到暂时性的保护作用。对乙型肝炎病毒携带者母亲所生的新生儿,应在出生后立即(1 小时内)注射乙型肝炎免疫球蛋白 100 国际单位,并按 0、1、6 方案注射乙型肝炎疫苗。对意外接触被乙型肝炎病毒污染的血液和其他体液而皮肤黏膜又有损伤、偶然输入乙型肝炎病毒携带者的血液等其他原因引起的乙型肝炎病毒暴露后的易感者,首先要了解并根

据接触者乙型肝炎疫苗接种及免疫应答情况采取相应措施，对未接种过乙型肝炎疫苗的接触者，应立即注射乙型肝炎免疫球蛋白，成年人每次可用 500 国际单位，同时按 0、1、6 方案进行乙型肝炎疫苗注射；对已接种过乙型肝炎疫苗，但未经全程免疫者，应在注射乙型肝炎免疫球蛋白后按免疫程序补上全程免疫；对已完成全程免疫的接触者，如果乙型肝炎表面抗体水平足够，可不必注射乙型肝炎免疫球蛋白，水平不够时应及时注射乙型肝炎免疫球蛋白和乙型肝炎疫苗。

二、西药治疗肝病

1. 急性甲型肝炎和戊型肝炎的治疗原则是什么

急性甲型肝炎、戊型肝炎属于自限性疾病,一般病程不出现慢性化,但目前尚无充分证据显示任何一项单一治疗方案能显著减轻病情、缩短病程和改善预后,因此应采取综合性的治疗措施。在治疗中应强调隔离,重视休息,合理饮食,适当营养,注意对症处理,因地制宜地采取多种措施,最大限度地促进急性甲型及戊型病毒性肝炎尽快康复。

(1)隔离:隔离是防止急性甲型及戊型病毒性肝炎在医院内传播和向医院外传播的基本措施,必须予以高度重视。

(2)休息:休息是最主要的防治措施,急性甲型及戊型病毒性肝炎早期应强调卧床休息,待发热、食欲缺乏、疲乏无力等明显减轻,肝功能好转后,可根据病情逐渐增加活动量,但以不感到疲劳为度,同时注意餐后特别是午餐后适当休息,切记避免劳累。

(3)饮食:以适合患者口味的清淡、富含营养且易于消化吸收的饮食为宜,应根据患者的食欲情况,给予适量的蛋白质、蔬菜和粮食,保证充足的维生素供应,同时应注意戒除吸烟、饮酒。

(4)用药:药物治疗只是综合治疗的一个方面,用药的原则宜少而精,以免加重肝脏的负担。支持治疗、对症治疗是目前主要的治疗手段,能减轻和缩短病程,可根据病情的需要输注液体,给予葡萄糖、维生素类、保肝、降酶、利胆退黄药等,当然也可选用中药汤剂及中成药。

2. 乙型肝炎和丙型肝炎的治疗原则和总体目标是什么

由于急性乙型和丙型肝炎有慢性化的趋势,所以乙型肝炎和丙型肝炎有急性和慢性之分,其治疗原则和目标是不尽一样的,不过临床中绝大多数乙型肝炎和丙型肝炎是慢性的。

急性乙型肝炎和丙型肝炎的治疗原则应重在对症处理。急性乙型和丙型肝炎具有自限性过程,大多数经过适当治疗是可以痊愈的。急性乙型和丙型肝炎患者应注意适当休息,症状较重、有黄疸者应卧床休息。给予清淡、富含营养且易于消化吸收的饮食,注意蛋白质和维生素的摄入,避免应用对肝脏有损害的饮食和药物。恶心呕吐影响进食、热能不足者,应每日输液补充。同时,应重视对症处理,根据病情的需要应用改善肝功能、降低丙氨酸氨基转移酶等药物,辨证应用中药汤剂或中成药对缓解症状、缩短病程、减少并发症具有肯定的作用。

因为绝大多数真正的急性乙型和丙型肝炎患者住院时或住院过程中肝炎病毒复制指标已转阴,因此一般不需要抗病毒治疗,如果病程超过3个月病毒复制指标仍未转阴、考虑有慢性化倾向者,可以进行抗病毒治疗,同时还可给予免疫调节类药物。

慢性乙型肝炎至今尚无理想的治疗方法,其治疗主要包括基础治疗(合理饮食、戒除饮酒、适当休息、避免劳累、生活有规律及保持良好的心态等),抗病毒,免疫调节,抗炎保肝,抗纤维化治疗等。其中抗病毒治疗是关键,只要有适应证,且条件允许,就应进行规范的抗病毒治疗。慢性丙型肝炎宜在基础治疗的同时给予抗病毒治疗,抗病毒治疗标准的方案是干扰素联合利巴韦林,其疗效较好。另外,还应根据病情的需要进行抗炎保肝、抗纤维化治疗等。慢性乙型和丙型肝炎治疗的总体目标是最大限度地长期抑制或消除乙型或丙型肝炎病毒,减轻肝细胞炎症坏死及肝纤维化,延缓和阻止疾病进展,减少和防止肝脏功能失代偿、肝硬化、肝细胞癌及其并发症的发生,从而改善生活质量和延长存活时间,力求逆转病变,达到临床治愈。

3. 重型肝炎的治疗原则是什么

重型肝炎又称肝衰竭,是肝炎中最为严重的临床类型,其病情进展迅速,多数患者在短期内合并多脏器衰竭,病死率高,严重威胁人类健康和生命。重型肝炎的治疗应及早采取合理的综合措施,加强护理,密切观察病情的变化,确保脏器功能正常及体内水、电解质和酸碱平衡,防止病情进一步恶化,促进疾病逐渐康复。

重型肝炎的治疗原则是,充分发挥中西医结合治疗的优势,以支持和对症治疗为基础的综合性治疗,促进肝细胞再生,预防和治疗各种并发症,对于难以非手术治疗的患者,有条件时可采取人工肝支持系统,争取肝移植术。

(1)一般支持疗法:严格卧床休息,精心护理,密切观察病情的变化,防止继发感染,保证足够的热能供应,尽可能减少饮食中的蛋白质,以控制肠内氨的来源,注意补充足量的 B 族维生素、维生素 C、维生素 K,根据病情需要输入新鲜血浆、白蛋白及免疫球蛋白等,加强支持治疗,维持体内水、电解质和酸碱平衡。

(2)阻止肝细胞坏死:阻止肝细胞坏死,促进肝细胞再生是治疗重型肝炎的重要环节,可根据情况适当应用保护肝细胞膜、减轻肝细胞炎症的保肝药物,减少肝细胞的坏死,并可应用肝细胞生长因子促进肝细胞再生,同时也可应用胰高血糖素-胰岛素疗法。

(3)预防治疗并发症:重型肝炎可出现肝性脑病、上消化道出血或重要脏器出血、继发感染、肝肾综合征等严重并发症,需要及早预防,一旦出现应及时采取积极的治疗措施。

(4)抗病毒及免疫治疗:对于病毒性肝炎患者,尤其是慢性乙型肝炎基础上出现的重型肝炎患者,可根据情况选择抗病毒药物治疗,对于免疫功能低下者可用免疫增强药及免疫调节疗法。

(5)人工肝支持治疗:非生物型人工肝支持系统已应用于临床,主要作用是清除患者血中毒性物质及补充生物活性物质,对早期重型肝炎有一定的疗效,对于药物治疗效果不佳者,可考虑配合人工肝支持疗法,如血液透析、血浆置换等,可部分祛除血液中的有害物质,代偿肝脏功能。

(6)肝移植:病情严重者或内科治疗效果不理想者,可考虑肝移植。此法价格昂贵,获供肝较为困难,同时有排异反应,常继发感染(如巨细胞病毒等),因此阻碍了其广泛应用。

(7)中西医结合治疗:重型肝炎的临床表现和功能紊乱是复杂的、多方面的,目前中西医均缺乏特效治疗方法,发挥中西医各自的优势,采取中西医结合的方法,针对重型肝炎病情发展各个阶段的主要矛盾,抓住重点,兼顾全面,进行综合治疗,以维持患者生命,防治各种并发症,阻断肝细胞继续坏死,促进肝细胞的再生,恢复机体内环境平衡,最大限度地促进疾病康复,是当今治疗重型肝炎的可靠途径。中药治疗不仅可根据辨证应用中药汤剂,也可选用中成药清开灵注射液、茵栀黄注射液及安宫牛黄丸、羚羊角粉口服或鼻饲等。

4. 淤胆型肝炎的治疗原则是什么

淤胆型肝炎和其他急性肝炎、慢性肝炎一样,其治疗应采取综合性的措施,宜在适当休息、合理饮食、对症处理的基础上,有针对性地保护肝细胞、改善肝功能、调节免疫功能,对乙型及丙型肝炎病毒引起者,若有必要还应配合抗病毒药物。当然,淤胆型肝炎的治疗也有其特殊性,如需重视利胆、促进黄疸消退和止痒等,下面是治疗淤胆型肝炎的基本原则。

(1)淤胆型肝炎有急性淤胆型肝炎和慢性淤胆型肝炎的不同,急性淤胆型肝炎的治疗与急性黄疸型肝炎类似,不过应加强胆汁的排泄,以促进黄疸消退,并注意止痒;慢性淤胆型肝炎的治疗与慢性肝炎的治疗类同,但应加强利胆,以促进黄疸消退,并注意止痒。

(2)对淤胆型肝炎黄疸较重、持续较久,一般治疗疗效不明显且黄疸进行性加重者,可应用糖皮质激素等治疗,至黄疸开始消退后,逐渐减少用药剂量;对长期重度黄疸的淤胆型肝炎,应由胃肠道外给予足够的脂溶性维生素(如维生素 A、维生素 D、维生素 K 等),加强钙的补充,以防止因胃肠道吸收障碍而致其缺乏。

(3)应注意饮食调养,做到合理饮食,应增加蛋白质的供给,保证维生素的供给,供给充足的液体,增加新鲜蔬菜和水果的摄入,同时禁忌饮食过量,特别是不可过多食用肉类和糖类,慎食辛辣刺激性食物。

(4)利胆、促进黄疸消退和止痒是治疗淤胆型肝炎的重要一环,熊去氧胆酸、苯巴比妥、糖皮质激素是治疗淤胆型肝炎最常用的药物,可根据病情的需要选择应用。

①熊去氧胆酸。熊去氧胆酸能减轻乏力、腹泻、瘙痒等症状,可保持细胞膜稳定性,减轻肝细胞炎症,改善肝功能,增加毛细胆管碳酸盐分泌,促进胆汁分泌,增加胆汁流量,促进黄疸消退。熊去氧胆酸每日 500 毫克,分次口服,无明显不良反应。

②苯巴比妥。苯巴比妥为酶诱导剂,可诱导产生 Y 蛋白,增强其活性,促进胆红素由非结合性向结合性的转化,提高肝细胞滑面内质网的酶活力和毛细胆管膜上 Na-K-ATP 酶的活力,促进胆汁酸分泌,增加胆汁流量,从而利胆退黄。苯巴比妥每日 90~180 毫克,分次服用。苯巴比妥对肝脏有一定损害,肝功能改变明显者应慎用。同时有乏力、困倦、皮疹等不良反应,用药期间应注意观察。

③糖皮质激素。糖皮质激素具有非特异性消炎作用,能增加胆汁流量,促进胆汁排泄,从而具有退黄作用。通常用泼尼松龙每日 40 毫克,经 5~7 日逐渐减量停药,疗程 1 个月左右,用药期间应密切观察不良反应的发生,谨慎使用。

5. 酒精性肝病的治疗原则是什么

治疗酒精性肝病,应通过戒除饮酒、营养支持、药物治疗等手段,改善肝功能,减轻酒精性肝病的严重程度,阻止或逆转肝纤维化,改善已存在的继发性营养不良,积极处理各种并发症。

(1)戒除饮酒:戒除饮酒是酒精性肝病的首要治疗措施,可明显改善患者的预后。对尚无纤维化的轻型酒精性肝病患者,戒除饮酒后临床症状和病理改变可在数周至数月内明显改善;对于酒精性脂肪肝患者,戒除饮酒是唯一肯定有效的治疗方法;对于肝纤维化和肝硬化患者,戒除饮酒可明显延长生存时间。戒酒过程中要警惕戒断综合征,可表现为四肢抖动、出汗、抽搐或痉挛发作等。

(2)营养支持:75%以上的酒精性肝病患者存在营养不良,死亡危险与营养不良程度密切相关,肠内外营养可改善患者的营养状态。积极纠正营养不良是酒精性肝病的基础治疗措施,饮食以高热能、高蛋白、低脂肪、富含维生素的饮食为宜,如有肝性脑病的表现和先兆则应限制蛋白质饮食的摄入。对于严重酒精性肝病患者,联合应用全肠道营养(每日2000千卡)和糖皮质激素,有潜在协同疗效。

(3)药物治疗:对酒精性肝病尚无特效治疗药物,可根据病情的需要,在戒除饮酒、营养支持的基础上选用糖皮质激素(如泼尼松龙、甲泼尼龙),多烯磷脂酰胆碱,熊去氧胆酸,维生素E,还原型谷胱甘肽,水飞蓟宾等,以改善肝功能,改善症状,处理各种并发症,阻止或延缓病情发展,提高生存质量和生存率。需要注意的是,药物选用不宜过于复杂,宜少而精,以免加重肝脏的负担。

对于酒精性肝病合并乙型肝炎病毒或丙型肝炎病毒感染者,有学者建议戒除饮酒至少6个月以上再开始抗病毒治疗。因为饮酒可影响对病毒性肝病病情的观察,并使病毒性肝炎病情趋于恶化,降低抗病毒治疗的效果。在应用糖皮质激素治疗严重酒精性肝炎合并乙型肝炎病毒或丙型肝炎病毒感染的患者时,应权衡酒精性肝病病死率与病毒复制增加之间的风险,慎用或不用。

6. 脂肪肝的治疗原则是什么

引起脂肪肝的原因是复杂多样的,脂肪肝的治疗也应是综合的。脂肪肝的治疗,应在祛除病因、调整饮食、增加运动的基础上,根据病情的需要合理地应用药物。

(1)祛除病因:祛除一切可以引起脂肪肝的因素,积极控制原发基础疾病。酒精性脂肪肝主要是戒除饮酒,并给予足量蛋白质饮食,使肝内积存的脂肪有效地去除。肥胖者应减肥,高脂血症患者应降低血脂,糖尿病患者要积极治疗糖尿病以控制血糖,纠正代谢紊乱。

(2)调整饮食:调整饮食、纠正营养失衡是治疗脂肪肝的基本方法,也是预防和控制脂肪进展的重要措施。脂肪肝的形成与脂肪摄入量较多、能量入多出少有关,所以饮食需要高蛋白、适量的脂肪和糖类,以低脂肪、低胆固醇饮食为主,适当多吃蔬菜、水果及豆制品,控制能量的摄入量,同时注意戒除吸烟、饮酒。

(3)增加运动:加强自我保健意识,纠正不良行为,合理安排日常生活和工作,注意劳逸结合,根据不同的原发病适当增加运动,坚持适量规律性的运动锻炼,以加强脂肪的代谢,维持相对正常的血脂、血糖水平,避免肥胖。当然,运动要持之以恒,方能取得成效。

(4)合理用药:根据脂肪肝患者病情的需要,适当辅以保肝、去脂、抗肝纤维化类药物,以促进肝内脂质排泄,防止肝细胞坏死、炎症及纤维化也是必要的。需要说明的是,单纯用药物治疗脂肪肝是不可取的,药物治疗只是综合治疗脂肪肝的一个方面,绝大多数脂肪肝患者不需要药物治疗。保持规律化的生活起居,祛除病因,调整饮食,适当运动锻炼,以加速体内脂肪的代谢消耗,是治疗调养脂肪肝的行之有效的手段。

7. 肝硬化的治疗原则是什么

肝硬化的治疗是综合的,首先应治疗导致肝炎肝硬化的病因,继而根据患者疾病阶段,以及有无并发症,安排个体化的治疗方案,通常可采用一般支持疗法、抗病毒疗法、抗纤维化治疗及针对性的抗并发症治疗等,其中抗病毒治疗是病因治疗,抗纤维化是阻止、延缓病情发展的一个重要方法。

(1)一般支持疗法:包括注意休息、合理饮食营养,以及改善肝功能等。注意休息是治疗调养肝硬化的重要一环,代偿期肝硬化患者可适当工作和劳动,以不感到疲劳为度;失代偿期肝硬化患者应停止工作或劳动,休息甚至卧床休息。合理的饮食营养是治疗调养肝硬化的基本手段,饮食的选择上以高热能、高蛋白质、维生素丰富而易于消化的食物为宜,严禁饮酒,对脂肪尤其是动物脂肪不宜摄入过多,肝功能显著减退或有肝性脑病先兆时应限制蛋白质的摄入。改善肝功能是阻止病情进一步发展的重要手段,对丙氨酸氨基转移酶升高、胆红素异常的肝硬化患者,应按照肝炎的治疗原则给予中西药保肝护肝、改善肝功能。

(2)抗病毒疗法:引起肝硬化的病因有很多,在我国以乙型肝炎、丙型肝炎演变所致者居多,通过抗病毒治疗以清除或长期抑制乙型肝炎病毒或丙型肝炎病毒,是病因治疗,能延缓肝硬化进展,减少肝癌的发生,所以必须重视抗病毒疗法的应用。乙型肝炎肝硬化的抗病毒治疗,可根据具体情况选用干扰素、核苷类药物(包括拉米夫定、阿德福韦酯、替比夫定、恩替卡韦等),丙型肝炎肝硬化的抗病毒治疗,标准的方案是干扰素联合利巴韦林。

(3)抗纤维化治疗:西药抗纤维化无特效药物,秋水仙碱、维生素 E、糖皮质激素、干扰素等虽有抗炎和抗纤维化作用,但疗效差且有一定的不良反应。具有活血化瘀、软坚散结作用的中药有改善症状、改善微循环和抗纤维化等作用,可根据病情辨证选用,中成药鳖甲软肝片、安络化纤丸等也有一定的抗肝纤维化功效,可选择应用。

(4)积极防治并发症:肝硬化晚期并发症较多,可导致严重后果。对于食管胃底静脉曲张、腹腔积液、肝性脑病、并发感染等并发症,应根据患者的具体情况,选择与之相适应的防治方法。

8. 肝癌的治疗原则是什么,如何选用药物治疗

(1)肝癌的治疗原则:早期诊断、早期治疗,根据不同病情进行综合治疗是提高疗效的关键,而早期施行手术是最有效的治疗方法。

(2)肝癌的药物治疗:肝癌的药物治疗包括全身化疗、肝动脉栓塞及化疗药物灌注、生物与分子靶向治疗,以及中医药治疗等。

①全身化疗。肝癌易耐药,对化疗不敏感。目前主要用于有门静脉癌栓或有远处转移的患者,有时也用于手术后的辅助化疗。常用的药物有氟尿嘧啶、多柔比星、顺铂、丝裂霉素、噻替哌、氟尿嘧啶核苷及口服替加氟等。

②肝动脉栓塞及化疗药物灌注。经肝动脉灌注化疗药物是目前治疗肝癌的重要方法。正常肝组织的血供主要来自门静脉,而肝癌组织的血供主要为肝动脉。因此,可进行栓塞治疗,即切断肝动脉血供使肿瘤坏死,而对正常肝组织影响较小。主要应用对象为不能切除的非晚期肝癌,而肝功能正常者。方法为先注入化疗药物,如表柔比星 80~100 毫克,顺铂 100 毫克,红裂霉素 20 毫克,氟尿嘧啶 1 000 毫克,醛氢叶酸 100 毫克,然后再注入栓塞剂(如碘化油或吸收性明胶海绵等)。一般情况每月 1 次,3 次为 1 个疗程。新近发展起来的肝动脉栓塞联合经皮穿刺瘤体内注射无水酒精疗法也是治疗中、晚期肝癌安全和有效的综合治疗方法。

③生物与分子靶向治疗。肝癌的生物治疗涉及免疫治疗(细胞因子、过继性细胞免疫、单克隆抗体、肿瘤疫苗),基因治疗,内分泌治疗,干细胞治疗,激素治疗等多个方面。目前常用的有干扰素、白

细胞介素-2、淋巴细胞激活杀伤细胞、肿瘤浸润淋巴细胞等。

9. 如何正确阅读药品说明书

药品说明书包含有关药品的安全性、有效性等基本科学信息,对指导科学、合理用药有非常重要的作用,所以使用药品前要仔细正确地阅读说明书。

(1)阅读药品说明书时,应该先阅读药品名称,尤其是通用名,复方制剂和中药还要看其成分,根据名称和成分可判断以前是否用过这种药品或同类药品,是否过敏或有过敏成分,如果是首次使用这种药品,则需要仔细阅读其他各项内容,认识到使用时需要特别注意观察疗效和可能出现的不良反应。

(2)要阅读药品的功效、药理作用、适应证和禁忌证,从中了解药品的类别、作用和适应证,看看这种药品是否适合自己所患的疾病。接着再阅读注意事项(包括孕妇和哺乳期妇女用药、儿童用药、老年患者用药),不良反应,药物相互作用,从中了解使用中需要注意的问题(如长期用药可能会产生哪些情况,能否加重某些慢性疾病等),可能出现的不良反应,与其他正在服用或可能要服用的药物是否有相互作用产生,做到使用时心中有数。

(3)阅读用法用量和规格包装、储藏、有效期,以明确如何正确使用、使用时间和购买数量、保存时间和方法。

(4)注意生产单位,尤其是经常服药的慢性病患者,尽可能购买同一药厂生产的药品,以防止因生物利用度的变化而使疗效增强或减弱。

10. 乙型肝炎什么情况下必须进行抗病毒治疗

并不是所有的乙型肝炎都需要进行抗病毒治疗,是否需要抗病毒治疗,要根据乙型肝炎患者的病情而定。乙型肝炎是由乙型肝炎病毒引起的,理论上说,抗病毒治疗是治疗乙型肝炎的根本措施,不过由于急性乙型肝炎具有自限性过程,大多数经过适当治疗是可以痊愈的,一般不需要进行抗病毒治疗。慢性乙型肝炎患者体内的病毒载量(数量)是决定病情进展和预后的主要因素,所以对慢性乙型肝炎患者来说,必须重视进行抗病毒治疗。

抗病毒治疗可以改善慢性乙型肝炎患者的预后,包括降低肝硬化失代偿及原发性肝细胞癌的发生率,提高生存率。肝细胞的坏死变性主要是受病毒影响,所以慢性乙型肝炎患者积极进行抗病毒治疗,对延缓肝硬化、肝癌的发生起着重要的作用。有关资料表明,肝硬化、肝癌的发生,与病毒的滴度高低密切相关:病毒的滴度越高,发生肝硬化、肝癌的机会越大;病毒滴度越低,发生肝硬化、肝癌的机会就越少,因此慢性乙型肝炎治疗的关键是抗病毒治疗。治疗的目的就是要长期地、持续地、最大限度地抑制乙型肝炎病毒复制,延缓或防止这些患者演变成肝硬化和肝细胞癌,延长他们的生命,以及生存质量。

根据我国《慢性乙型肝炎防治指南》的建议,对于乙型肝炎表面抗原阳性的慢性乙型肝炎患者,凡丙氨酸氨基转移酶≥2×ULN(ULN指正常值上限),乙型肝炎病毒脱氧核糖核酸≥10^5拷贝/毫升,需要进行抗病毒治疗;乙型肝炎 e 抗原阴性的慢性乙型肝炎患者,凡丙氨酸氨基转移酶≥2×ULN,乙型肝炎病毒脱氧核糖核酸≥10^4拷贝/毫升,就应该进行抗病毒治疗。另外,丙氨酸氨基转移酶<2×ULN,但肝活检≥G2(G 在慢性肝炎分级、分期标准中代表炎症活动度,G2 表示肝汇管区及周围轻度碎屑坏死,小叶内变性有点、灶状坏死或嗜酸小体)的患者也应该进行抗病毒治疗,而丙氨酸氨基转移酶<2×ULN,但肝活检<G2S2(S 在慢性肝炎分级、分期标准中代表纤维化程度,S2 表示汇管区周围纤维化,纤维间隔形成,肝小叶结构保留)的患者建议暂不进行抗病毒治疗,但需随访密切,观察丙氨酸氨基转移酶的变化。乙型肝炎后肝硬化患者,乙型肝炎病毒脱氧核糖核酸≥10^4拷贝/毫升,无论其丙氨酸氨基转移酶正常或异常,在征得患者的知情同

意后,也要进行抗病毒治疗。

11. 目前常用的抗乙型肝炎病毒药物有几种

目前,用于慢性乙型肝炎患者的抗病毒药分是核苷类药物,具有抑制乙型肝炎病毒的作用,另一类是干扰素,包括普通干扰素和长效干扰素,具有调节免疫和抗病毒的双重作用。

(1)核苷类药物:核苷类抗病毒药大致可分为两类,即核苷类似物和核苷酸类似物,前者包括拉米夫定、恩替卡韦、替比夫定等,后者包括阿德福韦酯、替诺福韦等。根据化学结构的不同,又可将核苷类抗病毒药分为左旋核苷类(包括拉米夫定、替比夫定等),无环磷酸盐类(包括阿德福韦酯、替诺福韦等),以及环戊烷类(包括恩替卡韦、阿巴卡韦)3种类型。结构相似的药物可能有相同或相近的耐药基因突变位点,存在一定程度的交叉耐药性,结构不同的药物可能无交叉耐药或耐药基因突变位点相差较远,这些药物的上市在一定程度上解决了最早上市的拉米夫定的耐药问题,但是核苷类药物并不能彻底杀灭乙型肝炎病毒,用药后还常会发生病毒变异和耐药,因此人们还在不断地研究,找出更新、更好的药物。

(2)干扰素:干扰素包括普通干扰素和长效干扰素。普通干扰素(干扰素-α)是20世纪首先被批准用于治疗慢性乙型肝炎的抗病毒药物,具有较好的抗病毒作用,但其不良反应较大。长效干扰素是将一个干扰素蛋白质连接到无生物学活性的聚乙二醇聚合体上,称为聚乙二醇化,它比普通干扰素的药物半衰期长,肝内浓度高,而且有较高的生物活性,疗效相对较好,但其价格昂贵,临床使用受经济条件的限制。

12. 乙型肝炎抗病毒治疗的同时需要使用其他药物吗

乙型肝炎单纯抗病毒治疗和在抗病毒治疗的同时配合应用

其他药物都是可以的,在抗病毒治疗的同时,必要时还是应该配合其他药物的。

肝脏炎症坏死及其所致的肝纤维化是乙型肝炎病情进展的主要病理基础,如能有效抑制肝组织炎症,就有可能减少肝细胞破坏和延缓肝纤维化的发展。乙型肝炎是由乙型肝炎病毒引起的,抗病毒治疗是治疗乙型肝炎的根本措施。甘草酸制剂、水飞蓟宾,以及众多的中药复方制剂有不同程度的抗炎、抗氧化、保护肝细胞膜及细胞器等作用,临床应用这些药物可改善肝脏生化指标。联苯双酯、双环醇,以及复方中成药护肝片、肝复康等也可降低血清氨基转移酶特别是丙氨酸氨基转移酶水平。因此,对丙氨酸氨基转移酶明显升高者或肝组织明显炎症坏死者,在抗病毒治疗的基础上可适当选用具有抗炎保肝和抗纤维化的中西成药,也可根据辨证配合中药汤剂进行调理。

应当注意的是,抗炎保肝治疗只是综合治疗的一部分,并不能取代抗病毒治疗,而且一般不宜同时应用多种抗炎保肝药物,以免加重肝脏负担及因药物间相互作用而引起不良反应。当然,根据病情的需要进行抗纤维化治疗还是非常必要的,特别是有些患者在治疗前已经存在部分肝脏组织的纤维化,进行抗纤维化治疗能进一步改善患者的肝脏质地,促进肝细胞修复。

13. 临床常用的干扰素有哪几类,如何应用

干扰素(IFN)为目前抗乙型肝炎病毒较有效的药物,根据其来源不同分为人白细胞干扰素(IFN-α)、成纤维母细胞干扰素(IFN-β)和人类淋巴细胞干扰素(IFN-γ)3 种,人白细胞干扰素和成纤维母细胞干扰素为Ⅰ型干扰素,人类淋巴细胞干扰素为Ⅱ型干扰素。

根据制备方法的不同,可将干扰素分为天然干扰素和基因工程重组干扰素,后者产量大、纯度高、不良反应小,可满足临床应用的需要,所以现在临床通常用的是基因工程重组干扰素。干扰

素-α抗病毒作用最强,治疗乙型肝炎多采用此类干扰素,其可分为多种亚型,包括 α-1a、α-2a(如万复洛、罗扰素、因特芬、福康泰),以及 α-1b(如赛诺金、达德素、干扰灵),α-2b(如凯因益生、安福隆、干扰能)和干扰素-α-n1(惠福仁);干扰素-β 主要作用为抗肿瘤增殖,对病毒感染亦有效;干扰素-γ 具有抑制病毒复制、抑制细胞分裂及免疫调节作用。组合干扰素对 I 型干扰素受体亲和力增强,较干扰素-α 有更强的激活 NK 细胞、抗病毒和抗增殖活性,如干复津;聚乙烯乙二醇偶合干扰素为长效干扰素,如派罗欣、佩乐能,每周给药 1 次,疗效及耐受性提高,对干扰素-α 治疗无应答或复发的患者,可考虑改用长效干扰素治疗。

普通干扰素与长效干扰素的用法有所不同。普通干扰素的用法通常为干扰素-α 500 万单位(可根据患者的耐受情况适当调整剂量),每周 3 次或隔日 1 次,皮下或肌内注射,一般疗程为 6 个月;如有应答,为提高疗效亦可延长疗程至 1 年或更长,应注意剂量及疗程的个体化,治疗 6 个月无应答者可改用其他抗病毒药物。长效干扰素的用法通常为聚乙二醇干扰素(PEG-IFNα-2a)180 微克,每周 1 次,皮下注射,疗程 1 年;或用长效干扰素 α-2b(PEG-IFNα-2b)1 微克/千克体重,每周 1 次,皮下注射,疗程 1 年。这两者的具体剂量可根据患者耐受性等因素进行调整,治疗时必须遵循医嘱。

14. 干扰素治疗乙型肝炎的适应证和禁忌证有哪些

(1)适应证

①乙型肝炎表面抗原阳性者,乙型肝炎病毒脱氧核糖核酸≥10^5拷贝/毫升;乙型肝炎表面抗原阴性者,乙型肝炎病毒脱氧核糖核酸≥10^4拷贝/毫升。

②丙氨酸氨基转移酶≥2×ULN(ULN指正常值上限),丙氨酸氨基转移酶≤10×ULN,血清总胆红素应<2×ULN。

③丙氨酸氨基转移酶<2×ULN,但肝组织学显示 Knodell HAI≥4(慢性肝炎分级、分期的评估评分系统,用于评价肝组织炎症活动的程度),或炎症坏死≥G2,或纤维化≥S2。

④对持续乙型肝炎病毒脱氧核糖核酸阳性、达不到上述治疗标准,但有以下情形之一者,亦应考虑进行抗病毒治疗:丙氨酸氨基转移酶大于正常上限,且年龄在40岁以上者;丙氨酸氨基转移酶持续正常,但年龄较大者(40岁以上),应密切随访,最好进行肝活检,如肝组织学显示 Knodell HAI≥4,或炎症坏死≥G2,或纤维化≥S2,应积极进行治疗;动态观察发现有疾病进展的证据(如脾增大)者,建议行肝组织学检查,必要时进行治疗。

在开始治疗前应排除由药物、酒精或其他因素所致的丙氨酸氨基转移酶升高,也应排除应用降酶药物后丙氨酸氨基转移酶暂时性正常。在一些特殊病例(如肝硬化或服用联苯结构衍生物类药物者),其天门冬氨酸氨基转移酶水平可高于丙氨酸氨基转移酶,此时可将天门冬氨酸氨基转移酶水平作为主要指标。

(2)禁忌证:干扰素治疗乙型肝炎的禁忌证有绝对禁忌证和相对禁忌证。

①绝对禁忌证。包括妊娠,精神病史(如严重抑郁症),未能控制的癫痫,未戒断的酗酒/吸毒者,未经控制的自身免疫性疾病,失代偿期肝硬化,有症状的心脏病等。

②相对禁忌证。包括甲状腺疾病,视网膜病,银屑病,既往有抑郁症史,未控制的高血压、糖尿病,治疗前中性粒细胞<1×10^9/升和(或)血小板计数<50×10^9/升,总胆红素>51微摩/升(特别是以间接胆红素为主者)。

15. 干扰素的不良反应有哪些

在应用干扰素的过程中,有诸多的不良反应,归纳起来主要有流感样症候群、一过性外周血细胞减少、消化道症状、精神异常、自身免疫性疾病等。

(1)流感样症候群：主要表现为发热、寒战、头痛、肌肉酸痛和乏力等，在用药 4 小时内发热者可达 61％～90％，绝大多数在 2～3 日症状自行减轻，7～10 日能逐步适应。对于此类患者，可在睡前注射干扰素，对发热耐受性较差的患者，可服用解热镇痛药。体温持续 39℃ 以上超过 3 日，伴有不能忍受的症状者，应停药。

(2)一过性外周血细胞减少：主要表现为外周血白细胞（中性粒细胞）和血小板减少。如中性粒细胞绝对计数 $\leqslant 0.75 \times 10^9$/升和（或）血小板 $< 50 \times 10^9$/升，应减少干扰素剂量，1～2 周后复查。如恢复，则逐渐增加至原剂量；如中性粒细胞绝对计数 $\leqslant 0.5 \times 10^9$/升和（或）血小板 $< 30 \times 10^9$/升，则应停药。对中性粒细胞明显降低者，可试用粒细胞集落刺激因子或粒细胞-巨噬细胞集落刺激因子治疗。

(3)消化道症状：用药半个月内常有恶心、食欲缺乏、呕吐、腹泻等消化道症状。对出现消化道症状者，可进行对症处理。

(4)精神异常：可表现为抑郁、妄想、重度焦虑等精神症状。在使用干扰素前应充分评估患者的精神状况，治疗过程中也应密切观察。抗抑郁药可缓解此类不良反应，但对症状严重者应及时停用干扰素，必要时会同精神科医师进一步诊治。

(5)自身免疫性疾病：干扰素可诱导产生自身抗体，包括甲状腺抗体、抗核抗体和抗胰岛素抗体，多数情况下无明显表现，少部分患者可出现甲状腺疾病、糖尿病、血小板减少、血清三酰甘油持续升高、银屑病、各种皮疹、白斑、类风湿关节炎和系统性红斑狼疮样综合征等，严重者应停药。

(6)其他少见的不良反应：包括肾脏损害（间质性肾炎、肾病综合征和急性肾衰竭等），间质性肺炎，心血管并发症（心律失常、缺血性心脏病和心肌病等），视网膜病变，听力下降等，一旦出现应停止干扰素治疗。

16. 如何用拉米夫定治疗乙型肝炎

拉米夫定是核苷类抗病毒药，也是在我国较早用于治疗乙型肝炎的抗病毒口服药,下面将其作用原理、用法、不良反应、注意事项等简单介绍,希望对了解如何用拉米夫定治疗乙型肝炎会有所帮助。

作为核苷类抗病毒药,拉米夫定对体外及实验性感染动物体内的乙型肝炎病毒有较强的抑制作用。拉米夫定可在乙型肝炎病毒感染细胞和正常细胞内代谢生成拉米夫定三磷酸盐,它是拉米夫定的活性形式,既是乙型肝炎病毒聚合酶的抑制药,亦是此聚合酶的底物。拉米夫定三磷酸盐渗入到病毒脱氧核糖核酸链中,阻断病毒脱氧核糖核酸的合成。拉米夫定三磷酸盐不干扰正常细胞脱氧核苷的代谢,它对哺乳动物脱氧核糖核酸聚合酶 α 和 β 的抑制作用微弱,对哺乳动物细胞脱氧核糖核酸含量几乎无影响。拉米夫定对线粒体的结构、脱氧核糖核酸含量及功能无明显的毒性。对大多数乙型肝炎患者的血清乙型肝炎病毒脱氧核糖核酸检测结果表明,拉米夫定能迅速抑制乙型肝炎病毒复制,其抑制作用持续于整个治疗过程,同时使血清氨基转移酶降至正常,长期应用可显著改善肝脏坏死炎症性改变,并减轻或阻止肝脏纤维化的进展。

拉米夫定适用于治疗乙型肝炎病毒复制的慢性乙型肝炎,患者必须在有慢性乙型肝炎治疗经验的医生指导下使用拉米夫定。拉米夫定的用法通常是成年人每次 1 片(0.1 克),每日 1 次,口服,其治疗的最佳疗程尚未确定。常见不良反应有上呼吸道感染样症状、头痛、恶心、身体不适、腹痛和腹泻等,症状一般较轻并可自行缓解。

应当注意的是,对本品过敏者禁用。治疗期间应对患者的临床情况及病毒学指标进行定期检查,少数患者停止使用本品后肝炎病情可能加重,因此如果停用本品要对患者进行严密观察,若病情恶化应考虑重新使用本品治疗。患者肾功能不全会影响拉米夫定的排泄,对于肌酐清除率＜30 毫升/分的患者,不建议使用本品。妊娠 3 个月内的患者不宜使用本品,妊娠 3 个月以上的患者使用本品需权衡利弊,哺乳期妇女服用本品时暂停哺乳。对于因年龄增大而肾脏排泄功能下降的老年患者,拉米夫定代谢无显著变化,只有在肌酐清除率<30毫升/分钟时才有影响。

17. 如何用阿德福韦酯治疗乙型肝炎

阿德福韦酯是临床常用的治疗乙型肝炎的核苷类抗病毒药,它是一种单磷酸腺苷的无环核苷类似物,在细胞激酶的作用下被磷酸化为有活性的代谢产物即阿德福韦二磷酸盐。阿德福韦二磷酸盐通过自然底物脱氧腺苷三磷酸竞争和整合到病毒脱氧核糖核酸后引起脱氧核糖核酸链延长终止两种方式来抑制乙型肝炎病毒脱氧核糖核酸多聚酶(反转录酶)而达到抗病毒的目的。

阿德福韦酯适用于治疗有乙型肝炎病毒活动复制证据,并伴有血清氨基转移酶持续升高或肝脏组织学检查显示有活动性病变的肝功能代偿的成年慢性乙型肝炎患者,必须在有慢性乙型肝炎治疗经验的医生指导下使用阿德福韦酯。阿德福韦酯的用法通常是成年人每次1片(10毫克),每日1次,口服,其治疗的最佳疗程尚未确定,勿超过推荐剂量使用。常见的不良反应有虚弱、头痛、腹痛、恶心、胃肠胀气、腹泻、消化不良,以及白细胞减少、脱发、尿蛋白异常、肝酐升高、可逆性丙氨酸氨基转移酶升高等。

应当注意的是,阿德福韦酯禁止用于已经证实对本品任何组分过敏的患者。乙型肝炎患者停止抗病毒治疗会发生肝炎的急性加重,包括停止使用阿德福韦酯,因此停止使用后应严密监测肝功能,若有必要重新进行治疗。对于肾功能障碍或者潜在肾功能障碍风险的患者,使用阿德福韦酯会导致肾毒性,这些患者必须密切监测肾功能并适当调整剂量。因为对发育中的人类胚胎的潜在危险性尚不明确,所以建议用阿德福韦酯治疗的育龄妇女要采取有效的避孕措施。同时,由于目前还不清楚阿德福韦酯是否会分泌到人的乳汁中,所以应当先告诫正在服用阿德福韦酯的母亲不要给婴儿哺乳。另外,阿德福韦酯在65岁以上老年患者中的疗效和安全性尚不明确。

18. 如何用替比夫定治疗乙型肝炎

替比夫定是近年来应用于临床的抗乙型肝炎病毒新药,下面将其作用机制、适应证、用法用量、注意事项等予以简要介绍,相信对了解如何用替比夫定治疗乙型肝炎会有所帮助。

替比夫定是人工合成的胸腺嘧啶脱氧核苷类抗乙型肝炎病毒脱氧核糖核酸多聚酶药物,它在细胞激酶的作用下被磷酸化为有活性的代谢产物——腺苷,腺苷的细胞内半衰期为 14 小时。替比夫定 5'-腺苷通过与乙型肝炎病毒中自然底物胸腺嘧啶 5'-腺苷竞争,从而抑制乙型肝炎病毒脱氧核糖核酸多聚酶的活性;通过整合到乙型肝炎病毒脱氧核糖核酸中造成乙型肝炎病毒脱氧核糖核酸链延长终止,从而抑制乙型肝炎病毒的复制,达到抗病毒的目的。

替比夫定适用于治疗有乙型肝炎病毒活动复制证据,并伴有血清丙氨酸氨基转移酶持续升高或肝脏组织学检查显示有活动性病变的肝功能代偿的成年慢性乙型肝炎患者,必须在有慢性乙型肝炎治疗经验的医生指导下使用替比夫定。替比夫定的用法通常是成年人每次 1 片(600 毫克),每日 1 次,口服,其治疗的最佳疗程尚未确定,勿超过推荐剂量使用。常见的不良反应有虚弱、头痛、腹痛、恶心、胃肠胀气、腹泻、消化不良等。

应当注意的是,本品禁止用于已证实对替比夫定及本品的其他任何成分过敏的患者。在停止抗乙型肝炎治疗的患者中,已发现有重度急性肝炎发作的报道,对于停止抗乙型肝炎治疗的患者的肝功能情况应从临床和实验室检查等方面严密监测,如有必要可重新恢复抗乙型肝炎病毒治疗。对于肾功能障碍或有潜在肾功能障碍风险的患者使用替比夫定治疗会导致肾毒性,对这些患者应密切监测肾功能并适当调整剂量。因为对发育中的人类胚胎的危险性尚不明确,所以建议用替比夫定治疗的育龄妇女要采取有效的避孕措施。目前尚不清楚替比夫定是否会分泌到人的乳汁,所以哺乳期妇女使用本品应避免授乳。替比夫定不宜用于儿童和青少年。替比夫定在 65 岁以上老年患者中的疗效和安全性尚未明确,考虑到老年人由于各种并发症造成的肾功能损伤,在使用本品时,应监测患者的肾功能并相应调整药物的剂量和用法。

19. 如何用恩替卡韦治疗乙型肝炎

恩替卡韦是环氧羟碳脱氧鸟嘌呤核苷,具有强效选择性抗乙型肝炎病毒作用,对人类的线粒体 γ 聚合酶不产生抑制,而对乙型肝炎病毒脱氧核糖核酸复制的 3 个步骤(启动、反转录和脱氧核糖核酸依赖的合成)都具有抑制作用,比其他等剂量核苷类似物的抗病毒活性明显增强,是近年来应用于临床的治疗乙型肝炎的抗病毒新药。下面将其适应证、使用方法、注意事项等予以简单介绍。

恩替卡韦适用于治疗病毒复制活跃,血清丙氨酸氨基转移酶持续升高或肝脏组织学检查显示有活动性病变的成年慢性乙型肝炎患者,必须在有慢性乙型肝炎治疗经验的医生指导下使用恩替卡韦。恩替卡韦的用法通常是成年人每次 1 片(0.5 毫克),每日 1 次,空腹服用(餐前或餐后至少 2 小时),其治疗的最佳疗程尚未确定,勿超过推荐剂量使用。常见的不良反应有头痛、眩晕、疲劳、恶心等。

应当注意的是,对恩替卡韦或制剂中任何成分过敏者禁用,妊娠、哺乳期妇女慎用。在服药过程中,对任何新出现的异常症状及合并用药情况应及时告诉医生。恩替卡韦不可擅自停药,因为擅自停药后可能会出现肝炎急速加重的情况。若出现耐药现象,应在专业医生的指导下改变治疗方法。恩替卡韦主要由肾脏排泄,老年患者在使用时尤其应当谨慎,应注意药物剂量的选择,并且密切监测肾功能。由于恩替卡韦应用于临床时间较短,关于恩替卡韦的最佳治疗时间,以及远期疗效等,目前尚未明了。

20. 老年人患乙型肝炎可以进行抗病毒治疗吗

老年乙型肝炎患者若病情需要,也应进行抗病毒治疗。由于老年患者肝肾功能减退,抗病毒药物多数经过肝脏和肾脏代谢,所以在治疗前和治疗过程中应注意定期检查随访患者的肝肾功能,以便于调整治疗方案。

干扰素可在老年患者中应用,但有禁忌证者除外,对年老体衰耐受不了可能发生的不良反应者使用时应十分谨慎,应在医生严密观察下应用,当使用较大剂量时尤其应当注意,必要时可先用小剂量,逐渐加大剂量,以此来减少不良反应。由于拉米夫定主要以药物原型经肾脏排泄,肾脏排泄占总清除量的70%左右,仅5%～10%被代谢成反式硫氧化物的衍生物,因此肝脏损害不影响拉米夫定的药物代谢过程,对于因年龄增大而肾脏排泄功能下降的老年患者,拉米夫定代谢无显著变化,只有在肌酐清除率<30毫升/分钟时,才有影响,不建议使用本品。阿德福韦酯在65岁以上老年患者中的疗效和安全性尚未明确,不过由于老年人肾功能常有不同程度的减退,且多患有其他疾病,对肝肾功能也有不良影响,因此应注意药物剂量的选择,并应监测肾功能。替比夫定在65岁以上老年患者中的疗效和安全性尚未明确,考虑到老年人由于各种并发症造成的肾功能损伤,在使用本品时应监测患者的肾功能,并相应调整药物的剂量和用药。由于没有足够的65岁及以上的老年患者参加恩替卡韦的临床研究,尚不清楚老年患者与年轻患者对本品的反应有何不同。恩替卡韦主要由肾脏排泄,在肾功能损伤的患者中,可能发生毒性反应的危险性更高,因为老年患者多数肾功能有所下降,因此应注意药物剂量的选择,并且监测肾功能。

21. 育龄女性患乙型肝炎可以抗病毒治疗吗

感染乙型肝炎的育龄女性若有必要,也应进行抗病毒治疗,同时抗病毒治疗应在有经验的肝病专科医生的指导下进行。下面将育龄女性乙型肝炎患者抗病毒治疗分为几种情况予以介绍。

(1)育龄女性未结婚前,如果仅是乙型肝炎病毒携带者,即乙型肝炎病毒脱氧核糖核酸明显复制,但血清丙氨酸氨基转移酶始终正常,且无明显不适之感觉,说明该患者正处于免疫耐受状态,一般不推荐给予治疗,但需每隔3~6个月检测1次肝功能和乙型肝炎病毒脱氧核糖核酸定量,以观察病情变化情况。如果患者迫切要求治疗,则应考虑进行肝活检,如果病理结果显示肝细胞及组织呈现炎症改变为2级(G2),肝纤维化S1以上,则可选用干扰素-α治疗。

(2)已婚育龄女性乙型肝炎患者,如血清丙氨酸氨基转移酶明显增高、无黄疸、乙型肝炎病毒脱氧核糖核酸定量检查≥10^5拷贝/毫升,说明该患者已处于免疫清除期,对尚未妊娠者应优先选用干扰素进行抗病毒治疗,但不鼓励在干扰素治疗期间妊娠,若需妊娠应在干扰素治疗结束后停一段时间再考虑。

(3)已婚育龄女性在接受口服核苷类抗病毒药物治疗期间,如发生妊娠,又坚决想要这个孩子,则在"后果自负"的原则下,查有无核苷类药物耐药的基因变异情况。如有变异者,医生应要求怀孕妇女立即终止妊娠;如果乙型肝炎病毒未出现基因变异,则可选择口服替比夫定,每日600毫克,直至分娩后仍需继续服药。新生儿在出生后第一时间(12小时以内,通常是越早越好)注射抗乙型肝炎免疫球蛋白,同时开始按免疫程序进行基因重组乙型肝炎疫苗的免疫注射,新生儿满月时可再重复注射乙型肝炎免疫球蛋白1次。

22. 什么时候可以考虑停用核苷类抗病毒药物,出现耐药怎么办

应用干扰素对乙型肝炎患者进行抗病毒治疗,通常以6个月

至 1 年为 1 个疗程,而核苷类抗病毒药至今尚无明确的疗程。许多正在服用核苷类抗病毒药的乙型肝炎患者都有什么时候可以考虑停用抗病毒药物,以及出现耐药怎么办的疑问。

核苷类抗病毒药物要不要终身服用,2008 年亚太地区慢性乙型肝炎防治指南建议 HBeAg 阳性的慢性乙型肝炎患者,其停用抗病毒药物的指征是出现乙型肝炎表面抗原血清学转阴后,间隔至少 6 个月的 2 次乙型肝炎病毒脱氧核糖核酸检查均为阴性。而乙型肝炎表面抗原阴性患者停用抗病毒药物的指征尚不明确,如果连续 3 次、每次间隔 6 个月检查乙型肝炎病毒脱氧核糖核酸均为阴性,可以考虑停药。乙型肝炎肝硬化患者则需要长期服用,迄今何时停止使用核苷类抗病毒药物还没有绝对的结论,原则上根据有关规定,参照患者的病情和治疗药物应答的情况,由有经验的医生决定,同时停药后应定期检测肝功能和乙型肝炎病毒脱氧核糖核酸等,密切注意病情的变化。

在服用核苷类抗病毒药治疗乙型肝炎的过程中容易出现耐药,这是一个十分棘手的问题。一旦发生耐药,直接对乙型肝炎患者产生危害,耐药病毒株的出现使后续治疗的药物疗效降低,将直接抵消患者之前获得的临床益处,出现病毒反弹、血清丙氨酸氨基转移酶升高、乙型肝炎表面抗原血清转换率下降等,同时肝脏病理损害也随之加重,所以必须给予高度重视,并积极进行预防和处理。一般来说,服用核苷类抗病毒药的患者在临床随访期间,如果患者在取得病毒学应答后乙型肝炎病毒脱氧核糖核酸又较前升高了,或者是出现病毒学反弹,即乙型肝炎病毒脱氧核糖核酸升高至 10^5 拷贝/毫升或恢复到治疗前水平,就应该立即进行乙型肝炎病毒变异的检测,如果确认病毒变异的位点,根据变异结果选择换用或加用无交叉耐药位点的抗病毒药物(如拉米夫定联合阿德福韦酯),而不应等到血清丙氨酸氨基转移酶出现异常才进行换药和加药,以避免不必要的肝功能损害。另外,还需要注意的是,由于乙型肝炎病毒脱氧核糖核酸检测方法不同,结果会存在一定的差异,必须进行比对确认。

23. 丙型肝炎抗病毒治疗的目的是什么,有效药物有哪些

丙型肝炎抗病毒治疗的目的是清除或持续抑制体内的丙型肝炎病毒,以改善或减轻肝损害,阻止进展为肝硬化、肝衰竭或肝细胞癌,并提高患者的生活质量。

干扰素(IFN)α 是抗丙型肝炎病毒的有效药物,包括普通干扰素 α、复合干扰素和聚乙二醇化干扰素 α。后者是在干扰素 α 分子上交联无活性、无毒性的 PEG 分子,延缓干扰素 α 注射后的吸收和体内清除过程,其半衰期较长,每周 1 次给药即可维持有效血药浓度。复合干扰素 9 微克相当于普通干扰素 α 300 万单位。聚乙二醇化干扰素 α 与利巴韦林联合应用是目前最有效的抗病毒治疗方案,其次是普通干扰素 α 或复合干扰素与利巴韦林联合疗法,均优于单用干扰素 α。国外最新临床试验结果显示,聚乙二醇化干扰素 α-2α(180 微克)或聚乙二醇化干扰素 α-2b(1.5 微克/千克体重)每周 1 次皮下注射,联合利巴韦林口服治疗 48 周的疗效相似,持续病毒学应答率可达 54%～56%;普通干扰素 α 300 万单位肌内注射每周 3 次,联合利巴韦林治疗 48 周的持续病毒学应答率稍低,为 44%～47%;单用聚乙二醇化干扰素 α-2α(180 微克)或普通干扰素 α 治疗 48 周的持续病毒学应答率分别仅为 25%～39% 和 12%～19%。我国的临床试验结果表明,聚乙二醇化干扰素 α-2α(180 微克)24 周单药治疗慢性丙型肝炎的总持续病毒学应答率为 41.5%,其中基因 1 型患者为 35.4%,非 1 型患者为 66.7%。因此,如无利巴韦林的禁忌证,均应采取联合疗法。

24. 丙型肝炎抗病毒治疗的适应证有哪些

只有确诊为血清丙型肝炎病毒核糖核酸阳性的丙型肝炎患者,也就是说,只有丙型肝炎病毒正在复制的患者,才需要进行抗

病毒治疗。

(1)一般丙型肝炎患者的治疗

①急性丙型肝炎。干扰素 α 治疗能显著降低急性丙型肝炎的慢性化率,因此如检测到丙型肝炎病毒核糖核酸阳性,即应开始抗病毒治疗。目前对急性丙型肝炎治疗尚无统一的方案,建议给予普通干扰素 α 300 万单位,隔日 1 次肌内或皮下注射,疗程为 24 周;应同时服用利巴韦林,每日 800～1 000 毫克。

②慢性丙型肝炎。

● 丙氨酸氨基转移酶或天门冬氨酸氨基转移酶持续或反复升高,或肝组织学有明显炎症坏死(G≥2)或中度以上纤维化(S≥2)者,易进展为肝硬化,应给予积极治疗。

● 丙氨酸氨基转移酶持续正常者大多数肝脏病变较轻,应根据肝活检病理学结果决定是否治疗。对已有明显纤维化者(S2、S3)者,无论炎症坏死程度如何,均应给予抗病毒治疗;对轻微炎症坏死且无明显纤维化(S0、S1)者,可暂不治疗,但每隔 3～6 个月应检测肝功能。

● 丙氨酸氨基转移酶水平并不是预测患者对干扰素 α 应答的重要指标。既往曾报道,用普通干扰素 α 治疗丙氨酸氨基转移酶正常的丙型肝炎患者无明显效果,因而不主张应用干扰素 α 治疗,但最近有研究发现,用聚乙二醇化干扰素 α-2α 与利巴韦林联合治疗丙氨酸氨基转移酶正常的丙型肝炎患者,其病毒学应答率与丙氨酸氨基转移酶升高的丙型肝炎患者相似,因此对于丙氨酸氨基转移酶正常或轻度升高的丙型肝炎患者,只要丙型肝炎病毒核糖核酸阳性,也可进行治疗,但尚须积累更多病例作进一步临床研究。

③丙型肝炎肝硬化。代偿期肝硬化患者,尽管对治疗的耐受性和效果有所降低,但为使病情稳定、延缓或阻止肝衰竭和肝细胞癌等并发症的发生,建议在严密观察下给予抗病毒治疗。失代偿期肝硬化患者,多难以耐受干扰素 α 治疗的不良反应,有条件者应行肝脏移植术。

④肝移植后丙型肝炎复发。丙型肝炎病毒相关的肝硬化或肝细胞癌患者经肝移植后,丙型肝炎病毒感染复发率很高。干扰素α治疗对此类患者有效果,但有促进对移植肝排斥反应的可能,可在有经验的专科医生指导和严密观察下进行抗病毒治疗。

(2)特殊丙型肝炎患者的治疗

①儿童和老年患者。有关儿童慢性丙型肝炎的治疗经验尚不充分,初步临床研究结果显示,干扰素α单一治疗的持续病毒学应答率似高于成年人,对药物的耐受性也较好。65岁或70岁以上的老年患者原则上也应进行抗病毒治疗,但一般对治疗的耐受性较差。因此,应根据患者的年龄、对药物的耐受性、并发症(如高血压、冠心病等)及患者的意愿等因素全面衡量,以决定是否给予抗病毒治疗。

②酗酒及吸毒者。慢性酒精中毒及吸毒可能促进丙型肝炎病毒复制,加剧肝损害,从而加速发展为肝硬化,甚至肝细胞癌的进程。由于酗酒及吸毒患者对于抗病毒治疗的依从性、耐受性和持续病毒学应答率均较低,因此治疗丙型肝炎必须同时戒酒及戒毒。

③合并乙型肝炎病毒或艾滋病病毒感染者。合并乙型肝炎病毒感染会加速慢性丙型肝炎向肝硬化或肝细胞癌的进展。对于丙型肝炎病毒核糖核酸阳性、乙型肝炎病毒脱氧核糖核酸阴性者,先给予抗丙型肝炎病毒治疗;对于两种病毒均呈活动性复制者,建议首先以干扰素α加利巴韦林清除丙型肝炎病毒;对于治疗后乙型肝炎病毒脱氧核糖核酸仍持续阳性者,可再给予抗乙型肝炎病毒治疗。对此类患者的治疗尚需进行深入研究,以确定最佳治疗方案。合并艾滋病病毒感染也可加速慢性丙型肝炎的进展,抗丙型肝炎病毒治疗主要取决于患者的 CD4+ 细胞计数和肝组织的纤维化分期。免疫功能正常、尚无即刻进行高活性抗反转录病毒治疗(HAART)指征者,应首先治疗丙型肝炎病毒感染;正在接受高活性抗反转录病毒治疗、肝纤维化呈 S2 或 S3 的患者,须同时给予抗丙型肝炎病毒治疗,但要特别注意观察利巴韦林与

抗艾滋病病毒核苷类似物相互作用的可能性,包括乳酸酸中毒等。对于严重免疫抑制者(CD4$^+$阳性淋巴细胞<2×10^8/升),应首先给予抗艾滋病病毒治疗,待免疫功能重建后,再考虑抗丙型肝炎病毒治疗。

④慢性肾衰竭。对于慢性丙型肝炎伴有肾衰竭且未接受透析者,不应进行抗病毒治疗。已接受透析治疗且组织病理学上尚无肝硬化的患者(特别是准备行肾移植的患者),可单用干扰素 α治疗(应注意在透析后给药)。由于肾功能不全的患者可发生严重溶血,因此一般不应用利巴韦林联合治疗。

25. 丙型肝炎抗病毒治疗应答的类型及影响因素有哪些

(1)丙型肝炎抗病毒治疗应答的类型:依据所观察的指标不同,丙型肝炎抗病毒治疗应答的类型可分为生化学应答、病毒学应答及组织学应答。

①生化学应答。丙氨酸氨基转移酶和天门冬氨酸氨基转移酶恢复正常。

②病毒学应答

●早期病毒学应答。指治疗 12 周时血清丙型肝炎病毒核糖核酸定性检测阴性(或定量检测小于最低检测限),或定量检测降低 2 个对数组以上。有早期病毒学应答者易获得持续病毒学应答,无早期病毒学应答者不易获得持续病毒学应答,因此早期病毒学应答可作为预测持续病毒学应答的指标。

●治疗结束时病毒学应答。即治疗结束时定性检测丙型肝炎病毒核糖核酸为阴性(或定量检测小于最低检测限)。

●持续病毒学应答。即治疗结束至少随访 24 周时,定性检测丙型肝炎病毒核糖核酸为阴性(或定量检测小于最低检测限)。

●无应答。指从未获得早期病毒学应答、治疗结束时病毒学应答及持续病毒学应答者。

●复发。指治疗结束时定性检测丙型肝炎病毒核糖核酸为阴性（或定量检测小于最低检测限），但停药后丙型肝炎病毒核糖核酸又变为阳性。

●治疗中反弹。治疗期间曾有丙型肝炎病毒核糖核酸载量降低或阴转，但尚未停药即出现丙型肝炎病毒核糖核酸载量上升或阳转。

③组织学应答。是指肝组织病理学炎症坏死和纤维化的改善情况，可采用国内外通用的肝组织分级（炎症坏死程度）、分期（纤维化程度）或半定量计分系统来评价。

（2）丙型肝炎抗病毒治疗应答的影响因素：慢性丙型肝炎抗病毒疗效应答受多种因素的影响，下列因素有利于取得持续病毒学应答：丙型肝炎病毒基因 2 型、丙型肝炎病毒基因 3 型；病毒水平 $<2\times10^6$ 拷贝/毫升；年龄 40 岁以下；女性；感染丙型肝炎病毒时间短；肝脏纤维化程度轻；对治疗的依从性好；无明显肥胖者；无合并乙型肝炎病毒及艾滋病病毒者；治疗方法中以聚乙二醇化干扰素 α 与利巴韦林联合治疗为最佳。

26. 慢性丙型肝炎抗病毒治疗的方案有哪些

在对慢性丙型肝炎抗病毒治疗前，应进行丙型肝炎病毒核糖核酸基因分型（1 型和非 1 型）及血中丙型肝炎病毒核糖核酸定量检测，以决定抗病毒治疗的疗程和利巴韦林的剂量。

（1）丙型肝炎病毒核糖核酸基因为 1 型，或（和）丙型肝炎病毒核糖核酸定量 $\geq2\times10^6$ 拷贝/毫升者，可选用下列方案之一。

①聚乙二醇化干扰素 α 联合利巴韦林治疗方案。聚乙二醇化干扰素 α-2α 180 微克，每周 1 次，皮下注射，联合口服利巴韦林，每日 1 000 毫克，至治疗 12 周时检测丙型肝炎病毒核糖核酸。如丙型肝炎病毒核糖核酸下降幅度 <2 个对数级，则考虑停药；如丙型肝炎病毒核糖核酸定性检测为阴转，或低于定量法的最低检测限，继续治疗至 48 周；如丙型肝炎病毒核糖核酸未转阴，但下降 ≥2 个对数级，则继续治疗到 24 周。如 24 周时丙型肝炎病毒核糖核酸转

阴,可继续治疗到48周;如果24周时仍未转阴,则停药观察。

②普通干扰素联合利巴韦林治疗治疗方案。干扰素α300万～500万单位,隔日肌内或皮下注射,联合口服利巴韦林,每日1000毫克,建议治疗48周。

③不能耐受利巴韦林不良反应者治疗方案。可单用普通干扰素α、复合干扰素或聚乙二醇化干扰素,方法同上。

(2)丙型肝炎病毒核糖核酸基因为非1型,或(和)丙型肝炎病毒核糖核酸定量$<2×10^6$拷贝/毫升者,可选用下列方案之一。

①聚乙二醇化干扰素α联合利巴韦林治疗方案。聚乙二醇化干扰素α-2α 180微克,每周1次,皮下注射,联合口服利巴韦林,每日800毫克,治疗24周。

②普通干扰素联合利巴韦林治疗治疗方案。干扰素α300万单位,每周3次,肌内或皮下注射,联合口服利巴韦林,每日800～1000毫克,治疗24～48周。

③不能耐受利巴韦林不良反应者治疗方案。可单用普通干扰素α或聚乙二醇化干扰素。

(3)对于治疗后复发或无应答患者的治疗方案如下:对于初次单用干扰素α治疗后复发的患者,采用聚乙二醇化干扰素α-2α或普通干扰素α联合利巴韦林再次治疗,可获得较高持续病毒学应答率(47%、60%);对于初次单用干扰素α无应答的患者,采用普通干扰素α或聚乙二醇化干扰素α-2α联合利巴韦林再次治疗,其持续病毒学应答率较低(分别为12%～15%和34%～40%)。对于初次应用普通干扰素α和利巴韦林联合疗法无应答或复发的患者,可试用聚乙二醇化干扰素α-2α与利巴韦林联合疗法。

27. 怎样对丙型肝炎患者进行监测和随访,如何提高患者对治疗的依从性

(1)对接受抗病毒治疗患者的随访监测

①治疗前监测项目。治疗前应检测肝肾功能、血常规、甲状

腺功能、血糖及尿常规,开始治疗后的第一个月应每周检查 1 次血常规,以后每个月检查 1 次,直至 6 个月,然后每 3 个月检查 1 次。

②生化学检测。治疗期间每个月检查肝功能,治疗结束后 6 个月内每 2 个月检测 1 次,即使患者丙型肝炎病毒未能清除,也应定期复查肝功能。

③病毒学检查。治疗 3 个月时测定丙型肝炎病毒核糖核酸,在治疗结束时及结束后 6 个月也应检测丙型肝炎病毒核糖核酸。

④不良反应的监测。所有患者要在治疗过程中每 6 个月、治疗结束后每 3~6 个月检测甲状腺功能,如治疗前就已存在甲状腺功能异常,则应每月检查甲状腺功能。对于老年患者,治疗前应做心电图检查和心功能判断。同时,还应定期评估精神状态,尤其是表现有明显抑郁症和有自杀倾向的患者,应给予停药并密切防护。

(2)对于无治疗指征或存在禁忌证及不愿接受抗病毒治疗患者的随访

①肝脏活检。显示无或仅为轻微损害者,肝病进展的可能性小,但仍应每 24 周进行 1 次体检并检测肝功能,必要时可再行肝穿刺活检。

②生化学检查。对丙氨酸氨基转移酶持续正常且未进行肝活检者,每 24 周进行 1 次体检并检测肝功能。

③肝硬化患者的随访。如已发展为肝硬化,应每 3~6 个月检测甲胎蛋白和腹部 B 超(必要时做彩超、CT 或 MRI 检查),以早期发现肝细胞癌。对于肝细胞癌高危患者(年龄 50 岁以上、男性、嗜酒、肝功能不全或已有甲胎蛋白增高),更应加强随访。另外,对肝硬化患者还应每 1~2 年行上消化道内镜或食管 X 线造影检查,以观察有无食管胃底静脉曲张。

患者的依从性是影响疗效的一个重要因素,医生应在治疗开始前向患者详细解释本病的自然病程,并说明抗病毒治疗的必要性、现有抗病毒治疗的疗程、疗效及所需的费用等,还应向患者详细介绍药物的不良反应及其预防和减轻的方法,以及定期来医院检查的重要性,并多给患者关心、安慰和鼓励,以取得患者的积极配合,从而提高疗效。

28. 慢性肝病患者是否一定要每天补充维生素和矿物质

21世纪是人类力争以"健康"为目标的新世纪,越来越多的健康人为了预防心脑血管病、肿瘤及肝病等,在正常饮食之外,每天还服用多种维生素加矿物质的制剂。在美国2006年召开的食品科学与人体营养学会议上,来自生化、毒理、老年医学、家庭医学、儿科及儿童内分泌学、肿瘤预防等专业的13名专家,对市场上的多种维生素和矿物质的复合制剂是否会给健康人群带来益处的问题提出异议,并在2006年5月17日发布了一项声明草案,其中称目前尚无足够证据支持这类复合制剂能预防、治疗各种慢性病,还需要更多严格的科学实验和研究来提供更多证据。现实生活中,正在每天补充维生素制剂的人群并非营养素摄入不足,而大多是过剩的。

研究显示,营养状态欠佳的中国人群,联合补充β-胡萝卜素、维生素E和适量硒,有可能降低胃癌发病率。一项法国的研究亦显示,联合补充维生素C、维生素E、β-胡萝卜素、硒和锌,可相对减少男性发生肿瘤的危险性,对女性尚无定论。目前的研究均未发现补充维生素和矿物质对预防心血管疾病和肝病有什么益处。有资料表明,每天补充多种维生素和矿物质不能预防白内障,但对高危老年人来说,补充锌和抗氧化剂对老年相关性黄斑变性有预防作用。更多的研究结果显示,β-胡萝卜素加维生素E不能预防心脑血管病、肝病、各种肿瘤和老年白内障,也无法阻止肝硬化向肝癌的进展。

研究发现,补充β-胡萝卜素可增加吸烟者和石棉暴露者发生肺癌的危险;补充叶酸、维生素B_6、维生素B_{12}不会提高认知能力;

补充钙可预防绝经后妇女的骨丢失,也可降低椎骨骨折的危险性,但不能降低非椎骨骨折的危险性;长期服用 β-胡萝卜素可引起皮肤黄染,但对其更多的不良反应尚无统一定论。

总之,心脑血管病、肝病活动期及携带乙型肝炎病毒、丙型肝炎病毒伴营养不良或营养状态欠佳者,在医生指导下补充多种维生素和矿物质可能是有益的,但补充多种维生素和矿物质确实无益于预防心脏病、肝病或肿瘤,且长期服用多种维生素和矿物质的安全性还有待考证。营养素已过剩的人群再盲目服用多种维生素和矿物质,可能会有产生不良反应的危险性。专家指出,生活中与多种维生素和矿物质相关的潜在危险性不容忽视。

29. 肝病患者应该掌握哪些应用维生素 A 的知识

维生素是人体六大营养素(糖类、脂肪、蛋白质、矿物质、维生素和水)之一,大多必须从饮食中摄取,少数可在体内合成或由肠道细菌产生。患肝病时,由于消化道症状重而导致人体摄入的维生素不足,或机体吸收维生素的功能障碍,或一些药物的干扰作用,均可导致肝病患者发生继发性维生素缺乏症。治疗肝炎、肝硬化,以及应对慢性肝炎常用的脂溶性维生素有维生素 A、维生素 D、维生素 E 和维生素 K 等,常用的水溶性维生素有维生素 B_1、维生素 B_2、烟酸、维生素 B_6、维生素 C、叶酸、维生素 B_{12}、干酵母制剂等,应根据患者的个体特点选择应用。对肝炎、肝硬化患者来说,使用维生素 A 应掌握以下知识。

维生素 A 能促进肝细胞生长,维持皮肤、结膜、角膜的正常功能,参与视紫红质合成,增强视网膜感光力,参与体内许多氧化过程。进食蛋白质、脂肪量不足,体内胆盐及维生素 E 缺乏都可影响维生素 A 的吸收利用。维生素 A 吸收后储存在肝中,几乎全部在体内代谢分解,并由尿、粪排出。肝病患者兼有夜盲症、眼干燥症、角膜软化症、皮肤干燥综合征,妊娠、哺乳期的妇女及消化道癌症患者,有严重维生素 A 缺乏症者,成年人每日口服 10 万单位,3 日后改为每日 5 万单位,2 周后改为每日 1 万～2 万单位,再用药 2 个月。补充日常需要时,成年人通常每日 5 000 单位。应当注意的是,补充维生素 A 要适量,肝是维生素 A 类储存和代谢的主要器官,同时也是 A 类维生素、视黄醛及视黄酸的效应器官,早期酒精性肝病、胆汁淤积及药物性肝炎患者不宜采用维生素 A 作为治疗药,过量的维生素 A 对肝有害,长期大剂量服用维生素 A 可发生急、慢性中毒。

30. 肝病患者为何要经常服用 B 族维生素药物

肝病患者多发生继发性维生素缺乏症,其中 B 族维生素缺乏者不在少数,特别是合并其他病症者,注意选择服用 B 族维生素是治疗调养肝病的一个重要方面。下面简要介绍 B 族维生素的类别及作用,以供参考选用。

(1)维生素 B_1:制剂为每片 5～10 毫克,成年人每日必需量为 1 毫克。肝病或消化不良时,可根据病情每次服 10～30 毫克,每日 2～3 次。体内缺乏维生素 B_1 可影响糖代谢,使氧化受阻,形成丙酮酸、乳酸堆积,影响机体能量供应,可表现为特发性周围神经炎、神经痛、四肢无力、肌肉阵痛和萎缩等症。脚气病患者可出现肝、肺、心功能不全,以及食欲缺乏、衰弱、体重下降等。维生素 B_1 可用于合并脚气病、全身感染、高热、糖尿病、甲状腺功能亢进及处于妊娠期的肝病患者的辅助治疗。维生素 B_1 也有注射剂型,仅用于急需补充的情况。

(2)维生素 B_2:体内缺乏维生素 B_2,会影响黄素酶在生物氧化还原中的递氢作用,产生代谢障碍,可发生口、眼和外生殖器部位的炎症,如口角炎、唇炎、舌炎、眼结膜炎和阴囊炎等。患肝病兼有上述征象者,可每次服维生素 B_2 5～10 毫克,每日 3 次,连服 1 个月。维生素 B_2 宜在进食时或进食后立即服用,服后尿呈黄绿色为正常现象。急性肝炎恢复期或重型肝炎时可注射长效维生素 B$_2$ 注射液,每次 150 毫克,可保持 2～3 个月有效。

(3)烟酰胺与烟酸:统称为维生素 PP,是人体辅酶Ⅰ及辅酶Ⅱ的组成部分,缺乏时可影响正常细胞的呼吸和代谢,引起糙皮病、口炎和舌炎。维生素 PP 可用于肝病患者防治糙皮病、心律失常、房室传导阻滞,可与其他 B 族维生素及维生素 C 一起使用。肝炎、肝硬化或有心脏病的患者可服用烟酰胺每次 50～100 毫克,每日 3 次。如防治心脏传导阻滞,烟酰胺每次 400 毫克,加入 10％葡萄糖注射液 250 毫克中,静脉滴注,每日 1 次,疗程为 1 个月。

(4)维生素 B$_6$:又称吡多辛(包括吡多醇、吡多醛和吡多胺,三者可互相转化),是肝中某些氨基酸的氨基转移酶、脱羧酶及消旋酶的辅酶。长期服异烟肼、肼屈嗪等,可引起周围神经炎、失眠、不安,可口服维生素 B$_6$(每次 20 毫克,每日 3 次)给予预防;抗癌药和放射治疗时引起的恶心、呕吐或妊娠呕吐,也可口服维生素 B$_6$;对于干扰素治疗引起的白细胞减少症患者,可将维生素 B$_6$ 50～100 毫克,加入 5％葡萄糖注射液 20 毫克中,静脉注射,每日 1 次;局部涂抹维生素 B$_6$ 还可治疗痤疮、酒渣鼻、脂溢性湿疹(霜剂,每支含 12 毫克)。

(2)干酵母:内含多种 B 族维生素,肝病患者服之能改善纳差、腹胀等诸多不适。复合维生素 B 片每片含维生素 B$_1$ 3 毫克,维生素 B$_2$ 1.5 毫克,维生素 B$_6$ 0.2 毫克,烟酰胺 10 毫克。肝病患者通常每次 1～2 片,每日 3 次,饭后服用。

B 族维生素天然存在于干酵母、猪瘦肉、米糠、麦麸、豆类、豆制品、花生、杨梅等食物中,粗粮比白米、白面含维生素 B$_1$ 高,而维生素 B$_2$ 则存在于动物肝、肾、脑等脏器和肉类、奶类、酵母中,现在治疗肝病时,多用人工合成品替代。

31. 肝病患者服用维生素 C 时应该掌握哪些知识

维生素 C 又称维生素丙、抗坏血酸,在生物氧化还原作用和细胞呼吸中起重要作用;参与氨基酸代谢、神经递质合成;降低毛细血管通透性,刺激凝血功能,促进铁吸收,促使血脂下降;增加解毒和抗感染能力,还有抗组胺和阻止致癌物质(亚硝胺)的生成等作用。临床上经常在急性肝炎、慢性肝炎、肝硬化,以及砷、汞、铅、苯等慢性中毒性肝损害时应用维生素 C。各种急慢性传染病患者、各种病后恢复期患者、创伤愈合不良者应适当补充维生素 C。过敏性皮肤病、口疮、贫血、手术后、感冒、某些癌症、高脂血症患者均可酌情使用维生素 C。维生素 C 的用法一般是每次 0.05～0.1 克,每日 2～3 次,饭后口服。口疮者可用 0.1 克压碎后撒于溃疡面上,每日 2 次。

应当注意的是,维生素 C 不宜与氨茶碱、碳酸氢钠、谷氨酸钠、维生素 B_2、铜离子、铁离子的溶液配伍,以免影响疗效。维生素 C 与维生素 K_3 配伍,两者药效减弱或消失。维生素 C 的用量不宜过大,每日服用 1～4 克可引起腹泻、皮疹、胃酸增多、深静脉血栓形成、血管内凝血和吞噬细胞活力降低。孕妇大量服用维生素 C 可造成婴儿坏血病。长期服用维生素 C 如突然停药,可出现坏血病症状。若与肝素或华法林并用,可引起凝血酶原时间缩短。另外,维生素 C 还可与食物中的维生素 B_{12}、铜离子、铁离子结合,阻碍其吸收而出现维生素 B_{12}、铜、铁缺乏症。维生素 C 色泽变黄后不可应用,因此应避光密闭保存。

32. 双环醇治疗慢性肝炎、脂肪肝和肝硬化均有效吗

双环醇是我国 2001 年上市的抗肝炎药,该药可清除细胞内的自由基,保护肝细胞膜和线粒体,减轻肝的炎性损伤,防止肝纤

维化,增强肝脏蛋白质的合成,同时能抑制乙型肝炎病毒复制,近年已广泛应用于血清丙氨酸氨基转移酶升高的慢性乙型肝炎、丙型肝炎和其他非病毒性肝炎,以及脂肪肝和肝硬化等的治疗。

有人用双环醇片(每次 25 毫克,每日 3 次,口服)治疗活动性肝炎、肝硬化代偿期患者,经半年的治疗,丙氨酸氨基转移酶的复常率为 60%,天门冬氨酸氨基转移酶的复常率为 48%。如果加大双环醇片的用量(每次 50 毫克,每日 3 次,口服),代偿期肝硬化患者的疗效可相应提高。国内有文献报道,对治疗前丙氨酸氨基转移酶>200 单位的"大三阳"的乙型肝炎活动期患者,可获得20%的乙型肝炎表面抗原转阴率。还有人用双环醇片(每次 25～50 毫克,每日 3 次,口服)治疗慢性乙型肝炎患者 20 例,疗程半年,结果显示除丙氨酸氨基转移酶下降率达 95%外,同时还使 γ-谷氨酰转肽酶增高者复常达 70%,并可明显降低慢性乙型肝炎患者血清中层粘连蛋白(LN)、Ⅳ型胶原(Ⅳ-C)和Ⅲ型前胶原(PⅢP)的水平。病理观察发现,肝组织炎症减轻,尤其是汇管区炎性细胞浸润明显减轻。说明双环醇对慢性肝病、肝纤维化也有一定的疗效。

双环醇对多种原因所致的肝损害均有显著的保肝、抗炎作用,疗效较稳定、持久。该药除有降酶作用外,还可以在一定程度上抑制乙型肝炎病毒、丙型肝炎病毒的复制,降低肝纤维化的程度。双环醇还能有效治疗脂肪肝,有人用该药(每次 50 毫克,每日 3 次,口服)治疗 29 例酒精性脂肪肝患者,36 周后停药观察 12周,可见治疗组丙氨酸氨基转移酶及 γ-谷氨酰转肽酶的复常率明显高于对照组,治疗前后对照显示,谷胱甘肽过氧化物酶(GST-PX)明显升高,而丙二醛(MDA)明显下降,说明双环醇可改善肝内脂肪沉积、炎症坏死和纤维化。还有人用双环醇(每次 50 毫克,每日 3 次,口服)治疗 36 例非酒精性脂肪肝性肝炎患者,疗程24 周,获得大幅度降低丙氨酸氨基转移酶的效果。如患者能戒除饮酒、坚持锻炼、控制好饮食,在改善脂肪肝炎性病理损伤方面也可起到良好作用。

总之,双环醇具有较好保肝,改善肝功能,减轻肝的炎性损伤,防止肝纤维化的功效,可改善肝病患者纳差、乏力、腹胀等诸多症状,治疗慢性肝炎、脂肪肝和肝硬化等均有一定疗效。

33. 水飞蓟类药物为何能治疗慢性肝炎、肝纤维化和肝硬化

水飞蓟是从菊科水飞蓟属植物水飞蓟果实中提取分离而得的一种黄酮类化合物,主要为水飞蓟宾、水飞蓟宁、水飞蓟丁等,其中水飞蓟宾占 60% 左右。水飞蓟类药物的主要成分为水飞蓟宾,从水飞蓟植物本身来说,它是中药,但其化合物黄酮可归属于西药,所以说水飞蓟类药物是中药与现代科学技术相结合的产物。

现代研究表明,水飞蓟宾具有明显的保护和稳定肝细胞膜的作用,对四氢化碳、硫代乙酰胺、鬼笔碱、猪屎豆碱等肝脏毒物引起的各种类别肝损伤,均有不同程度的保护和治疗作用;对四氯化碳引起的血清丙氨酸氨基转移酶升高有一定的作用;还具有抑制肝纤维化形成、增加蛋白质的生物合成、抑制胆固醇合成,以及降血脂等作用。水飞蓟宾能够稳定肝细胞膜,保护肝细胞的酶系统,清除肝细胞内的活性氧自由基,从而提高肝脏的解毒能力,避免肝细胞在长期接触毒物、服用肝毒性药物,以及吸烟、饮酒等情况下受到损伤。

水飞蓟类药物可用于治疗急性肝炎、慢性肝炎、早期肝硬化、脂肪肝,以及肝中毒等疾病,在改善肝炎患者症状、体征、肝功能及肝纤维化 4 项指标方面均有一定疗效,能有效促进肝功能异常的恢复。水飞蓟类药物主要有水飞蓟宾片、水飞蓟宾胶囊等。水飞蓟宾片的用法通常是每次 2 片(每片 35 毫克),每日 3 次,温开水送服;水飞蓟宾胶囊的用法通常是每次 2~4 粒(每粒 35 毫克),每日 3 次,温开水送服,或遵医嘱。

应当注意的是,对本品过敏者禁用。水飞蓟宾片和水飞蓟宾胶囊的不良反应主要表现为轻微的胃肠道症状(如恶心、呃逆)和胸闷等。另外,妊娠及哺乳期妇女用本类药的安全性尚未确定,应尽量避免使用。

34. 左旋肉毒碱对肝炎、肝硬化等肝病有哪些治疗作用

左旋肉毒碱又称左旋肉碱,是人体细胞内能自身合成的一种基本营养成分,曾被称为维生素 BT,其水溶性季铵类化合物叫左卡尼汀,是人体内长链脂肪酸进入线粒体进行 β 氧化不可缺少的一种重要物质。

人体中的左卡尼汀 25％为自身合成,主要在肝和肾内以赖氨酸和蛋氨酸等为原料经过多步酶促反应后合成,合成时还需由维生素 C、维生素 B_6、磷酸吡哆酸、2-氧戊二酸等物质的辅助。人体中 75％的左卡尼汀需从食物中直接摄取,以肉、禽、鱼、蛋及乳制品中的含量较为丰富。

左旋肉毒碱具有多种生物学功能。有关资料表明,肝病患者常继发左旋肉毒碱的营养缺乏症,肝炎特别是肝硬化患者左旋肉毒碱缺乏十分严重,肝病越重者,左旋肉毒碱的缺乏越严重。补充左旋肉毒碱可改善症状,并使血清丙氨酸氨基转移酶下降。近10 年来,临床采用左卡尼汀注射液 5 毫升和口服液 10 毫升治疗肝病的报道已日益增多。如国外 Neri 报道,对确诊丙型肝炎的50 例患者采用 α-干扰素加用左卡尼汀进行治疗,患者在 1 个月后疲劳感明显改善,而单用 α-干扰素者直到 5 个月后疲劳程度才有所改善。另有报道,采用复方左卡尼汀治疗的乙型和丙型慢性病毒性肝炎的患者中,乏力、纳差改善及丙氨酸氨基转移酶水平下降的有效率均达到 92％～100％。用左卡尼汀治疗 6 个月的慢性活动性肝炎患者中,丙氨酸氨基转移酶的复常率为 83％,明显高于对照组(54％)。

　　Selimoglu 等发现,在儿童肝硬化患者的血浆中,左旋肉毒碱的水平明显低于正常人,肝豆状核变性引起肝硬化患者的肉毒碱水平更低。另有报道,酒精性肝硬化患者的肉毒碱水平明显高于正常值。又发现,血浆中的肉毒碱水平与肝中的左旋肉毒碱水平并不直接相关。慢性肝病患者血浆中的左旋肉毒碱水平与白蛋白、三酰甘油、γ-谷氨酰转肽酶水平却明显相关。对肝硬化患者补充左卡尼汀后,可提高血浆白蛋白水平和肝中左旋肉毒碱水平,从而增加肝细胞的供能能力,还可促进肝细胞再生。还发现左卡尼汀可减缓肝硬化患者的心率,使患者血液循环高运力状态和门静脉高压得到缓解。

　　对肝性脑病引起血氨升高、神志不清的患者,如经乳果糖、维生素和血液透析后未见好转,给予静脉注射左卡尼汀 2 克,3 小时后患者可苏醒,且精神状态也恢复正常。Malaguarnera 等报道,60 例肝硬化伴肝性脑病患者,每日口服左卡尼汀 4 克,30 日后血氨水平较对照组明显降低,临床症状亦明显好转。

　　总之,人工合成的左卡尼汀对急性病毒性肝炎、慢性病毒性肝炎、肝硬化、肝性脑病,甚至不同原因引起的脂肪肝患者,均有改善肝功能、调节脂质代谢和协助疾病缓解的作用。该制剂将会成为临床上治疗肝、心、肾疾病不可缺少的武器,但其对各种肝病的确切适应证、疗程、剂量等的选择方案,尚待更多的临床科研和实践来验证。

35. 肝功能减退时怎样合理使用抗生素

　　抗生素是临床最常用的药物,不过对肝病患者来说,应用抗生素应慎之又慎,以免加重肝脏的负担,适得其反。由于目前常用的肝功能检查不能完全作为调整抗生素用药方案的依据,故对肝病患者肝功能减退者来说,抗生素药物的选用应由有经验的专科医生决定,可参考肝功能减退对药物体内代谢的影响程度和肝病对该类药物发生毒性反应的可能性来选择给予抗生素。

（1）主要经肝清除的抗生素：包括大环内酯类药物（不包括红霉素酯化物）、林可霉素、克林霉素、麦迪霉素、罗红霉素及阿奇霉素等。相当量的药物可能在肝内代谢灭活，主要经胆汁排泄，在胆汁中浓度较高，少量随尿排出。肝功能减退时，药物排泄较慢，但无明显肝毒性，因此可按原治疗量或减量谨慎应用。克林霉素与林可霉素在肝内代谢，随胆汁及粪便排出，肝功能减退时其清除半衰期明显延长，血药浓度升高，可引起血清丙氨酸氨基转移酶升高，但丙氨酸氨基转移酶的升高和高胆红素血症可能由药物干扰比色测定所致，并非肝毒性反应，故应慎用，并需减量给药。

（2）主要经肝或相当量经肝清除的抗生素：包括氨苄西林酯化物、红霉素酯化物、四环素类等，肝功能减退时药物清除及代谢减少，可导致毒性反应发生，应避免使用。

（3）经肝、肾两途径清除的抗生素：肝功能减退时血药浓度略升高，如同时有肾功能损害时，则血药浓度升高尤为明显，严重肝病时应减量应用。属此类的有青霉素族中的美洛西林、哌拉西林、头孢哌酮、头孢曲松、头孢噻肟、头孢噻吩等。此外，头孢哌酮、头孢曲松、头孢盂多可抑制维生素 K 的合成，从而使凝血因子合成不足及血小板减少，易引起肝病患者发生凝血功能障碍，也应给予注意。

（4）主要经肾排泄的抗生素：包括青霉素、头孢唑林、头孢他啶、亚胺培南、氨曲南、磷霉素、万古霉素、多黏菌素及喹诺酮类药物（不包括培氟沙星）。肝功能减退时，选用这类药物最安全，不需要调整剂量。氨基糖苷类药物主要经肾排泄，但在肝病患者用该药肾毒性发生率明显增高，因此肝功能减退患者应注意慎用。

对于肝功能减退者细菌感染，一般根据感染部位及病原菌类型，选用适宜抗生素，避免应用肝毒性药物，除败血症外，一般不采用 2 种抗生素药物联合应用。其疗程根据临床情况而定，症状好转后，仍应延长疗程，以免感染复发，一般极重感染者治疗不短于 3 周。

36. 怎样用硫普罗宁治疗肝病

硫普罗宁是目前临床常用的保肝、改善肝功能西药,对各种原因引起的肝炎、早期肝硬化均可改善其肝功能,对脂肪肝、酒精性及药物性肝损伤,以及重金属中毒治疗均有效果,对放疗、化疗引起的白细胞降低则有防治作用,还对老年性早期白内障和玻璃体混浊有显著治疗效果。

硫普罗宁为含巯基类化合物,可使肝细胞线粒体中的三磷腺苷酶活性降低,三磷腺苷含量升高,电子传递功能恢复正常,从而改善肝细胞功能,对抗各类原因所造成的肝损害;对药物性和各类化学物质所致的丙氨酸氨基转移酶、天门冬氨酸氨基转移酶升高有明显的纠正作用;可加速乙醇在体内排泄;对肝损伤引起的三酰甘油蓄积有抑制作用,并能抑制过氧化物产生,促进坏死肝细胞的再生和修复;可促进重金属汞、铅从胆汁、尿、粪中排出,降低在肝肾中的蓄积量,保护肝功能和多种物质的代谢酶;还能提供巯基,发挥解毒和保护组织细胞的作用,从而治疗因放疗、化疗所致的白细胞减少等。动物实验表明,硫普罗宁对硫代乙酰胺、四氯化碳所造成的动物急性肝损伤模型中血清丙氨酸氨基转移酶及天门冬氨酸氨基转移酶升高有降低作用,对慢性肝损伤模型引起的三酰甘油的蓄积有抑制作用,可促进肝糖原合成,抑制胆固醇增高,有利于人血白蛋白/球蛋白比值回升。

硫普罗宁用于改善各类急性肝炎、慢性肝炎的肝功能,用于脂肪肝、酒精性肝炎、药物性肝损伤的治疗及重金属的解毒,可降低放、化疗的毒性和不良反应,并可预防放、化疗所致的外周白细胞减少和二次肿瘤的发生。硫普罗宁治疗肝病主要取其降低丙氨酸氨基转移酶、改善肝功能之功效。通常是每次 2 支(100 毫克/支),先用硫普罗宁包装盒内所附专用溶剂 5% 碳酸氢钠溶液 2 毫升溶解,再加入 5%~10% 葡萄糖注射液或生理盐水 250~500 毫升中,按常规静脉滴注,每日 1 次,可连续应用 4 周。

应当注意的是,对硫普罗宁有过敏史者禁用,孕妇及哺乳期妇女禁用。硫普罗宁常见的不良反应有皮疹、皮肤瘙痒、面色潮红、食欲缺乏、恶心、呕吐、腹痛、腹泻等,罕见味觉异常。在使用本品期间,应注意全面观察患者状况,定期检查肝功能;如发现异常,应停用本品或进行相应处理。

37. 怎样用还原型谷胱甘肽治疗肝病

还原型谷胱甘肽是人类细胞质中自然合成的一种肽,由谷氨酸、半胱氨酸和甘氨酸组成,含有巯基,广泛存在于人体各器官,在维持细胞生物功能方面起重要作用,并能与有毒化学物质及其代谢产物结合起解毒作用。还原型谷胱甘肽通过其巯基与体内的自由基结合,可以转化为容易代谢的酸类物质,从而加速自由基的排泄,同时能通过其甲基与转丙氨基反应保护肝的合成、解毒、灭活激素等功能,并能促进胆酸代谢,有利于消化道吸收脂肪及脂溶性维生素。另外,还原型谷胱甘肽还参与人体三羧酸循环及糖代谢,使人体获得高能量;能激活各种酶,特别是人体内的巯基酶等,从而促进糖类、脂肪、蛋白质代谢,以及影响细胞的代谢过程。

还原型谷胱甘肽可用于治疗病毒性肝病、药物性肝病、中毒性肝损伤,以及脂肪肝、肝硬化等。还原型谷胱甘肽可使慢性病毒性肝炎代偿期肝硬化患者丙氨酸氨基转移酶水平降低和改善症状,但不能抑制病毒。本品对异烟肼、抗癫痫药引起的药物性肝病有效,亦可治疗酒精性肝炎、有机磷中毒、芳香化合物中毒等。还原型谷胱甘肽的用法通常是每次 300~600 毫克,每日 1~2 次,肌内注射或静脉滴注,疗程为 1 个月。应当注意的是,对还原型谷胱甘肽过敏者禁用,还原型谷胱甘肽不得与维生素 B_{12}、四环素及抗组胺药、磺胺类药等混合使用。还原型谷胱甘肽常见的不良反应有皮疹、恶心呕吐及注射部位轻度疼痛等,如在用药过程中出现皮疹、面色苍白、血压下降、脉搏异常等,应立即停药。

38. 必需磷脂在肝病治疗中的药效如何

必需磷脂常用的剂型有注射液（每支 232.5 毫克）和胶囊（每粒 228 毫克），治疗时，成年人每日最大用量可静脉滴注 8 支注射液，但最大口服量每日不宜超过 6 粒胶囊。由于注射剂中含有苯甲醇（稳定剂），故必须缓慢静脉滴注，过快时可发生血压下降，但未发现用药者出现中毒症状，是一种安全有效的保肝药。

必需磷脂可治疗不同原因引起的急性肝炎、慢性肝炎、肝硬化及继发性肝功能失调，对酒精性脂肪肝、非酒精性脂肪肝均有治疗效果，还能预防胆结石复发，对妊娠高血压综合征、银屑病和放射综合征出现的肝脏损伤也可用此药治疗。

外源性必需磷脂在化学结构上与人体内源性磷脂一致，它可提供高能量、易吸收利用的磷脂，并含有大量不饱和脂肪酸，主要进入肝细胞，并以其完整的分子与肝细胞膜和细胞器膜相结合，保护肝细胞的结构及对磷脂有依赖性的酶系统，具有防止肝细胞坏死和纤维结构的增生，促进肝病康复的作用。必需磷脂还可有效地协调细胞功能，使脂肪代谢、合成蛋白质及解毒功能恢复正常，磷脂分子还可分泌到胆汁中，稳定胆汁的正常作用。

必需磷脂口服后，90% 在小肠被吸收，大部分被磷脂酶 A 分解为 1-酰基-溶血胆碱，50% 在肠黏膜再次酰化为多聚不饱和磷脂酰胆碱。后者通过淋巴循环进入血液，主要同肝的高密度脂蛋白结合。给药 6～12 小时，磷脂酰胆碱的平均血药浓度可达 20%，其中胆碱的半衰期达 66 小时，不饱和脂肪酸的半衰期是 32 小时，而每天在粪便中的排出率不超过 5%。由于该药吸收良好，在体内半衰期长，每天口服量不宜太大。超量服药不仅浪费，还可能使肝对该药产生依赖性，妨碍脂肪肝的正常康复。

本品注射液严禁用电解质溶液稀释，也不可与其他任何注射液混合注射。输液时可与 5% 葡萄糖注射液、10% 葡萄糖注射液或 5% 木糖醇注射液稀释，混合液的 pH 值不得低于 7.5，配制好的注射液如不能保持澄清,应禁止使用。口服药宜在餐中用足量温开水整粒吞服,绝不可咀嚼。

39. 什么是微生态制剂,用于治疗慢性肝炎和肝硬化有何特点

微生态制剂又称为微生态调节药,是有益于人体的正常微生物群成员或是促进人体正常生理物质制成的制剂,能有效调整人体肠道内正常菌群,保持不同微生物间的生态平衡,增进人体的健康状态。微生态制剂有益生菌、益生元和合生元,临床上最常用的是益生菌。

人体在正常情况下,肠道内细菌群的种类和数量是相对稳定的,并处于动态平衡状态。肝硬化患者经常发生肠道菌群失调,如厌氧菌(双歧杆菌、拟杆菌)减少,能致病的大肠埃希菌、外源致病菌、梭菌等增多,因而出现腹胀、腹泻、肝区不适等症状。微生态制剂能增加有益菌,减少有害菌,调节肠道内菌群的平衡。研究还发现,微生态制剂可恢复或增加腹腔内巨噬细胞的吞噬活性,促进巨噬细胞产生 γ-干扰素、β-干扰素、白介素 6 等细胞因子,增强人体免疫细胞吞噬病毒、细胞的免疫保卫功能。微生态制剂的益生菌还能通过糖类、糖蛋白,以及脂壁磷酸黏附于肠壁微绒毛的刷状缘和黏膜层,构成一层有益菌的菌膜屏障,并产生细胞外糖苷酶,降解上皮细胞上潜在致病菌和与内毒素结合受体的多糖,有效阻挠病原微生物在肠道内的寄生繁殖。因此,微生态制剂在慢性肝炎、肝硬化的治疗中,可发挥明确的辅助和对症治疗作用。特别是在改善肝硬化患者由于菌群紊乱引起的腹胀、腹泻、大便干结、肝区不适的症状方面疗效显著。对肠道微生物紊乱导致氨、硫醇等肠源性毒物产生和吸收增多而引发的肝性脑病有明显缓解作用,对自发性腹膜炎和内毒素血症均有良好的改善和辅助治疗效果。

益生菌是含有足够数量非致病性的特定活菌制剂,是补充人

体正常菌群的制剂,常被制成以双歧杆菌、乳酸杆菌为主的单剂或合剂,剂型有胶囊、片剂、口服液、颗粒剂,口服后能通过改善人体内黏膜表面的微生物菌群来保持肠道内微生态的稳定和平衡。有部分学者认为,乳酸菌素片是嗜酸乳杆菌的碎片,同样含有乳酸杆菌的组成成分、代谢产物和活菌的生理效应,但属死菌制剂,也应归属益生菌制剂。

益生元是一些不被人体消化吸收的食物寡聚糖类成分(主要包括乳果糖、低聚果糖、低聚木糖等低聚糖),但能帮助并明显促进结肠内双歧杆菌的活性,因此又被称为双歧因子。这些寡聚糖可被双歧杆菌发酵,发酵产物能促进自身生长而明显抑制病原菌的繁殖,纠正肠道内微生态菌群的紊乱,抑制肠道内腐败产物积聚,从而减少粪便中的臭味。合生元是益生菌与益生元的组合制剂,既可发挥益生菌活性,又可选择性地增加无毒正常菌的数量,使增生菌的作用更显著持久。乐托尔、双歧三联活菌(培菲康)、整肠生、丽珠肠乐都属益生菌制剂,也是肠道菌群的失调矫正药,在改善肝功能,降低丙氨酸氨基转移酶、天门冬氨酸氨基转移酶及内毒素水平,缓解肝硬化患者症状等方面,均能起到治疗作用。

口服乳果糖是防治肝硬化、肝性脑病的常用标准治疗药,乳果糖可使肠道内双歧杆菌培植,乳酸、醋酸分解后可改变肠道内酸度,使氨的吸收减少,明显降低血氨水平。临床上预防、治疗肝性脑病时常需将乳果糖与双歧三联活菌合用,2周后降血氨、降pH值定能取得显著效果。

肝硬化患者发生自发性腹膜炎,主要致病菌来自肠道革兰阴性细菌,服用益生菌可以平衡病原菌,防止病原菌增殖易位,减少自发性腹膜炎的发生。采用整肠生(地表芽孢杆菌制剂)4粒,每日3次,口服,10日后可明显达到以菌制菌的效果,对肝硬化腹腔积液并发腹膜炎者的腹泻、腹痛、发热,以及腹腔积液培养阳性率均起到抑制作用,还能明显减少内毒素血症的发生。肝硬化致肠道内菌群紊乱,清除肝内库普弗细胞毒物的能力下降,极易发生肠源性内毒素血症。双歧杆菌制剂能明显抑制肠道腐败菌的生长,使尿素酶细菌生产的内毒素明显减少且不被肠道吸收,从而降低肝硬化患者血液中的内毒素水平和血氨浓度。

应当注意的是,服用整肠生等微生态制剂时,应停用其他抗菌药物,活菌的微生态制剂应储存在2℃~8℃的冰箱内,切勿与50℃以上的水同服,以饭后服用为佳。大剂量服用微生态制剂可发生便秘。

40. 肝炎肝硬化患者如何抗病毒治疗

引起肝炎肝硬化的病因主要有乙型肝炎病毒及丙型肝炎病毒,通过抗病毒治疗,清除或长期抑制乙型或丙型肝炎病毒,是延缓肝硬化进展,减少肝癌发生的主要手段。

(1)干扰素是抗病毒的一线药物之一,但不是所有肝硬化患者都适合干扰素治疗。代偿期的肝炎肝硬化,患者依从性好,无禁忌证,可以使用干扰素进行抗病毒治疗,但需严密观察肝功能、血常规等指标,如出现明显的肝功能损害,白细胞、血小板严重降低,应及时减量,甚至停药。失代偿期肝硬化患者不宜使用干扰素治疗。

(2)核苷类药物是对乙型肝炎患者进行抗病毒治疗最常用的药物,目前临床应用于乙型肝炎病毒治疗的口服核苷类药物主要有拉米夫定、阿德福韦酯、替比夫定、恩替卡韦。长期服用此类药物可能会导致病毒变异,从而减低疗效,甚至导致无效。但上述4种药物变异位点各不相同,一旦出现病毒变异,可根据病毒变异位点情况,换用或联合应用上述药物治疗,以最大限度抑制病毒的复制。

(3)丙型肝炎标准抗病毒治疗方案是干扰素联合利巴韦林,对于标准治疗效果不理想的患者,单独或联合应用特异性丙型肝炎病毒复制抑制药物可能是治疗的新方向,这类抑制药包括丙型肝炎病毒蛋白酶抑制药、丙型肝炎病毒多聚酶抑制药、丙型肝炎病毒螺旋酶抑制药和丙型肝炎病毒内切酶位点抑制药。有研究表明,丙型肝炎病毒蛋白酶抑制药联合干扰素对接受干扰素单用或联合利巴韦林治疗无应答的患者是有效的。但是,丙型肝炎失代偿的肝硬化患者禁用干扰素加利巴韦林治疗。

41. 乙型肝炎、丙型肝炎肝硬化应如何抗纤维化治疗

乙型肝炎、丙型肝炎肝硬化的治疗是综合的,除针对病因的抗病毒治疗外,抗纤维化是阻止、延缓病情发展的重要手段。对乙型肝炎、丙型肝炎肝硬化进行抗纤维化治疗,可试用秋水仙碱、维生素 E、糖皮质激素、干扰素等。

(1)秋水仙碱:是一种抗微管药物,通过抑制微管胶原蛋白聚合,从而抑制胶原生成细胞分泌前胶原。体外研究表明,秋水仙碱能抑制炎症介质释放,运动实验也支持秋水仙碱有抗纤维化作用。但目前临床研究显示,其对肝纤维化患者的病死率无明显改善,故秋水仙碱作为抗肝纤维化药物用于临床尚需进一步研究。

(2)维生素 E:具有很强的抗氧化作用,对慢性肝炎造成肝细胞损伤有保护作用,还可延缓肝纤维化的发生和发展。

(3)糖皮质激素:地塞米松用于大鼠肝细胞培养可明显减少Ⅰ型胶原的信使核糖核酸,从而减少胶原合成。临床上曾用于慢性肝炎治疗,但因其长期应用不良反应大,现已不用于抗纤维化的临床治疗。

(4)干扰素:γ-干扰素可以抑制成纤维细胞的增殖、活化,抑制胶原成分的产生。α-干扰素可以降低肝内转化生长因子-β的水平,从而具有改善肝纤维化的作用。

(5)前列腺素类似物:动物实验表明,前列腺素类似物能减少纤维化及脂肪沉积,并能增加肝脏血流,改善膜流动性,抑制炎性因子的释放,可辅助用于慢性肝炎及肝硬化的治疗,但其抗纤维化的临床疗效尚待进一步深入研究。

(6)吡非尼酮:动物实验证实,吡非尼酮可阻断肝纤维化,表现为纤维化评分改善、组织胶原含量降低、α-平滑肌机动蛋白阳性

细胞减少等,同时伴有转化生长因子-β1表达下降、基质蛋白酶表达上调等。经小样本12周治疗丙型肝类肝硬化临床研究,使用吡非尼酮治疗前后比较,53％患者肝脏炎症指数改善,30％Ishak肝纤维化分期降低,60％脂肪变性好转。吡非尼酮治疗肝纤维化的疗效有待进一步临床研究。

(7)血管紧张素Ⅱ及其抑制物:动物实验发现,血管紧张素Ⅱ及其抑制物可通过抑制肝星状细胞的激活,减少转化生长因子-β1信使核糖核酸表达水平,减少细胞外基质的产生,但其抗纤维化的应用仍需进一步深入研究。

(8)中医中药抗纤维化治疗:中医学理论认为,肝纤维化及肝硬化属血瘀的范畴,中医采用活血化瘀、软坚散结等中医理论治疗肝纤维化及肝硬化有较好的疗效。在长期的临床实践中,人们不仅总结有众多的中药方剂,还研究出了诸如复方鳖甲软肝片、鳖甲煎丸、安络化纤丸等中成药,都具有一定的抗纤维化效果。中医中药在治疗肝纤维化方面有着很大的潜力。

(9)细胞因子及基因治疗:近年来,针对肝纤维化发展过程中有关细胞因子和信号传导通路的基因治疗的研究获得了一定的进展,但一些主要问题尚未解决,将基因治疗应用于临床尚需要进一步研究。

42. 什么是保肝药,作用机制有哪些

所谓保肝药是指能够促进人体代谢和肝脏代谢,对肝细胞损伤具有一定保护作用的药物,也是治疗各种肝病最常用的药物。保肝药的作用机制较为复杂,下面做一简要介绍。

临床常用的保肝药物有很多,根据其作用机制的不同可归纳为必需磷脂类(是细胞膜的重要组分,能促进肝细胞膜再生,协调磷脂和细胞膜功能,降低脂肪浸润),解毒类(可提供巯基或葡萄糖醛酸,增强解毒功能),抗炎类(有类激素作用),利胆类(可促进胆汁分泌和排泄,防止胆汁淤积),降酶类(能加强解毒能力,降低

丙氨酸氨基转移酶),维生素,辅酶类及生物制剂(能促进能量代谢,保持代谢所需各种酶的正常活性,促进肝细胞再生),同时有众多的单味中药及中成药,也具有较好的保肝作用。

肝脏炎症坏死及其所致的肝纤维化是乙型肝炎病情进展的主要病理学基础,应用保肝药的目的是有效控制肝组织炎症,减少肝细胞破坏和延缓肝纤维的发展。保肝药的作用机制主要是抗氧化应激、提供内源性保护因子、维持肝细胞膜的完整性、减轻肝细胞脂肪变性及坏死、减轻肝细胞间质变性反应、促进肝细胞再生和修复、促进胆汁分泌和排泄、促进肝脏解毒等。由于引起肝细胞损伤的病因有很多,因此在保肝治疗中,首先应去除病因,然后再保肝治疗,方能奏效。如慢性病毒性肝炎关键是抗病毒治疗,酒精性肝病首先应戒除饮酒,非酒精性脂肪肝应注重饮食和加强运动,药物性肝病则应立即停用有关或可疑的药物,并促进体内该药物的清除等。

43. 临床常用的保肝西药有哪些

(1)葡醛内酯:葡醛内酯是肝脏解毒的重要物质之一,进入机体后可与含有羟基或羧基的毒物结合,形成低毒或无毒结合物由尿排出,有保护肝脏及解毒作用。

(2)硫普罗宁:硫普罗宁是含巯基类化合物,对肝损伤具有保护作用,可促进肝糖原合成,加快乙醇和乙醛降解、排泄,防止三酰甘油堆积,具有解毒和促进肝细胞再生作用,同时还能促进重金属由体内经多种代谢途径排出。

(3)必需磷脂:必需磷脂从大豆中提取,含大量不饱和脂肪酸,可以修复受损伤的肝细胞膜和细胞器,增加膜的完整性、稳定性和流行性,使受损的肝功能和酶活性恢复正常。

(4)联苯双酯:联苯双酯是从中药五味子中提取的有效成分,可以说是中西医结合的产物,具有较强的降低肝炎患者血清丙氨酸转移酶的作用,不过停药后容易反弹。

(5)水飞蓟宾:水飞蓟宾是由植物水飞蓟果实中提取的一种黄酮类化合物,是中西医结合的成果。水飞蓟宾是肝细胞膜稳定剂,具有抗过氧化、保护及稳定肝细胞膜,改善肝功能等作用。

(6)熊去氧胆酸:熊去氧胆酸能降低胆汁中胆固醇及胆固醇酯的量,有利于结石中胆固醇的溶解,可促进胆汁分泌和排泄,防止胆汁淤积,并有一定的免疫调节作用。

(7)腺苷蛋氨酸:腺苷蛋氨酸是一种存在于人体组织和体液中的生理活性物质,可以促进结合胆红素的排泄,有利胆和护肝作用。

(8)甘草酸二胺:甘草酸二胺是从中药甘草中提取的有效成分,具有类似糖皮质激素的作用,能抗过敏、抗炎、保护肝细胞,同时还有免疫调节作用,是保护细胞膜、减轻肝细胞损伤最常用的药物之一。

(9)门冬氨酸钾镁:门冬氨酸钾镁是门冬氨酸钾盐和镁盐的混合物,门冬氨酸是体内草酰乙酸的前体,在三羧酸循环中起重要作用,能促进细胞代谢,维持其正常功能,对急性肝炎、慢性肝炎伴有胆红素血症的病例有较好的退黄作用。

(10)还原型谷胱甘肽:还原型谷胱甘肽通过巯基加速体内自由基的排泄,保持肝脏合成、解毒功能,促进胆汁代谢,激活三羧酸循环,促进蛋白质、脂肪和糖的代谢。

44. 临床常用的退黄疸西药有哪些

退黄疸是改善肝功能的一个方面,很多具有保肝、改善肝功能的西药和中药都具有退黄疸作用,临床常用的退黄疸西药主要有以下几种。

(1)1,4-丁二磺酸腺苷蛋氨酸:1,4-丁二磺酸腺苷蛋氨酸通过使质膜磷脂甲基化而调节肝脏细胞膜的流行性,而且通过转硫基反应可以促进解毒过程中硫化产物的合成,具有较好的防治肝内胆汁淤积作用,能消退黄疸,是治疗胆汁淤积和退黄疸的首选药物。

(2)N-乙酰半胱氨酸:N-乙酰半胱氨酸是还原性谷胱甘肽的

前体,其降低胆红素的机制可能与维持和恢复谷胱甘肽水平,以及改善血流动力学氧输送能力及改善微循环有关。常用于慢性肝炎、淤胆型肝炎、肝硬化等出现的高胆红素血症。

(3)熊去氧胆酸:熊去氧胆酸可促进内源性胆汁酸的分泌,并干扰胆汁酸和鹅去氧胆酸在小肠的吸收,从而降低血液中的胆盐,达到退黄的目的。常用于慢性肝炎、淤胆型肝炎、肝硬化、原发性胆汁性肝硬化及原发性硬化性胆管炎的治疗。

(4)门冬氨酸钾镁:门冬氨酸钾镁含有门冬氨酸、钾离子和镁离子,通过加速肝细胞内的三羧酸循环,提高细胞的能量代谢来降低血清胆红素。可用于治疗急性黄疸型肝炎,以及病毒性肝炎伴发的高胆红素血症。

(5)茴三硫:茴三硫能促进胆汁的排泄,改善肝脏的解毒功能。常用于治疗病毒性肝炎、肝硬化等。

(6)考来烯胺:考来烯胺主要通过阻碍胆汁酸的肠肝循环,降低胆汁酸和胆红素的含量,间接保护肝脏。主要用于治疗胆汁淤积性肝病。

(7)苯巴比妥:苯巴比妥是长效镇静催眠药,但能诱导二磷酸葡萄糖醛酸转移酶,促使胆红素的排泄,并通过诱导肝细胞内γ蛋白,加速肝红素的运输,以达到退黄的目的。但其对肝脏有一定的损害,临床可对顽固性黄疸患者短期使用,肝脏严重损伤者禁用。

45. 为什么乙型肝炎、丙型肝炎患者应慎用降酶药物

乙型肝炎、丙型肝炎等患者抽血化验丙氨酸氨基转移酶是最常见、最受关注的项目,不少患者常被反复升高的丙氨酸氨基转移酶搞得心烦意乱、坐卧不安。针对这一点,我国先后研制出不少有效降低血清丙氨酸氨基转移酶的制剂,使用后大多立竿见影,医生和患者心中都得到宽慰。其实,单纯起到降酶作用的药物存在不少问题,患者应慎重使用。一般检测的转氨酶包括血清

丙氨酸氨基转移酶和天门冬氨酸氨基转移酶两种，它们存在于体内许多器官，如肝脏、心脏等，当这些器官受损时，这些酶就会释放到血中，引起血清转氨酶升高。丙氨酸氨基转移酶升高只是一种现象，对人体并没有什么坏处。从理论上说，治疗乙型肝炎、丙型肝炎应采用抗病毒药物，完全可以不用降酶药物。但是，丙氨酸氨基转移酶数值升高明显，有时高出正常值几十倍，患者心中十分畏惧，有的患者丙氨酸氨基转移酶时高时低，心理压力很大，如果有什么药物能够迅速降低丙氨酸氨基转移酶，势必会减轻患者的心理压力，所以适时使用降酶药物也有一定可取性。但是，使用降酶药物一定要慎重，使用不当，反而不好。

(1)降酶药物可能会掩盖真实病情：不少降酶药物对于转氨酶能起到迅速的裂解作用，尤其是迅速降解血清中的丙氨酸氨基转移酶，但是对于其他酶类(如天门冬氨酸氨基转移酶、γ-谷氨酰转移酶)没有降低作用，证明其单纯的降酶药物作用很有限。仅丙氨酸氨基转移酶降低，根本不能证明病情好转了，相反，有可能掩盖了真实病情。不能只注意丙氨酸氨基转移酶的下降，而忽略了其他酶谱数值的变化。这种靠药物造成的表面上的丙氨酸氨基转移酶降低不能代表肝脏炎症活动的减轻，丙氨酸氨基转移酶活性受到抑制，不表示病情和炎症不存在了。

(2)丙氨酸氨基转移酶药物性降低未必是好事：相当多的患者在使用降酶药物后，丙氨酸氨基转移酶恢复至正常值，一些患者因此放弃了进一步的治疗，或长年累月靠使用降酶药物硬性抑制丙氨酸氨基转移酶，但在丙氨酸氨基转移酶保持正常的背后，乙型肝炎病毒、丙型肝炎病毒不断复制，肝脏实质受损日益加重，反映肝实质受损的指标，如γ-谷氨酰转移酶、胆碱酯酶、清蛋白等异常逐渐加重，病情越发严重。从这一点上说，降酶药物硬性将丙氨酸氨基转移酶降至正常，未必是好事。病情真正好转的标志是病毒得到抑制，包括丙氨酸氨基转移酶在内的所有肝脏酶谱都正常。

(3)国外不存在降酶药物之说：国外治疗乙型肝炎、丙型肝炎主要是抗病毒和调节免疫力,如通过抗病毒治疗,乙型肝炎病毒、丙型肝炎病毒被抑制或清除,机体免疫功能恢复正常,肝功能自然会恢复正常,也就不必使用单纯的降酶药物了。

如果使用降酶药物,要注意以下事项:使用降酶药物时应注意疗程,一般需要半年以上,丙氨酸氨基转移酶正常后,不能立刻停药,而应慢慢减量,维持用药一段时间。突然停药,很可能导致丙氨酸氨基转移酶的"反弹",而"反弹"后的丙氨酸氨基转移酶水平可能超过治疗前。使用降酶药物的同时,应根据患者的病情,酌情加抗病毒及免疫调节药,标本同治。观察肝功能时,不应仅观察丙氨酸氨基转移酶,而应全面考虑肝功能各项指标,以便联合治疗,全面解决问题。考虑到使用抗病毒治疗,最好先不要用降酶药,因为丙氨酸氨基转移酶水平升高 2~8 倍时,正是抗病毒治疗的好时机,如果过早使用降酶药物,会干扰病情判断,贻误治疗。我国使用的降酶药物有很多种,这些降酶药物不具备确切的直接抗病毒作用,目前主要用于对症处理。

46. 常用的免疫增强药有哪些,如何使用

具有增强免疫功能的药物有很多种,就治疗乙型肝炎来说,常用的免疫增强药主要有胸腺素、左旋咪唑、特异性免疫核糖核酸、转移因子、白细胞介素-2,以及中药类的云芝多糖、猪苓多糖等,下面予以简要介绍。

(1)胸腺素:胸腺素为从小牛或猪胸腺匀浆中提取的一种蛋白质和多肽,具有诱导 T 细胞成熟和调节成熟 T 细胞的功能。它能提高外周血淋巴细胞 E-玫瑰花结水平,调节免疫功能,增强机体免疫力,具有良好的抗感染作用,临床应用胸腺素可使乙型肝炎患者的丙氨酸氨基转移酶下降,并伴有其他肝功能的改善。胸腺素的用法通常是每次 4~10 毫升,每日或隔日 1 次,肌内注射;重型乙型肝炎患者可每次 10~20 毫升,加入 10% 葡萄糖注射液 500 毫升中,静脉滴注,每日 1 次。胸腺素一般无不良反应,偶有

皮疹、寒战及发热等。

(2)左旋咪唑:左旋咪唑是一种广谱驱虫药,1971年发现该药有免疫增强作用,它能增强T淋巴细胞对特异性抗体的反应性,促使T淋巴细胞转化增殖成为有免疫活性的T淋巴细胞,参与细胞免疫过程,当人体的T淋巴细胞和巨噬细胞功能降低时,用左旋咪唑后可将其功能恢复到正常水平,但对体液免疫无明显影响。左旋咪唑有片剂和涂布剂两种剂型,片剂的用法为每日100～150毫克,每周服用3日,停药4日,3～6个月为1个疗程;涂布剂的用法为每3～5日用药1次,每次取5毫升药液均匀涂在小腿或手臂皮肤表面,涂药面积越大越有利于吸收,涂药后保持24小时不洗去,6个月为1个疗程。左旋咪唑常见的不良反应有食欲缺乏、恶心、腹泻、皮疹、关节痛、发热等。使用涂布剂简便易行,且减少了不良反应。

(3)特异性免疫核糖核酸:特异性免疫核糖核酸能诱导机体产生干扰素,具有一定的抑制乙型肝炎病毒,使其抗原转阴,抗体形成的作用。特异性免疫核糖核酸的用法通常是每次2～4毫升,注射于腹股沟、腋窝淋巴结或周围皮下,每周3次,3～6个月为1个疗程。应用特异性免疫核糖核酸除个别病例可发生荨麻疹或出现头晕、耳鸣外,无其他严重不良反应。

(4)转移因子:转移因子有转移细胞免疫活性之效,其主要作用是将细胞免疫活性转移给受者,以提高后者的细胞免疫功能,同时还可促进单核巨噬细胞吞噬免疫复合物,提高单核细胞内环磷酸腺苷水平,产生趋化物质,诱导干扰素及其他生物活性物质的产生。转移因子的用法通常为每次4毫升,隔日1次,皮下注射,2～3个月为1个疗程。应用转移因子除注射局部有酸、胀、痛感外,个别病例有轻度风疹样皮疹、皮肤瘙痒,少数患者注射后有一过性发热反应。

(5)白细胞介素-2:白细胞介素-2具有调节免疫、抗病毒、抗肿瘤作用。乙型肝炎患者体内的白细胞介素-2水平明显低于正常人,应用该药可降低脱氧核糖核酸聚合酶活性,从而抑制乙型肝炎病毒的复制;还可促进机体对乙型肝炎病毒的免疫反应和增加感染肝细胞的溶解,但白细胞介素-2 并不能完全清除乙型肝炎病毒。白细胞介素-2 的用法通常为每次 15 微克,加入 10% 葡萄糖注射液 250 毫升中,静脉滴注,每日 1 次,3～4 周为 1 个疗程。白细胞介素-2 常见的不良反应有发热、寒战、厌食、乏力等。

(6)云芝多糖:云芝多糖具有促进人体细胞免疫功能的作用,同时还有一定的保肝作用。云芝多糖的用法通常是每次 1 克,每日 3 次,温开水送服。

(7)猪苓多糖:猪苓多糖可提高机体的细胞免疫功能,用药后淋巴细胞转化率显著上升,巨噬细胞的吞噬活力提高。猪苓多糖的用法通常是每次 40 毫克,每日 1 次,肌内注射,用 20 日停 10 日,可连续用 3 个月。

47. 为什么治疗乙型肝炎要慎用免疫增强药

清除乙型肝炎病毒是治疗乙型肝炎的根本之策,乙型肝炎病毒的彻底清除最终要通过机体的免疫系统发挥作用。由于人感染乙型肝炎病毒后,病毒通过一系列机制抑制机体的特异性免疫应答,因此在抗病毒治疗的同时常需联合增强或恢复体内特异性免疫的药物。当然,并不是所有乙型肝炎患者都需要应用免疫增强药,是否需要应视患者的病情谨慎做出选择。治疗乙型肝炎之所以要慎用免疫增强药,主要因为以下几点。

(1)免疫增强药是众多疾病治疗的辅助用药,多年来,大量的免疫增强药先后被用于治疗乙型肝炎。总的印象是这些免疫增强剂在提高患者细胞免疫功能方面虽已显示不同程度的有益作用,但在消除乙型肝炎病毒方面尚未见到确切持久的疗效,免疫增强药治疗乙型肝炎的疗效并不明显。

(2)免疫增强药一般价格昂贵,无法普遍使用,加之效果并不明显,许多患者最终花了冤枉钱。

(3)现在多主张免疫增强药和抗病毒药或其他保肝药物联合使

用,免疫增强药起辅助治疗作用,这样虽然是目前治疗乙型肝炎常用且较有效的方法,但价格不菲的抗病毒药加上价格昂贵的免疫增强药将使众多的乙型肝炎患者望而却步,毕竟脱离我国的国情。

使用免疫增强药必须因人而异,谨慎选用,必须对患者进行细致的化验检查,证实其免疫功能(细胞免疫)处于低下状态者,可初步列为免疫增强药治疗对象。乙型肝炎患者到底是不是处于细胞免疫功能低下状态,应该依据检查细胞免疫功能指标而定,这些指标包括 T 细胞功能,T 细胞花环试验,T 淋巴细胞亚群,淋巴细胞转化试验,细胞因子(白细胞介素、γ-干扰素等),天然杀伤细胞(NK)等。同时,要了解患者的经济状况,是否能承担一个完整疗程的治疗,万不可让患者为购药而债台高筑。因为要达到乙型肝炎的彻底治愈目前还不现实,现在的抗病毒药物也好,免疫增强药也好,都还不能彻底治愈乙型肝炎,治疗乙型肝炎还要少花钱、多办事。

48. 乙型肝炎"小三阳"是否要治疗

要了解乙型肝炎"小三阳"是否要治疗,首先要知道什么是乙型肝炎"小三阳"。乙型肝炎"小三阳"是指在乙型肝炎的"两对半"检查中,表面抗原、e 抗体和核心抗体 3 项阳性的患者。

乙型肝炎"小三阳"该不该治疗不能一概而论,要视具体情况而定。通常认为,乙型肝炎"小三阳"患者出现以下情况需要及时治疗:有明显的症状,如疲倦、食欲缺乏、腹胀、肝区不适等;肝功能反复波动,丙氨酸氨基转移酶、血清胆红素升高,白蛋白降低等;乙型肝炎病毒脱氧核糖核酸检查呈阳性者。其治疗原则是恢复肝功能、抗病毒和阻止肝纤维化。

乙型肝炎"小三阳"以下情况可以暂时不予治疗,但应注意自我调养,做到密切观察病情变化:身体没有明显不适,体力、食欲各方面和正常人一样;肝功能检查能长期保持正常;定期复查乙型肝炎病毒脱氧核糖核酸始终为阴性。这类患者应正确认识病情,保持健康的心态和良好的情绪,养成规律化的生活习惯,配合饮食调养等,提高机体抗病能力。

乙型肝炎"小三阳"患者定期复查肝功能和乙型肝炎病毒指标十分必要,通过检查可以了解病情是否稳定,是否在逐渐好转或恶化,以便及时制定或修改治疗方案。患者还应定期找正规医院的肝病专家了解自己的病情和有关知识,做到心中有数,避免人云亦云,这样才不会上当受骗,白花冤枉钱。

49. 治疗乙型肝炎只用保肝药行吗

确实有一部分乙型肝炎患者,认为只要坚持服用保肝药就可控制病情,其实治疗乙型肝炎只用保肝药是不行的,抗病毒治疗,彻底消除乙型肝炎病毒才是最根本的措施,保肝治疗只是综合治疗的一个方面。

治疗乙型肝炎只服用保肝降酶药、抗肝细胞损伤药,如联苯双酯、水飞蓟宾、甘草酸二胺、护肝片、肝复康等,可起到减轻肝脏炎症,保护肝细胞的作用,其降酶改善肝功能的效果显著,而且收效较快。但是,这些治疗属于治标不治本的性质,就好像烧火煮水的道理,病毒像燃火用的柴草,肝脏好像盛水的锅,炎症活动像是由于烧柴引起的水液沸腾,水液沸腾越盛,反映火越旺,同样道理,病毒活动越厉害,肝脏炎症也就越严重,保肝降酶治疗如同扬汤止沸,火烧旺了,便往上添水,水面一时平静了,但由于柴火依然燃烧,过不了多久水液就会再次沸腾,想让水液不再沸腾,只有釜底抽薪,断其柴草。乙型肝炎的治疗也是一样,其根本是要将乙型肝炎病毒消灭、清除。然而说起来容易做起来难,正规的乙型肝炎抗病毒治疗一个疗程通常需要耗时半年至 1 年,甚至更长的时间,其药费也较昂贵,并且这笔投入并非一次性的,有的患者可能需要进行几个疗程甚至更长时间用药,最令人遗憾的是无论花多少钱,治疗多少个疗程,直至目前其抗病毒的治疗效果并不令人满意。看起来,目前乙型肝炎的治疗,对经济条件难以承受的患者,继续采用保肝降酶等形式"扬汤止沸"也是权宜之计,而在经济条件许可的情况下,抗病毒治疗应当是首选方案。

50. 怎样正确判断乙型肝炎的治疗效果

治疗乙型肝炎的根本目的是彻底清除生存在肝组织及其他组织中和游离在血液中的乙型肝炎病毒,恢复由于病毒复制造成的肝组织损害。那么,怎样知道通过治疗是否达到以上目标了呢?最权威的指标是进行肝穿刺活组织检查,确认乙型肝炎治疗是否获得痊愈,但是通过肝穿刺方法来了解治疗效果的患者几乎没有,因为肝穿刺不但对肝组织有损伤,而且有一定的危险性。以上原因决定了乙肝炎治疗的效果难以真实、客观、准确地反映出来。

目前,判定乙型肝炎患者的治疗效果,通常是依靠患者的症状、体征,以及血液检查和影像学检查,其中肝功能检查和病毒学指标是最重要的。第一是了解患者用药后的症状和体征变化情况,症状和体征的减轻或消失通常是病情好转的表现,症状和体征的加重则常是病情加重的征象,当然这只是一般情况,也有症状和体征的变化与病情轻重不相符合者;第二是通过血液检查看肝功能恢复的情况,这是判断乙型肝炎患者治疗效果的最主要指标,肝功能的好转预示着病情的好转和减轻,肝功能的变差提示病情的加重;第三要看乙型肝炎病毒指标的变化情况,即所谓的乙型肝炎病毒复制是否减弱或转阴,这项指标对判断病情变化是十分重要的;第四是要通过影像学检查如 B 超、彩超、CT 等了解肝脏的形态变化情况,由于肝脏的形态改变是缓慢的,通常只作为判断病情变化的参考指标。

如果患者肝功能全面恢复正常,并长期保持稳定,加上乙型肝炎病毒复制指标阴转,可以认为治疗获得痊愈。从目前实际情况来看,治疗使患者症状和体征减轻消失、肝功能恢复正常(丙氨酸氨基转移酶、胆红素及蛋白等正常)相对容易,而使乙型肝炎病毒复制指标阴转相对较难,迄今为止尚无特效的转阴药物问世。

三、中药治疗肝病

1. 中医调治肝病的优势有哪些

在病毒性肝炎、酒精性肝病、脂肪肝、肝硬化、肝癌等肝病的治疗调养过程中,中医有很多的调治手段,在整体调治、消除自觉症状、改善肝功能、防治肝纤维化诸方面有一定优势,且无不良反应。

(1)强调整体观念和辨证论治:中医学认为,人是一个有机的整体,疾病的发生是机体正气与病邪相互作用、失去平衡的结果,病毒性肝炎、酒精性肝病、脂肪肝、肝硬化、肝癌等肝病也是如此,强调"正气存内,邪不可干",主张"扶正祛邪",整体调治,这样可充分调动各方面的积极性,恢复机体正常的生理功能。辨证论治是中医的精华所在,同样一种疾病,由于发病时间、地区,以及患者机体的反应性不同,或处于不同的发展阶段,所表现的证不同,因而治法也不一样,所谓"证同治亦同,证异治亦异"。切之临床,如乙型肝炎有急性、慢性、重型,以及肝炎后肝硬化等不同情况存在,辨证论治使治疗用药更具针对性,有助于提高临床疗效。

(2)具有丰富的调治手段:中医注重疾病的整体调治、非药物治疗和日常保健,有丰富的调治手段,除内服药、外用药、肌内注射药、静脉注射药外,还有针灸、按摩、拔罐,以及饮食调理、情志调节、起居调摄等调治方法。在重视药物治疗的同时,采取综合性的措施,配合以针灸、按摩、拔罐,以及饮食调理、情志调节、起居调摄等调治方法进行调治,以发挥综合治疗的优势,是促进肝病逐渐康复,防止病情反复的可靠方法,也是目前中医常用的治疗肝病的方法。

（3）消除自觉症状其疗效较佳：中药在调整机体各种功能，改善肝病患者自觉症状方面较西药有显著的优势。肝病患者可有右胁部疼痛不适、恶心厌油、纳差乏力、腹胀脘痞、目黄尿黄等诸多症状，根据辨证论治的原则，依其临床表现和发病机制的不同，分别采用疏肝解郁、清热利湿、健脾和胃等治疗法则选方用药进行治疗，可很快消除其自觉症状，疗效显著。

（4）改善肝功能明显优于西药：肝病患者肝功能时有波动，常不同程度地存在血清丙氨酸氨基转移酶、胆红素升高，护肝降酶可有效缓解肝病患者右胁部疼痛不适等症状，是阻止肝病继续发展，使之逐渐康复的重要一环，也是临床最常用的治疗肝病的方法之一。在护肝降酶方面，中药较西药有明显的优势，临床常用的护肝降酶药如田基黄注射液、护肝片、肝复康丸等，都是中药制剂。

（5）抗肝纤维化中药有其优势：肝脏纤维化是肝炎病理过程中的一部分，是急性肝炎向慢性肝炎、慢性肝炎向肝硬化发展的必然过程，采用抗纤维化疗法，阻止肝纤维化形成，对治疗肝炎和防治肝炎向肝硬化发展有重要意义。秋水仙碱、青霉胺等是西医抗纤维化的主药，虽有一定的抗肝纤维化作用，但由于其疗效不稳定、不良反应较大等原因，临床较少使用。相比之下，具有活血化瘀、软坚散结作用的中药，其改善微循环、回缩肝脾、抗肝纤维化、防治肝硬化的功效显著，且无明显不良反应，所以临床中肝纤维化和肝硬化主要用中医药进行治疗，抗肝纤维化也是中医的优势所在。

（6）不良反应少：病毒性肝炎、酒精性肝病、脂肪肝、肝硬化、肝癌等肝病的治疗起效慢，用药时间长，西药多有不良反应，长期应用不仅易出现不良反应，且时有耐药发生。相比之下，中药不良反应很少，不容易产生耐药，便于长期应用。

2. 治疗肝病常用的单味中药有哪些

（1）茵陈：茵陈为菊科多年生草本植物茵陈蒿的全草，味苦，性微寒，具有清利湿热，利胆退黄的作用，主要用于湿热蕴结之黄疸,也用于治疗湿温、湿疹、淋证,热郁胸膈之心烦失眠,以及消渴、目赤肿痛、咽喉疼痛、呕血、衄血、尿血、热毒疮疡等。

作为清热利湿退黄的良药,茵陈不仅能护肝降酶、利胆退黄,改善或消除胁痛口苦、纳差腹胀、目黄尿黄等症状的效果也较显著,是治疗肝病尤其是肝炎最常用的中药之一。无论是急性肝炎、慢性肝炎,还是重型肝炎、淤胆型肝炎、肝硬化、酒精性肝病、脂肪肝、肝癌等患者,只要有湿热之病理机制存在,均可选择茵陈。茵陈的用法为每次 10～30 克,水煎服。应当注意的是,蓄血发黄及血虚萎黄者慎用,脾胃虚寒、食少便溏者不宜用。

现代研究表明,茵陈含有茵陈烃、茵陈酮、叶酸等成分,具有保肝利胆、抗菌消炎、降血压、降血脂等作用。茵陈及其组成的方剂在肝胆疾病中疗效确切,尤以利胆退黄、清热作用为著。茵陈能扩张胆管,加速胆汁分泌与排泄,帮助消化,促进脂溶性维生素A、维生素 D、维生素 E、维生素 K 的吸收,改善肝内微循环,抑制肝炎病毒,防止肝细胞坏死,促进肝细胞再生。

(2)大黄:大黄为蓼科多年生草本植物掌叶大黄等的根及根茎,味苦,性寒,具有泻下攻积,清热泻火解毒,凉血止血,活血化瘀等作用。作为清热泻火解毒攻下之佳品,大黄常用于胃肠实热所致的急性便秘、慢性便秘或习惯性便秘,热积便秘兼高热,神昏谵语,惊厥发狂,津液不足者;也用于下痢赤白及实火上炎所致的呕血,衄血,目赤肿痛,口舌生疮等病症。此外,也用于治疗瘀血引起的产后腹痛,血瘀经闭,跌打损伤,肝胆湿热之口苦,黄疸,胁痛等。大黄的用法为每次 5～10 克,水煎服。大黄苦寒,易伤胃气,脾胃虚弱者慎用;其性沉降,且善活血祛瘀,妇女妊娠、月经期、哺乳期应忌用。

现代研究表明,大黄含有大黄酸、大黄酚、大黄素、没食子酸、鞣质等多种成分,具有保肝、泻下、利胆、抗菌、止血、改善微循环、调节免疫功能,以及收敛止泻、健胃、降血压、降血脂、抗肿瘤、利尿等作用。可促进肝细胞再生,改善微循环,抗乙型、丙型肝炎病毒,对急性肝炎、慢性肝炎、重型肝炎、上消化道出血、高热神昏、肝性脑病等,均有治疗作用。大黄是治疗肝炎常用中药之一,在急性黄疸型肝炎、重型肝炎,以及慢性肝炎、淤胆型肝炎、肝硬化并发肝性脑病有湿热存在的患者中,中药治疗都少不了用大黄,常用方剂有茵陈蒿汤、黄连解毒汤等。

(3)田基黄:田基黄又名地耳草,为金丝桃科一年生草本植物田基黄的全草,味苦,性平,具有利湿退黄,清热解毒、活血消肿等作用。适用于治疗湿热黄疸、肺痈、肠痈、湿疹,以及跌打损伤、毒蛇咬伤等。田基黄的用法每次 15～30 克,水煎服,鲜品加倍。

现代研究表明,田基黄具有修复肝脏病理损伤、保护肝细胞、利胆退黄、降低丙氨酸氨基转移酶等多种作用,对急性肝炎、慢性肝炎、重型肝炎均有治疗作用,尤其适宜于急性黄疸型肝炎患者。田基黄是民间治疗黄疸型肝炎的常用中药,单用有效,与其他药物配伍应用效果更好。以田基黄为原料制成的田基黄注射液是临床常用的治疗急性肝炎、慢性肝炎的针剂之一。

(4)柴胡:柴胡为伞形科多年生草本植物柴胡和狭叶柴胡的根或全草,味苦、辛,性微寒,具有疏散退热,疏肝解郁,升阳举陷之功效,是临床最常用的天然中药之一。适用于治疗邪在半表半里的寒热往来证,肝气郁结所致的胸胁胀痛、月经不调及痛经等,还用于外感发热、气虚下陷、久泻脱肛、内脏下垂等。柴胡的用法为每次 3～10 克,水煎服。柴胡性升散,古人有"柴胡劫肝阴"之说,若肝阳上亢、肝风内动、阴虚火旺及气机上逆者忌用或慎用。

现代研究表明,柴胡含有 α-菠菜甾醇、春福寿草醇、柴胡苷、挥发油等成分。具有保肝利胆,抗病毒,增强免疫功能,抗肿瘤及解热,镇静,镇痛,抗炎,抗疟等作用。现在广泛应用于上呼吸道感染、肺炎、急性肝炎、慢性肝炎、急性胰腺炎、急性胆囊炎、慢性胆囊炎、流行性腮腺炎、高脂血症等疾病的治疗。柴胡能促进肝脏蛋白质的合成,增加肝糖原,促进肝细胞再生。柴胡为中医治疗肝胆疾病常用的中药,对多种原因引起的肝功能障碍有一定的治疗作用,能使血清丙氨酸氨基转移酶降低,组织损害减轻,肝功能恢复正常。柴胡治疗肝病适用于中医辨证属肝胆湿热型、肝郁脾虚型、肝郁气滞型、肝胃失和型、气滞血瘀型等多种证型的患者,能有效改善胁痛、口苦、纳差、腹胀等症状,不论是急性肝炎、慢性肝炎、肝硬化,还是重型肝炎、淤胆型肝炎、酒精性肝病、脂肪肝、肝癌,只要有上述病理机制存在,均可应用柴胡。

(5)虎杖:虎杖为蓼科多年生草本植物虎杖的根和根茎,味苦,性寒,具有利胆退黄,清热解毒,活血祛瘀,祛痰止咳之功效。适用于肝胆湿热所致的黄疸,湿热淋浊带下,血瘀经闭、痛经,跌打损伤,痈肿疮毒,毒蛇咬伤,肺热咳嗽,热结便秘,风湿关节疼痛及烧伤、烫伤等。虎杖的用法为每次 10～30 克,水煎服。孕妇忌服。

现代研究表明,虎杖含有虎杖苷、大黄素、白藜芦醇苷、阴阳莲Ⅳ和黄酮等成分。具有保肝利胆,抗病毒,抗菌,收敛消炎及止血,泻下,止咳,祛痰,平喘,降血糖,抗肿瘤等作用。现在广泛应用于急性肝炎、慢性肝炎、肝硬化、胆囊炎、胆石症、急性气管炎、慢性气管炎、肺炎、烧伤、跌打损伤、闭经、毒蛇咬伤、风湿性关节炎等的治疗。药理实验证明,虎杖煎剂能通过促进肝细胞的修复、再生及减轻炎症等,使肝功能恢复,黄疸消退。虎杖用于肝病主要取其利胆退黄、清热解毒、活血祛瘀之功效。适用于中医辨证属肝胆湿热之患者,对伴有黄疸者疗效尤佳,而脾肾阳虚、脾虚便溏者不宜用虎杖。

(6)黄芪:黄芪为豆科多年生草本植物黄芪的根,味甘,性微温,具有补气升阳,益卫固表,利水消肿,托疮生肌等作用。适用于脾胃气虚及中气下陷诸证,肺气虚及表虚自汗、气虚外感诸证,气虚水湿失运的水肿,小便不利,气血不足,疮疡内陷脓成不溃或溃久不敛,以及气虚血亏的面色萎黄,神倦脉虚,气虚不能摄血的便血、崩漏,气虚血滞不行的痹痛、肢体麻木或半身不遂,气虚津亏的消渴等病症。黄芪的用法一般为每次 10～30 克,水煎服。

应当注意的是,凡表实邪盛,内有积滞,阴虚阳亢等,均不宜用。

黄芪是最常用的中药,乃补气药的代表,历代名医对黄芪的临床效用均推崇备至。传统名方中以黄芪为主药且疗效显著者甚众,现在广泛应用于感冒、病毒性肝炎、肝硬化、冠心病、高血压、脑血栓形成、胃炎、免疫性疾病、慢性感染等疾病。黄芪含有苷类、多糖、氨基酸、维生素P、微量元素等成分。具有增强机体免疫功能,利尿,抗衰老,保肝,降血压等作用,能促进机体代谢,保护心血管系统,促进造血功能。黄芪对肝炎病毒并无明显的灭活作用,但对病毒引起的细胞病变有一定的抑制作用,能保护肝细胞、促进肝细胞再生和蛋白质更新,增强机体免疫功能,黄芪的补气扶正作用与增强和调节机体免疫功能,提高机体抗病能力,维持机体内环境的平衡密切相关,而促进蛋白质的更新则是黄芪扶正作用的另一重要方面。

(7)薏苡仁:薏苡仁又称苡仁,为禾本科草本植物薏苡仁的成熟种仁,是传统的药食两用佳品,味甘、淡,性微寒,具有利水渗湿,健脾,除痹,清热排脓之功效。适用于脾胃虚弱之纳差便溏,脾虚泄泻,湿热淋证,小便不利,水肿脚气,风湿痹证、湿痹拘挛及肺痈,肠痈等。薏苡仁的用法为每次10～30克,水煎服。

现代研究表明,薏苡仁含有薏苡仁油、薏苡仁酯、脂肪酸、氨基酸等多种成分。具有增强机体免疫功能,抗肿瘤,抗菌及解热,镇痛,镇静,改善消化功能等作用。薏苡仁益气健脾而不助湿热,除湿而不助燥,清热而不耗阴,药性平和,为清补利湿的要药。本品在病毒性肝炎、酒精性肝病、脂肪肝、肝硬化、肝癌等肝病的治疗中应用较多,不仅用于脾胃虚弱、脾胃阳虚诸证,也用于脾虚湿盛证、脾虚湿热证,对于脾虚水停及湿热壅滞之肝硬化腹腔积液、肝癌、酒精性肝病常用之。由于其有渗利作用,实热证及阴虚火旺无湿之患者不宜用。

(8)败酱草:败酱草为败酱科多年生草本植物黄花败酱、白花败酱的带根全草,味辛、苦,性微寒,具有清热解毒,消痈排脓,祛瘀止痛等功效。适用于肠痈腹痛,肺痈吐脓,痈肿疮毒及血滞胸腹疼痛,痛经等。败酱草的用法为每次 6～15 克,水煎服。

现代研究表明,败酱草含有齐墩果酸等多种有效成分,对葡萄球菌、链球菌有抑制作用,有抗病毒作用,能促进肝细胞再生,防止肝细胞变性,疏通门静脉,改善微循环,防止纤维化,同时还有降酶、降絮等功效。败酱草用于治疗肝炎,不论是急、慢性乙型肝炎,还是重型乙型肝炎、淤胆型乙型肝炎,只要有热毒和瘀滞存在,均可根据病情选用;同时还可用于酒精性肝病、脂肪肝、肝硬化等肝病患者。

(9)板蓝根:板蓝根为十字花科植物马蓝的根茎及根,味苦,性寒,具有清热解毒,凉血利咽之功效。适宜于治疗时行热病,热入营血,高热神昏及热毒发斑,丹毒,痄腮,痈肿疮毒,衄血,呕血等证,也用于心胃实火上炎所致的喉痹肿痛、大头瘟、口舌生疮等热毒之证。板蓝根的用法为每次 10～15 克,水煎服。

现代研究表明,板蓝根含有靛苷、靛蓝、靛玉红、菘蓝苷 B 等成分。具有抗病毒,抗细菌,调节免疫功能等多种作用。板蓝根为治疗急性肝炎的常用药物,其煎剂、糖浆剂、冲剂及注射剂都曾有报道,能较快消除症状,促进肝功能恢复。板蓝根在急性肝炎、慢性肝炎、重型肝炎、淤胆型肝炎的治疗中均有应用,与其他药物配合治疗重型肝炎引起的高热、神昏、皮下出血效果良好。应当注意的是,板蓝根治疗肝炎适用于热毒炽盛及肝胆湿热证,而脾胃虚寒、阴黄者不宜用。

(10)人参:人参为五加科多年生草本植物人参的根,味甘、微苦,性微温,具有大补元气,补脾益肺,生津,安神之功效。适用于气虚欲脱,气短神疲,脉微欲绝的危重症候;肺气虚弱的气短喘促,懒言声微,脉虚自汗;脾气不足之倦怠乏力,食少便溏;热病气津两伤之身热口渴,消渴;气血亏虚之心悸失眠、健忘、头晕等病症。人参的用法为每次 5～10 克,水煎服。应注意人参反藜芦,畏五灵脂。

现代研究表明,人参含有多种人参苷、挥发油、多种糖类及维生素等成分,不仅是临床常用的中药之一,也是常用的滋补品。人参能增加肝脏代谢各种酶的活性,增强肝内的物质代谢,不仅对肝内酶系、脂质、蛋白质代谢有作用,还具有抗肝损伤、加快解毒及提高免疫功能的作用。从人参根中提取的人参多糖可以改善慢性肝病患者乏力、食欲缺乏、肝区疼痛、腹胀等症状,降低血清丙氨酸氨基转移酶。慢性肝炎多因细胞免疫缺陷或不全而导致体液免疫失调,人参具有调整或改善机体的免疫功能,增强机体抗病毒能力的作用。人参用于治疗肝病,适宜于久病体虚,免疫功能低下的慢性肝炎,肝硬化及酒精性肝病,脂肪肝,肝癌等患者,对中医辨证属脾胃气虚、气阴两虚、气血不足者疗效尤好。对于重型肝炎出现正气欲脱、邪毒内陷者,也可根据病情选用。

(11)栀子:栀子为茜草科常绿灌木栀子的成熟果实,味苦,性寒,具有泻火除烦,清热利湿,凉血解毒,消肿止痛之功效。适用于热病心烦,躁扰不宁,高热烦躁,神昏谵语;郁证之郁闷不舒,脘腹作胀,心烦失眠;血热妄行所致的呕血,衄血,尿血及湿热黄疸,热淋,目赤肿痛,疮疡肿毒,外伤肿痛等。栀子的用法为每次 3～10 克,水煎服。

现代研究表明,栀子含有栀子素、栀子苷、去羟栀子苷和藏红花素、藏红花酸、熊果酸、鞣质、果胶等成分。有保肝利胆,抗菌,解热镇痛,镇静,降血压,止血及抗惊厥等作用。现在广泛应用于急性肝炎、慢性肝炎、胆囊炎、高血压、神经衰弱、脑动脉硬化、脑外伤后综合征、脑卒中、高热神昏、跌打损伤、各种出血等病症的治疗。栀子可降低血中胆红素,促进胆汁分泌,降低血清丙氨酸氨基转移酶,有利于肝功能的恢复,临床上用于治疗肝胆疾病引起的黄疸及肝功能异常疗效显著。栀子是临床常用的治疗肝病的中药之一,不论是急性肝炎、慢性肝炎,还是重型肝炎、淤胆型肝炎、肝硬化、酒精性肝病、脂肪肝、肝癌,大凡只要有湿热壅盛及热毒炽盛病理机制者均可应用。应当注意的是,栀子苦寒伤胃,脾虚便溏者不宜用。

(12)五味子:五味子为木兰科多年生落叶藤本植物五味子或中华五味子的成熟果实,味酸、甘,性温,具有敛肺滋肾,生津敛汗,涩精止泻,宁心安神等作用。适用于气虚津伤所致的体倦汗多,气短心悸,口干,消渴,气虚咳嗽,肺虚咳喘;肺肾不足之咳喘,寒饮咳喘;心阴不足,心失所养所致的心悸怔忡,失眠健忘及体虚自汗,盗汗,遗精,尿频,久泄不止等滑脱不固的症候。五味子的用法为每次 3～6 克,水煎服。

五味子含有联苯环烯类物质、挥发油、有机酸、维生素 A、维生素 E,以及多糖等成分。大量临床及实验研究表明,五味子可减轻中毒性肝损伤的物质代谢障碍,轻度增加肝糖原,减轻肝细胞变性,以及减轻中毒致病因子对肝细胞线粒体和溶酶体的破坏,五味子乙素、五味子丙素等五味子的有效成分能明显减轻四氯化碳所致实验动物的肝损伤,降低丙氨酸氨基转移酶,保护肝细胞。五味子在临床上应用于降低各种肝病血清丙氨酸氨基转移酶升高的疗效不仅确切,而且显著。临床中应用五味子治疗肝病主要取其改善肝功能、降低丙氨酸氨基转移酶的作用,不论是急性肝炎、慢性肝炎、重型肝炎、淤胆型肝炎,还是肝硬化、酒精性肝病、脂肪肝、肝癌等患者,只要有肝功能异常、丙氨酸氨基转移酶升高,都可用五味子治疗。由于停药后反跳率较高,应注意逐步减药,直至停用。

(13)丹参:丹参为唇形科多年生草本植物丹参的根及根茎,味苦,性微寒,具有活血祛瘀,凉血消肿,养血安神,调经止痛等作用。丹参活血化瘀的功效甚佳,且兼能养血,有"丹参一味,功同四物"(当归、地黄、川芎、芍药组成之四物汤)之说。适用于妇女月经不调,痛经,经闭,产后瘀滞腹痛;血瘀之心痛,脘腹疼痛,癥瘕积聚,风湿痹痛;心血不足之心烦失眠及肝郁胁痛,恶疮肿毒等。丹参的用法为每次 5～15 克,水煎服。应当注意的是,丹参反藜芦。

现代研究表明,丹参含有丹参酮、隐丹参酮、二氢丹参酮、原儿茶醛、原儿茶酸、丹参素、维生素 E 等成分。能扩张血管,改善微循环,降低血压,保肝降酶,抗肝纤维化,调节免疫功能,抗肿瘤;同时,还有抗凝,抗炎,降血脂等作用。丹参是应用频率较高的中药之一,近年来广泛应用于高血压、缺血性脑血管病、冠心病、脑动脉硬化、病毒性心肌炎、慢性肝炎、肝硬化,以及支气管哮喘、慢性肺源性心脏病等的治疗。丹参也是临床治疗肝病最常用的中药,大量临床观察表明,丹参用于治疗急性肝炎、慢性肝炎、肝硬化、酒精性肝病、脂肪肝、肝癌等肝病,可保肝降酶,软缩肝脾,改善蛋白质代谢,提高免疫功能,抗肝纤维化。

(14)冬虫夏草:冬虫夏草为麦角菌科真菌冬虫夏草寄生在蝙蝠蛾科昆虫幼虫上的子座及幼虫尸体的复合体,味甘,性平,具有益肾壮阳,补肺平喘,止血化痰之功效。古代医家称冬虫夏草为"诸虚百损至灵之品"。适用于肾虚阳痿,遗精,腰膝酸痛;肺气虚或肺肾两虚之久咳虚喘,劳嗽痰血及病后体虚不复,自汗畏寒,神疲少食等。冬虫夏草既可单用研末服,又可煎汤或炖服,水煎服一般每次 5~10 克。

现代研究表明,冬虫夏草含有多种氨基酸成分及多种矿物质,有调节免疫功能的作用,使机体清除肝炎病毒的能力增强,并能改善肝功能,降低丙氨酸氨基转移酶,抑制 γ-球蛋白,提高白蛋白,纠正白蛋白/球蛋白比例倒置。冬虫夏草不仅可用于慢性肝炎、肝硬化及乙型肝炎表面抗原携带者的治疗,对酒精性肝病、脂肪肝、肝癌等肝病也有治疗作用,其中对中医辨证属脾肾阳虚之患者尤为适宜。由于冬虫夏草价格昂贵,一般研末服或制成中成药服用,较少入煎剂。

(15)穿山甲:穿山甲为鲮鲤科穿山甲的鳞片,味咸,性微寒,具有活血消癥,通经下乳,消肿排脓的作用。适用于治疗经闭,乳汁不下,癥瘕痞块,痈疽肿毒、瘰疬及风湿痹痛,外伤出血等。穿山甲的用法为每次 3~10 克,水煎服;也可研末吞服,每次 1~1.5 克。

现代研究表明,穿山甲有升高白细胞的作用,能改善肝脏微循环,回缩肝脾,阻止肝硬化的发生。穿山甲主要用于慢性肝炎及肝硬化致肝脾大、脾功能亢进者,同时也可用于酒精性肝病、脂肪肝、肝癌等,对中医辨证属于血瘀证者尤为适宜,单用有效,与其他药物配伍疗效显著。

(16)白术:白术为菊科多年生草本植物白术的根茎,味甘、苦,性温,具有补气健脾,燥湿利水,固表止汗,安胎之功效。适用于脾胃气虚,运化无力所致的纳差食少,便溏腹泻,脘腹胀满,倦怠乏力;脾虚水停之痰饮,水肿,小便不利;脾虚气弱之胎动不安及表虚自汗,风痰眩晕,中风,疟疾等病症。白术的用法为每次10～15克,水煎服。

白术含有挥发油,油中主要成分为苍术醇和苍术酮,并含有维生素 A、胡萝卜素、甾醇、三萜酯等物质。具有增强免疫功能,抗肝损伤,抗肿瘤,强壮,利尿及镇静,抗凝血,降血糖和促进胃肠道分泌等作用。作为补脾益气的要药,白术是临床最常用的中药之一,广泛应用于高血压、神经衰弱、胎动不安、内耳眩晕症、白细胞减少症、肝炎、肝硬化腹腔积液、老年性便秘、中风等多种疾病的治疗。白术治疗肝病多取其健脾燥湿的功效,不仅可用于中医辨证属脾胃虚弱、脾肾阳虚、气血虚弱、脾虚湿盛、脾虚湿热之患者,也可用于治疗肝硬化腹腔积液中医辨证属脾虚水停者。对于肝病的治疗,早在张仲景《金匮要略》中就有"见肝之病,知肝传脾,当先实脾"之说。验之临床,在急性肝炎、慢性肝炎、肝硬化、酒精性肝病、脂肪肝、肝癌等肝病出现脾胃虚弱所致的食少,倦怠乏力,腹胀,泄泻,痞满等症状及病机变化中有"传脾"之可能时,均常应用白术进行调治,白术乃治疗肝病常用的天然药物之一。

(17)三七:三七为五加科多年生草本植物三七的根,味甘、微苦,性温,具有化瘀止血,活血定痛之功效。三七止血通脉行瘀,有"止血之神药"之说,可用于治疗呕血、衄血、崩漏等各种出血性疾病,对兼有瘀滞肿痛者尤为适宜,亦用于瘀血阻滞疼痛,跌打损伤等。近年来,以其活血化瘀之功,用于治疗冠心病心绞痛、缺血性脑血管病、脑出血后遗症、慢性肝炎等多种疾病,均取得了较好的疗效。三七的用法为每次 1～3 克,研末吞服;也可每次 3～10 克,水煎服。

现代研究表明,三七中含有三七皂苷、黄酮苷、槲皮素、槲皮苷、β-谷甾醇等成分。具有抗肝损伤,利胆退黄,改善微循环,抗肝纤维化、抗肿瘤,调节免疫功能,止血,降血压,利尿及抗炎等作用。三七对急性肝损伤有明显的治疗作用,能显著降低四氯化碳所致肝损害之血清丙氨酸氨基转移酶,并使肝细胞质空泡变性及坏死减轻,对肝细胞再生也有促进作用。近年来,根据活血化瘀的治则应用三七治疗急性肝炎、慢性肝炎、肝硬化、酒精性肝病、脂肪肝、肝癌等肝病,均取得了一定效果。

(18)山药:山药为薯蓣科植物薯蓣的块茎,为药食两用之品,味甘,性平,具有健脾胃,益精气,安神志之功效。山药有很好的补虚功能,且药性平和,补而不伤脾胃,补虚方中多用之。对身体虚弱,气阴两虚,肾气亏损,脾胃虚弱等症候,均有一定的治疗作用。山药的用法为每次 10～30 克,水煎服。

现代研究表明,山药含有淀粉、糖类、蛋白质、多种氨基酸、胆碱、皂苷、维生素 C、多酚氧化酶、淀粉酶、碘、磷、钙等成分。山药能防止肝脏和肾脏中结缔组织的萎缩,预防结缔组织病的发生;山药的黏蛋白质在体内水解为有滋养作用的蛋白和糖类。常吃山药能给机体提供肝细胞修复和再生所需的营养物质,有助于改善肝功能。山药用于治疗急性肝炎、慢性肝炎、肝硬化、酒精性肝病、脂肪肝、肝癌等肝病,适宜于出现脾虚泄泻、纳呆腹胀等症状的患者,其改善自觉症状的作用显著。

(19)当归:当归为伞形科多年生草本植物当归的根,味甘、辛,性温,具有补血活血,调经止痛,润肠通便之功效。当归为临床最常用的补血药,大凡血虚失养所致之病症均可应用,常用于血虚所致的头晕目眩,心悸倦怠,血虚腹痛,阴虚血少的肠燥便秘,以及月经不调、闭经、痛经、跌打损伤、风湿痹痛、疮痈肿痛、高血压、心绞痛、急性肝炎、慢性肝炎、脑血栓、血栓闭塞性脉管炎等病症。当归的用法为每次 5～15 克,水煎服。

现代研究表明,当归含有当归酮、藁本内脂、阿魏酸、腺嘌呤、当归多糖、多种氨基酸、维生素 A、维生素 E、维生素 B_{12} 等成分。具有增强免疫功能,促进血红蛋白及红细胞生成,抗心肌缺血,扩张血管,降低血压和血脂,抗血小板聚集,改善微循环,抗血栓形成,以及保肝、镇静、镇痛、抗炎、抗缺氧等作用。据临床及动物实验观察,当归可改善肝内血流量,有保护肝细胞、防止肝糖原减少、促进肝细胞再生、促进肝细胞合成蛋白质等作用,对急性肝炎、慢性肝炎、肝硬化、酒精性肝病、脂肪肝等均有治疗作用。当归治疗肝病主要取其补血活血之功,适用于气血虚弱及有瘀血之征者。

(20)赤芍:赤芍为毛茛科多年生草本植物芍药或川赤芍的根,味苦,性微寒,具有清热凉血,散瘀止痛之功效。适用于温热病热入血分所致的身热,舌绛,斑疹;血热妄行之呕血、衄血及经闭,跌打损伤,疮痈肿痛,目赤翳障,瘀血腹痛,腹内结块等。赤芍的用法为每次 6～15 克,水煎服。注意其反藜芦。

现代研究表明,赤芍含有多种苷类,如芍药苷、苯甲酰芍药苷、羟基芍药苷、芍药新苷,以及胡萝卜苷等。此外,还含有赤芍精、挥发油、脂肪油、鞣质、没食子酸等。具有保肝,抗肝炎病毒,抗炎,抗病原微生物及解热,镇静,降血压,抗肿瘤,抗溃疡,调节免疫功能等作用。近年来,主要用于急性肝炎、慢性肝炎、重型肝炎、肝硬化、酒精性肝病、脂肪肝、肝癌、阻塞性肺气肿、硬皮病、结节病、红斑狼疮、子宫肌瘤、宫外孕、高血压、冠心病、中风等疾病的治疗。赤芍中含有的芍药苷具有较好的解痉作用,可抑制血液中血栓素 B_2 的合成,使肝脏微循环得到改善,不仅有利于黄疸的消退,还可促进肝脏病变的恢复。

(21)白芍:白芍为毛茛科多年生草本植物芍药的根,味苦、酸、甘,性微寒,具有平肝止痛,敛阴止汗,养血调经之功效。适用于肝阴不足、肝气不疏或肝阳偏亢所致的头痛,眩晕,胁肋疼痛,脘腹四肢拘挛作痛;血虚或阴虚有热之月经不调,崩漏及阴虚盗汗,营卫不和的表虚自汗等。白芍的用法为每次 10～15 克,水煎服。应注意白芍反藜芦。

作为敛阴养血、平肝止痛之良药,白芍为临床最常用的中药之一。现代研究表明,白芍含有芍药苷、羟基芍药苷、芍药内酯苷、苯甲酰芍药苷及苯甲酸、鞣质、挥发油、脂肪油、糖类、黏液质、蛋白质、牡丹酚和三萜类化合物等成分,具有镇静,镇痛,降血压,抗惊厥,扩张血管及抗炎,保肝,抑制血小板聚集,抗血栓形成,抗氧化及氧化损伤等作用。白芍治疗肝病主要取其滋阴养血敛阴、平肝柔肝、缓急止痛之功,以缓肝气之恣横,使其和柔,而解胸胁胀痛之症,适用于急性肝炎、慢性肝炎、肝硬化、酒精性肝病、脂肪肝、肝癌等患者,对于出现肝肾阴虚、阴虚火旺、阴血亏虚、肝郁气滞及肝胃不和病理机制者尤为适宜。临床研究表明,白芍对胃肠平滑肌有不同程度的松弛作用,对肝病出现的右胁部疼痛、腹痛有明显缓解作用。

(22)甘草:甘草为豆科多年生草本植物甘草的根及根茎,味甘,性平,具有益气补中,清热解毒,祛痰止咳,缓急止痛,调和药性之功效。适用于多种气虚证,如心悸怔忡、脉结代、脾胃虚弱、倦怠乏力。因其有广泛的解毒作用,也用于药物、食物中毒。此外,还用于痈疽疮疡,咽喉肿痛及多种气喘咳嗽,腹中挛急疼痛,并能缓和某些药物峻烈之性。甘草的用法为每次 3～10 克,水煎服。应注意甘草反大戟、甘遂、芫花、海藻。

现代研究表明,甘草含有三萜苷类、黄酮类、阿魏酸、多种氨基酸、β-谷甾醇、糖类、生物素等成分。具有抗肝损伤,抗肝纤维化,抗病毒,解毒,降血脂,抗过敏,抗肿瘤,抗心律失常,抗消化性溃疡,祛痰镇咳及糖皮质激素样作用等多种功效。药理研究表明,甘草有明显的保护作用,可使肝脏变性和坏死显著减轻,肝细胞内糖原及核糖核酸恢复,血清丙氨酸氨基转移酶活性下降。甘草的有效成分甘草酸具有促进肝细胞再生的作用,并能抑制肝纤维组织增生,降低肝硬化的发生率,对减少肝脏间质的炎症反应也有明显作用。根据甘草能"解百毒"的作用,甘草在中药复方中随处可见,在治疗急性肝炎、慢性肝炎、酒精性肝病、脂肪肝、肝硬化、肝癌等肝病的方剂中更是不可缺少。甘草虽然毒性小,但久服较大剂量甘草可引起水肿。在治疗肝病中,服用甘草停药后血清丙氨酸氨基转移酶有反跳现象,在临床中也应注意。

3. 治疗肝病著名的方剂有哪些

(1)一贯煎(《柳州医话》)

组成:北沙参、麦冬、当归各 10 克,生地黄 30 克,枸杞子 12 克,川楝子 5 克。

用法:每日 1 剂,水煎分早晚服。

功效:滋养肝肾,疏肝理气。

主治:肝肾阴虚,肝气不疏。症见胸脘胁痛,吞酸口苦,咽干口燥,舌红少津,脉细弱或虚弦。

方解:方中以重用生地黄为主,滋阴养血以补肝肾;辅以沙参、麦冬、当归、枸杞子益阴而柔肝,合主药滋阴养血生津以柔肝;更配少量川楝子,性虽苦燥,但配入大量甘寒养阴药中,则不嫌其伤津,反能疏泄肝气,为佐使药。诸药合用,使肝阴得养,肝气条达,则胸脘胁痛、吞酸口苦等症状自除。

按语:本方以胸脘胁痛,吞酸口苦,舌红少津,脉弦细或虚弦为辨证要点。现在常用本方根据辨证加减治疗慢性胃炎、胃溃疡、妊娠高血压综合征、神经衰弱、肋间神经痛、慢性湿疹、荨麻疹、皮肤瘙痒症等,也可用于治疗慢性肝炎、肝硬化、脂肪肝、酒精性肝病等出现肝肾阴虚、肝气不疏病理机制的患者。

(2)逍遥散(《太平惠民和剂局方》)

组成:柴胡、当归、白芍、白术、茯苓各 30 克,炙甘草 15 克。

用法：上药共为细末，每次 6～9 克，加煨姜、薄荷少许，煎汤温服。亦可为汤剂水煎服，各药用量按原方比例酌情增减。丸剂每次 6～9 克，日服 2 次。

功效：疏肝解郁，健脾养血。

主治：肝郁血虚所致的两胁作痛，头痛目眩，口燥咽干，神疲食少，寒热往来，月经不调，乳房作胀，舌质淡红，脉弦而虚。

方解：本方为调和肝脾之名方。方中柴胡疏肝解郁，当归、白芍养血柔肝，尤其当归之芳香可以行气，味甘可以缓急，更是肝郁血虚之要药，上述三药配合，补肝体而助肝用，共为主药。配伍入脾之茯苓、白术为辅，健脾去湿，以达补中理脾之用，使运化有权，气血有源。加入少许薄荷、生姜共为佐药，温胃和中，助柴胡以散肝郁。炙甘草为使者，益气补中，缓肝之急，助健脾并调和诸药。如此配伍，使肝郁得解，血虚得养，脾虚得补，气血兼顾，肝脾并治，立法全面，用药周到，故为调和肝脾之常用方剂。

按语：本方以两胁作痛，头痛目眩，神疲食少，或月经不调，或乳房作胀，脉虚弦为辨证要点。现在常用本方根据辨证加减治疗慢性胆囊炎、胆石症、慢性结肠炎、绝经期综合征、月经不调、痛经、乳腺增生病、神经衰弱、阳痿、视神经萎缩、男性乳房发育症等，也可用于治疗急性无黄疸型肝炎中医辨证属肝气郁滞型，以及慢性肝炎、肝硬化、脂肪肝、酒精性肝病等出现肝郁脾虚型病理机制者。

（3）茵陈蒿汤（《伤寒论》）

组成：茵陈 30 克，栀子 15 克，大黄 10 克。

用法：每日 1 剂，水煎取汁分早晚服。

功效：清热利湿退黄。

主治：湿热黄疸。症见一身面目俱黄，黄色鲜明如橘子色，发热，腹微满，口中渴，小便短赤，舌质红，苔黄腻，脉滑数或沉实。

方解：本方为治湿热黄疸之名方。方中重用茵陈为主药，以其最善清热利湿退黄；辅以栀子清热降火，通利三焦，引湿热自小便而出;佐以大黄泄热逐瘀,通利大便,导瘀热由大便而下。纵观全方,茵陈配栀子,可使湿热从小便而出;茵陈配大黄,可使瘀热从大便而解。总之,三药合用,能泄肝胆,利三焦,通腑浊,清利降泄,引湿热由二便而去,使邪有出路,则黄疸自除。《伤寒论》用本方治瘀热发黄,《金匮要略》用本方治谷疸,其病因皆缘于湿热交蒸,热不得外越,湿热熏蒸肝胆,致使胆液外泄肌肤所致,故证同治亦同。

按语:本方以一身面目俱黄,黄色鲜明,小便黄赤,脘痞腹胀,舌质红,苔黄腻为辨证要点。现在常用本方根据辨证加减治疗胆囊炎、胆石症、钩端螺旋体病,也可用于治疗急性黄疸型肝炎中医辨证属于阳黄热重于湿,以及重型肝炎湿热疫毒炽盛的患者,对于急性无黄疸型肝炎的湿郁化热证、慢性肝炎、脂肪肝、酒精性肝病的肝胆湿热证也可根据情况选用。现代药理研究证实,本方具有明显的利胆退黄、改善肝功能的作用,可使血清胆汁酸、胆脂质含量改变,减轻肝细胞的肿胀、变性和坏死,促进肝细胞再生,使血清丙氨酸氨基转移酶活力下降。应当注意的是,本方药性寒凉,寒湿黄疸(阴黄)不宜用。方中大黄用作攻下者宜后下,用作行瘀热者宜共煎。

(4)小柴胡汤(《伤寒论》)

组成:柴胡 12 克,黄芩、人参、半夏、生姜各 9 克,炙甘草 6 克,大枣 4 枚。

用法:每日 1 剂,水煎取汁分早晚服。

功效:和解少阳。

主治:少阳病。症见往来寒热,胸胁苦满,默默不欲饮食,心烦喜呕,口苦咽干,舌苔薄白,脉弦,或妇女伤寒,热入血室及疟疾,黄疸等杂病见少阳证者。

方解:本方为和解少阳之主方。方中柴胡为主药,清解少阳之邪,并疏畅气机之瘀滞;黄芩为辅,协助柴胡以清少阳之邪热,二药合用,使其达到和解清热的目的。配伍人参、半夏、生姜、大枣为佐,意在补中扶正,和胃降逆,杜绝邪气全入太阴而成虚寒;炙甘草为使,既能调和诸药,又可相助扶正。诸药合用,升降协调,疏利三焦,调达上下,宣通内外,和畅气机,共成和解少阳,补中扶正,和胃降逆之功。

按语:本方以往来寒热,胸胁苦满,不欲饮食,心烦喜呕,口苦咽干,脉弦为辨证要点,只要抓住其中一二个主症便可应用,不必诸症悉俱。现在常用本方根据辨证加减治疗感冒、扁桃体炎、肠伤寒、败血症、支气管炎、胸膜炎、胆管感染、肋间神经痛、神经衰弱、妊娠恶阻、慢性胃炎等。也可用于治疗慢性肝炎、脂肪肝、酒精性肝病出现肝胃不和病理机制的患者,对于急性肝炎、肝硬化出现肝胃不和病理机制者,也可根据情况选用。现代药理研究证实,本方具有抗炎、解热、保肝、利胆、抗癫痫、抗癌、调节免疫功能、调整胃肠功能,以及改善动脉硬化等多种作用。

(5)鳖甲煎丸(《金匮要略》)

组成:鳖甲、赤硝各90克,乌扇、黄芩、鼠妇、干姜、大黄、桂枝、石韦、厚朴、瞿麦、紫葳、阿胶各22.5克,柴胡、蜣螂各45克,白芍、牡丹皮、䗪虫各37克,蜂巢30克,桃仁15克,人参、半夏、葶苈子各7.5克。

用法:取伏龙肝1 500克,黄酒5 000毫升,浸灰内过滤取汁,煎鳖甲成胶状,其余22味共为细末,将鳖甲胶放入炼蜜中和匀为小丸,每服3克,每日3次。现有中成药,用法为每次3克,每日3次,口服。

功效:行气活血,祛湿化痰,软坚消癥。

主治:疟疾日久不愈,胁下痞硬成块,结成疟母,以及癥积结于胁下,推之不移,腹中疼痛,肌肉消瘦,饮食减少,时有寒热,妇女月经闭止等。

方解:方中鳖甲煎(即黄酒经伏龙肝过滤,煮鳖甲烂如胶漆)为主药,取鳖甲入肝软坚化癥,伏龙肝消癥祛积,黄酒活血通经,三者混为一体,共奏活血化瘀,软坚消癥之效。复以赤硝、大黄、蜃虫、蜣螂、鼠妇攻逐之品，以助破血消癥之力。柴胡、黄芩、白芍和少阳而疏肝气；厚朴、乌扇、葶苈子、半夏行郁而消痰癖；干姜、桂枝温中，与黄芩相伍，辛开苦降而调解寒热；人参、阿胶补气养血而扶正气；桃仁、牡丹皮、紫葳、蜂巢活血化瘀而去干血；瞿麦、石韦利水祛湿。诸药合用，乃攻补兼施，寒温并用之剂，对疟母内结、癥瘕积聚有攻不伤正、气畅血行、癥积内消之功。

按语：本方以腹部癥积，按之坚硬或不痛为辨证要点。现在常用本方治疗肝硬化、肝脾大、原发性肝癌、腹腔肿瘤等，长期服用对肝硬化、肝脾大有较好的疗效。应当注意的是，体虚者慎用，孕妇忌用。

（6）龙胆泻肝汤（《医方集解》）

组成：生地黄、木通、车前子、栀子、黄芩各9克，当归3克，泽泻12克，龙胆草、柴胡、生甘草各6克。

用法：水煎服。也可制成丸剂，每次6～9克，每日2次，温开水送服。

功效：泻肝胆实火，清三焦湿热。

主治：肝胆实火上炎之头痛、眩晕、目赤肿痛、耳聋耳肿、胁痛口苦，肝经湿热下注之小便淋涩作痛、阴肿阴痒、妇女带下及湿热黄疸，舌红，脉弦数。

方解：方中龙胆草既能泻肝胆实火，又能除下焦湿热，是主药；黄芩、栀子助主药泻肝胆实火；泽泻、木通、车前子助主药清利湿热；配生地黄、当归滋养阴血，甘草和中解毒，又能防止龙胆草、黄芩等苦寒伤胃；佐柴胡疏达肝气。本方乃苦寒直折，泻肝火而清利下焦湿热之剂。

按语：本方以头晕目赤胁痛，口苦尿赤，舌红，脉弦数为辨证要点。现在常用本方根据辨证加减治疗急性肾盂肾炎、膀胱炎、神经衰弱、高血压、上消化道出血、急性胆囊炎、急性阑尾炎、急性前列腺炎、带状疱疹、阴囊湿疹等，也可用于治疗急性黄疸型肝炎、慢性肝炎，以及脂肪肝、酒精性肝病中医辨证属肝胆湿热型的患者。本方药多苦寒,易伤脾胃,中病即止,不宜久服。近年来发现,龙胆泻肝汤可引起肾损害,这也是应当注意的。

(7)半夏泻心汤(《伤寒论》)

组成:半夏9克,黄芩、干姜、人参、炙甘草各6克,黄连3克,大枣4枚。

用法:每日1剂,水煎取汁分早晚服。

功效:和胃降逆,开结除痞。

主治:寒热互结,胃气不和,心下痞满,干呕或呕吐,肠鸣下痢,舌苔薄黄而腻,脉弦数。

方解:方中半夏和胃消痞,降逆止呕,为主药;痞因寒热错杂,气机痞塞而成,故用黄连、黄芩苦寒降泻除其热,干姜、半夏辛温开结散其寒;佐以人参、甘草、大枣甘温益气,以补脾胃之虚,而复其升降之职。七味相配,寒热并用,辛开苦降,补气和中,自然邪去正复,气得升降,诸症悉平。

按语:本方以心下痞满,呕吐,下痢,舌苔薄黄而腻为辨证要点。现在常用本方根据辨证加减治疗慢性胃炎、消化性溃疡、上消化道出血、十二指肠壅滞症、胃神经官能症、急性肠炎、慢性结肠炎、慢性肝炎、早期肝硬化、脂肪肝、酒精性肝病、妊娠恶阻、梅尼埃病等,也可用于治疗中医辨证出现肝胃不和、寒热错杂病理机制之患者。胃痛者,加川楝子、延胡索、丹参;反酸者,加海螵蛸、煅瓦楞子;嗳气者,加旋覆花、代赭石;呕吐频作者,加生姜、竹茹。

(8)黄连解毒汤(《外台秘要》)

组成:黄连3～9克,黄芩、黄柏各6克,栀子9克。

用法:每日1剂,水煎取汁分早晚服。

功效:泻火解毒。

主治:三焦热盛。症见大热烦躁,口燥咽干,错语不眠,或热病呕血、衄血,或热甚发斑,身热下痢,湿热黄疸及外科痈肿疔毒,小便黄赤,舌红苔黄,脉数有力。

方解:方用黄连为主药,以泻心火,兼泻中焦之火;黄芩清肺热,泻上焦之火,黄柏泻下焦之火,栀子通泻三焦之火,导热下行,共为辅助药。四药合用,苦寒直折,使火邪祛而热毒解,大凡火毒上逆、外越而生之诸症,用之皆可除之。

按语:本方以大热烦躁,错语不眠,吐衄发斑,下痢,黄疸,舌红苔黄,脉数有力为辨证要点。现在常用本方根据辨证加减治疗流行性脑脊髓膜炎、乙型脑炎、钩端螺旋体病、尿路感染、胆管感染、肺炎、肠炎、痢疾、败血症、丹毒、脓疱疮等,也可用于治疗急性黄疸型肝炎、重型肝炎热毒炽盛的患者,对酒精性肝病、慢性肝炎急性发作,以及肝硬化出现热毒炽盛病理机制者,也可根据情况选用。本方为大苦大寒之剂,久服易伤脾胃,若非实热之证不可轻投。

(9)甘露消毒丹(《温热经纬》)

组成:滑石(水飞)450克,绵茵陈320克,淡黄芩300克,石菖蒲180克,川贝母、木通各150克,藿香、射干、连翘、薄荷、白豆蔻各120克。

用法:上药共为末,每次10~15克,温开水送服;或用神曲制成糊丸,每次6~9克,每日服2~3次。亦可为汤剂水煎服,用量按原方比例酌减。

功效:利湿化浊,清热解毒。

主治:湿温时疫,邪在气分,湿热并重。症见发热身困,胸闷腹胀,无汗而烦,身目发黄,或有汗而热不退,尿赤便秘,或大便泻而不畅,或咽喉肿痛,舌苔黄腻或厚腻。

方解:方中重用飞滑石、绵茵陈、淡黄芩三药为主药,其中飞滑石清热利湿而解暑,绵茵陈清热利湿而退黄,淡黄芩清热燥湿、泻火解毒,三药相伍,清热利湿,各擅其长。以石菖蒲、藿香、白豆蔻、木通为辅药,石菖蒲、藿香避秽和中,宣湿浊之壅滞,白豆蔻芳香悦脾,令气畅而湿行,木通清利湿热,导湿热从小便而去。佐以连翘清热解毒,射干、贝母、薄荷解毒利咽,散结消肿。诸药配合,使壅遏之湿热毒邪不独清利渗泄，且可芳香化浊，湿祛热清，气机调和，则诸症自除。

按语：本方以发热倦怠，口渴尿赤，或有黄疸，舌苔白腻或微黄为辨证要点。现在常用本方根据辨证加减治疗肠伤寒、胆囊炎、钩端螺旋体病等，也可用于治疗肝病适用于急性黄疸型肝炎、急性无黄疸型肝炎湿热并重的患者，在慢性肝炎、重型肝炎、酒精性肝病、脂肪肝、肝硬化中出现湿热蕴结病理机制者，也可根据情况选用。

(10)大黄䗪虫丸（《金匮要略》）

组成：大黄、干地黄各 300 克，黄芩、桃仁、杏仁、虻虫、水蛭、蛴螬各 60 克，甘草 90 克，白芍 120 克，干漆、䗪虫各 30 克。

用法：上药共为细末，炼蜜为丸，每丸重 3 克。每次 1 丸，每日 2 次，温开水送服。

功效：祛瘀生新。

主治：五劳虚极，形体羸瘦，腹满不能饮食，肌肤甲错，两目黯黑等。

方解：方中大黄逐瘀攻下，并能凉血清热；䗪虫攻下积血，共为主药。桃仁、干漆、蛴螬、水蛭、虻虫助主药以活血通络，攻逐瘀血，共为辅药。黄芩配大黄以清瘀热；杏仁配桃仁以润燥结，且能破血降气，与活血攻下药配伍则有利于祛瘀血；干地黄、白芍养血滋阴，共为佐药。甘草和中补虚，调和诸药，以缓和诸破血药过于峻猛伤正，为使药。诸药合用，祛瘀血，清瘀热，滋阴血，润燥结。

按语：本方以肌肤甲错，形体羸瘦，两目黯黑，面色萎黄，舌有瘀斑为辨证要点。现在常用本方治疗肝炎、肝硬化、肝癌、肝脾大、慢性粒细胞性白血病、肺癌、再生障碍性贫血、血小板减少性紫癜、脑梗死、慢性肾炎、长期低热、高脂血症、闭经、子宫肌瘤、乳腺增生等。治肝硬化可合乌鸡白凤丸，治肝癌可配阿魏膏外用等。现代药理研究证实，本方具有抗菌消炎、降脂保肝、降低血液黏度、溶解血栓、改善肢体末梢循环、防治肠粘连等多种作用。应当注意的是,体虚无积者慎用,孕妇忌服。

4. 中医是怎样辨证治疗急性黄疸型肝炎的

辨证论治是中医的特色和优势,辨证分型治疗是中医治疗肝炎的主要方法。急性黄疸型肝炎属中医学"黄疸"的范畴,根据发病机制和临床表现的不同,中医学通常将其分为湿热兼表型、热重于湿型、湿重于热型,以及寒湿困脾型(阴黄)4种基本证型进行辨证治疗。当然,随着病情的变化,各型之间是可以互相转化的。

(1)湿热兼表型

主症:发热恶寒,头痛身楚,身困疲乏,身目俱黄,小便色黄如浓茶,恶心呕吐,纳差厌油,腹上区及右胁部胀满不适,舌质淡红,苔薄白或黄腻,脉浮数或浮弦。

治则:解表清热,祛湿利胆。

方药:麻黄连翘赤小豆汤加减。连翘、虎杖、滑石各15克,杏仁10克,赤小豆、茵陈各24克,郁金、藿香、赤芍、麦芽各12克,薄荷9克,砂仁、麻黄、白豆蔻仁、甘草各6克,大枣6枚。

方解:《金匮要略·黄疸病脉证并治》篇中说:"诸病黄家,但利其小便,假令脉浮,当以汗解之。"《伤寒论》中则有"伤寒瘀热在里,身必黄,麻黄连翘赤小豆汤主之"的论述。方中麻黄、薄荷、杏仁辛散表邪,宣发郁热;连翘、赤小豆、茵陈、滑石、虎杖内清湿热,通利小便;藿香、白豆蔻仁芳香化湿,麦芽、砂仁醒脾健胃,郁金、赤芍活血化瘀,大枣补气益胃,甘草调和诸药。如此表里宣通,湿热有外泄之路,表解里和,其病可愈。

用法:每日1剂,水煎服。

注意:此型患者见于急性黄疸型肝炎发病的初期,有表证存在,经治疗表证已解,解表药应及时撤去,用药要根据病机的变化而调整,做到"观其脉证,知犯何逆,随证治之"。此类患者在早期还应注意卧床休息,以配合治疗。注意饮食的调理对此类患者也相当重要,因其消化功能减退,多有恶心呕吐、纳差腹胀等症状,所以饮食宜清淡易消化，忌食肥腻之品，在用药中还应注意配合醒脾开胃之药，如砂仁、麦芽、山楂等，以改善脾胃功能，增进食欲，使营养有源，有利于疾病康复。

(2)热重于湿型

主症：身目俱黄，其色鲜明，发热口渴，心中懊恼，恶心呕吐，纳差厌油，右胁胀痛而拒按，脘腹胀满，小便黄赤、短少，大便秘结，舌质红，苔黄腻或黄糙，脉弦数或滑数。

治则：清热利湿，通便退黄。

方药：茵陈蒿汤加味。茵陈30克，大黄、栀子、郁金、竹茹、川楝子、茯苓、柴胡、龙胆草、麦芽各12克，虎杖、赤芍、滑石、白芍、车前子、连翘各15克，甘草6克，大枣6枚。

方解：方中茵陈味苦微寒，入肝、脾、膀胱经，为清热利湿退黄的要药，用量宜偏重；栀子有清泄三焦湿热之功效，栀子配茵陈可导热下行，从小便而出；大黄有降泄胃肠瘀热之效，茵陈配大黄使瘀热从大便而解。三药均味苦性寒，合用乃《伤寒论》之茵陈蒿汤方，具有强大的清热、利湿、通便、退黄作用，故为本方之主药。虎杖、连翘清热解毒；滑石、龙胆草、车前子、茯苓渗利湿邪，使湿热分消；郁金、川楝子、柴胡、白芍疏肝理气，柔肝止痛；赤芍活血化瘀，竹茹、麦芽消食开胃和中，甘草调和诸药。合而用之，共成清热利湿，通便退黄之剂，使热清、湿除、黄退、胃和、痛止，则病自除。

用法：每日1剂，水煎服。

注意：对热重于湿型急性黄疸型肝炎患者，在应用大黄、栀子等苦寒药时，要随时注意热的程度和变化，如苦寒太过或日久失治，可转为湿重于热或寒湿偏胜，甚至成为阴黄。此型患者与重型肝炎在临床表现上有诸多相似之处，且个别患者可向重型肝炎转化，所以应时刻注意病情的变化，注意"急黄"的发生，及时调整治疗方案。急性黄疸型肝炎热重于湿型患者不仅热毒较盛，还不同程度地有瘀血阻滞的病理机制存在，注意适当加入解毒药、活血化瘀药,可缩短病程,提高疗效。

(3)湿重于热型

主症:身目俱黄,其色稍暗,无发热或身热不扬,头重身困,神疲倦怠,胸脘痞满,恶心厌油,纳差腹胀,口黏不渴,大便溏稀不爽,舌质淡红,舌苔厚腻微黄,脉濡缓或濡数。

治则:利湿化浊,佐以清热。

方药:茵陈五苓散加味。茵陈18克,茯苓、白术、薏苡仁各15克,泽泻、郁金、龙胆草、猪苓、藿香、滑石、连翘、建神曲、厚朴各12克,川楝子10克,木通、薄荷各9克,白豆蔻仁、甘草各6克,大枣6枚。

方解:方中用茵陈、龙胆草、滑石、木通清热利湿退黄,猪苓、茯苓、薏苡仁、泽泻淡渗利湿,白术健脾燥湿,使湿从小便而去;配以藿香、白豆蔻仁、薄荷芳香化浊,宣利气机;川楝子、厚朴疏调气机,连翘、郁金清热解毒,建神曲和胃安中,甘草、大枣补益中气,调和诸药。上药合用,使浊化湿祛热清,中焦气机畅通,则诸症状自除。

用法:每日1剂,水煎服。

注意:本型患者湿浊阻滞,湿重于热,因"湿性重浊黏腻,不宜速去",且清热易助湿,利湿常生热,所以治疗取效多较慢,临床中应注意善于守方,缓图以功。急性肝炎尤其是急性乙型肝炎和急性丙型肝炎,常有慢性化的趋势,如何阻止急性病毒性肝炎向慢性肝炎发展,一直是困扰于医务界的一道难题。大量临床研究表明,在中医辨证治疗的基础上注意加用对肝炎病毒有抑制作用的清热解毒药,以及增强免疫功能的中药,适当延长其治疗用药时间,可减少慢性化的发生。

(4)寒湿困脾型(阴黄)

主症:身目发黄,色泽晦暗,形寒肢冷,右胁部疼痛不适,纳差脘痞,口淡不渴,大便溏薄,小便色黄,舌质淡,舌体胖,苔白滑,脉沉缓无力。

治则:健脾和胃,温化寒湿。

方药:茵陈术附汤加味。茵陈、茯苓、白术各15克,泽泻、建神曲、厚朴、郁金、猪苓各 12 克,青皮、附子、干姜各 9 克,砂仁、白豆蔻仁、甘草各 6 克,大枣 6 枚。

方解:方中茵陈、附子并用,以温化寒湿退黄;白术、干姜、甘草健脾温中,茯苓、泽泻、猪苓健脾利湿,郁金、青皮疏肝利胆,白豆蔻仁、砂仁、建神曲、厚朴行气化浊健胃,大枣益气养中。诸药配合,使寒湿祛,脾胃和,中焦功能恢复正常,则黄疸、腹胀等症状自除。

用法:每日 1 剂,水煎服。

注意:虽然寒湿困脾型患者以寒湿困阻中焦为主要病理机制,也不可过用温燥之品,以防助阳生火,变生他证。在辨证用药的同时注意适当加入清热解毒之药,如连翘、郁金、栀子等,有助于症状的改善和肝功能的恢复。本型患者胃脘胀满不适、纳差等中焦脾胃症状较为突出,容易误诊为湿阻、痞满等脾胃病,临证应详加辨证,以防误诊。茵栀黄注射液、清开灵注射液等中成药对绝大多数急性黄疸型肝炎疗效显著,但其功能多为清热解毒、利胆退黄,对于寒湿型患者并不适宜。

5. 中医是怎样辨证治疗急性无黄疸型肝炎的

急性无黄疸型肝炎属中医学"胁痛、痞证"等的范畴,根据发病机制和临床表现的不同,通常将其分为湿困脾胃型、湿郁化热型、肝气郁滞型三种基本证型进行辨证治疗。

(1)湿困脾胃型

主症:头昏身重,神疲倦怠,恶寒发热,身热不扬,低热,或不发热,口黏腻不思饮水,纳差恶心,脘痞腹胀,右胁部不适或隐痛,大便溏薄,小便稍黄,舌质淡红,舌苔白腻,脉滑或濡。

治则:清热利湿,理脾和胃。

方药:三仁汤加减。茵陈、滑石各 18 克,薏苡仁、白术各 15 克,泽泻、白花蛇舌草、郁金、赤芍、杏仁、建神曲各 12 克,厚朴 10 克,半夏、藿香各 9 克,白豆蔻仁、木通、砂仁、甘草各 6 克,大枣 6 枚。

方解：方中杏仁宣通上焦肺气，白豆蔻仁开中焦之湿滞，薏苡仁利下焦之湿热，这三味药乃三仁汤之主药，配半夏、厚朴辅助杏仁、白豆蔻仁宣通上、中二焦，滑石、木通辅助薏苡仁清利下焦湿热，合而用之，组成三仁汤以宣通三焦气机，使留恋于气分的湿热上下分消而解。茵陈、藿香、白术、泽泻清热利湿健脾，透表化浊；郁金、赤芍、活血化瘀，理气止痛；滑石、甘草使湿热从小便而去，白花蛇舌草清利湿热疫毒，建神曲、大枣益中气和胃气。诸药配合，可宣通三焦气机，祛除机体内之湿热浊邪，恢复脾胃正常的生理功能，促使肝之疏通畅达，而治愈疾病。

用法：每日1剂，水煎服。

注意：湿困脾胃型患者与中医学的"湿温"相似，其治疗以清热利湿化浊为重，但由于湿浊之邪易伤及脾胃，困阻清阳，所以在用药时还应注意调理脾胃，宣畅气机。此类患者治疗往往取效较慢，病程较长，在治疗中要善于守方，坚持用药，不能操之过急。尽管急性无黄疸型肝炎从中医辨证的角度来看有诸多证型存在，其治疗的方法也各不一样，但将其概括起来不外"病初多湿热，中期失疏泄，后期易脾虚，早期重清利，中期需疏泄，后期调肝脾，苦寒当适度，邪去正不虚"。

（2）湿郁化热型

主症：肢体困倦，心中烦热，胃脘胀满，口苦纳呆，恶心厌油，右胁部疼痛，头痛头昏，失眠多梦，急躁，大便干，小便黄，舌质红，苔黄腻，脉弦滑稍数。

治则：清热利湿解毒，疏肝健脾开胃。

方药：茵陈蒿汤加味。茵陈24克，丹参、赤芍、白术各15克，栀子、龙胆草、茯苓、滑石、柴胡、泽泻各12克，厚朴10克，紫草9克，白豆蔻仁、半夏、大黄、砂仁、甘草各6克，大枣6枚。

方解：方中茵陈、栀子、大黄乃《伤寒论》茵陈蒿汤方，为主药以清热利湿解毒；龙胆草、滑石善清肝胆湿热，以助茵陈蒿汤之功；赤芍、紫草、丹参、柴胡、厚朴疏肝理气，凉血化瘀，改善微循环;白豆蔻仁、茯苓、半夏、砂仁、白术、泽泻健脾化湿,醒脾开胃;大枣益气和中,甘草调和诸药。上药合用,具有清热利湿解毒,疏肝健脾和胃之功,使肝胆湿热除,肝疏脾健胃和,则病自愈。

用法:每日 1 剂,水煎服。

注意:急性肝炎有慢性化的趋势,应注意祛邪勿迟疑,用补勿过早,治疗要彻底。祛邪勿迟疑要求急性肝炎要及早诊治,应抓着时机,趁正气未虚,尚任攻逐之时,及早祛邪外出,如此则病易愈。湿热之邪为患,易见身体困倦乏力等"假虚"之象,此时切勿过早使用补剂,过早用补,往往会使毒邪复炽,湿热之邪更加胶结难解。"余毒"难除,急性肝炎临床症状消失、肝功能恢复正常后,仍应巩固治疗一段时间,以彻底清除"余毒",防止演变成慢性肝炎。

(3)肝气郁滞型

主症:胸胁胀痛,游走不定,口干口苦,纳差腹胀,厌食油腻,肢体困倦,嗳气恶心,头晕烦躁,小便稍黄,舌质红,苔薄黄,脉弦。

治则:疏肝理气,健脾除湿。

方药:逍遥散加减。茵陈 20 克,黄芪 18 克,白芍、山楂各 15克,虎杖、赤芍、茯苓、白术、龙胆草、当归、郁金、柴胡、陈皮各 12克,川楝子 9 克,甘草 6 克,大枣 6 枚。

方解:方中白芍、当归、柴胡、茯苓、白术、甘草乃逍遥散之意,以疏肝理气健脾,茵陈、虎杖、郁金、龙胆草清热利湿解毒,赤芍、白芍活血柔肝止痛,黄芪、白术、大枣益气健脾,川楝子、陈皮、山楂理气和胃,甘草调和诸药。上药合用,既能清除湿热毒邪,又能疏肝健脾和胃,改善自觉症状,促使疾病尽快康复。

用法:每日 1 剂,水煎服。

注意:肝气郁滞型患者多见于急性无黄疸型肝炎进入恢复期者,以肝气郁滞为主要发病机制,经治疗症状可很快减轻甚至消失,此时往往被人们忽视而停止治疗。殊不知,症状消失不等于病已彻底治愈,应注意坚持用药,直至肝功能恢复正常,病毒复制指标转阴,病已痊愈为止。否则,过早停药会使死灰复燃而病复发,或病情迁延而成慢性。急性肝炎是病毒性肝炎治疗的关键时期,要抓住这个有利时机积极治疗,若迁延不愈演变为慢性肝炎,其治疗较为困难,且易向肝硬化发展。

6. 中医是怎样辨证治疗慢性肝炎的

慢性肝炎的发病机制虚实交错,临床表现复杂多样,但其基本特点不外湿热余邪残未尽,肝郁(瘀)脾肾气血虚。根据发病机制和临床特征,中医学通常将慢性肝炎分为肝胆湿热型、脾气虚弱型、肝肾阴虚型、肝郁脾虚型、肝脾血瘀型、脾肾阳虚型6种基本证型进行辨证治疗。

(1)肝胆湿热型

主症:肢体困倦,或有低热,胸胁胀满,食少纳呆,恶心厌油,右胁部隐痛不适,口干口苦,手热心烦,性情急躁,身目俱黄或不黄,小便黄赤,大便黏腻、臭秽不爽,舌质红,苔黄腻,脉弦滑或数。

治则:清热利湿解毒,疏肝健脾养血。

方药:龙胆泻肝汤合逍遥散加减。茵陈 20 克,虎杖、白术、白芍、茯苓各 15 克,当归、赤芍、柴胡、郁金、栀子、泽泻、车前子、陈皮各 12 克,龙胆草、黄芩、紫草各 10 克,三七(冲服)3 克,甘草 6 克,大枣 6 枚。

方解:方中龙胆草、栀子、黄芩、柴胡、车前子、泽泻、当归取龙胆泻肝汤之意,以清利肝胆湿热;茵陈、虎杖、赤芍、郁金、紫草清热利湿,凉血活血解毒;白芍、当归、柴胡、茯苓、白术、甘草取逍遥散之意,以疏肝健脾养血;配陈皮理气和胃,大枣补中益气,三七活血化瘀、改善微循环。上药合用,具有清热利湿解毒,疏肝健脾养血之功,切中肝胆湿热型慢性肝炎的发病机制。

用法:每日 1 剂,水煎服。

注意:此型患者虽与急性黄疸型肝炎之热重于湿型、急性无黄疸型肝炎之湿郁化热型有诸多相似之处,但慢性病毒性肝炎有其特定的病理因素存在,所以用药不尽相同,临证时应注意区别,谨慎选药。慢性病毒性肝炎的病情轻重、病程长短不一,临床表现多种多样,病理机制错综复杂,矛盾很多。具体到每个患者,除有共性特征外,更有其个性特点,在治疗时必须仔细、全面了解病情,分析研究患者的主要矛盾,根据辨证结果的不同,抓住其主要矛盾,对症并合理地进行治疗。否则,没有重点地把各种治疗方法、各种治疗药物都用上,不但无助于慢性病毒性肝炎的治疗,反而会加重肝脏的负担。

(2)脾气虚弱型

主症:面黄肌瘦,体倦乏力,动则汗出,胁痛隐隐,少气懒言,纳差腹胀,大便溏薄,甚则水肿、贫血,舌质淡胖,边有齿痕,苔薄白,脉沉细。

治则:益气健脾,养血柔肝。

方药:归脾汤加减。黄芪 20 克,茵陈 18 克,党参、白术、丹参、白芍各 15 克,当归、茯苓、赤芍、郁金、黄精、栀子、牡丹皮、穿山甲、建神曲、山楂各 12 克,三七(冲服)3 克,木香、甘草各 6 克。

方解:方中党参、白术、茯苓、甘草乃四君子汤之意,以健脾益气;黄芪、当归乃当归补血汤之意,以补气生血;白芍、黄精、郁金养血柔肝,茵陈、栀子、郁金清除湿热疫毒之邪,牡丹皮、赤芍、丹参、穿山甲、三七活血软坚,建神曲、山楂、木香健脾理气和胃,甘草调和诸药。上药合用,具有扶正祛邪,健脾益气养血,柔肝和胃化瘀之功效。

用法:每日 1 剂,水煎服。

注意:慢性肝炎多属病邪久踞,正气必虚,同时久病入络,肝郁气滞,气滞而血瘀,形成"虚"(整个机体功能不足,特别是肝、脾、肾不足)"实"(肝的局部瘀滞,湿热蕴留不去)错杂的局面。在治疗中应注意攻补兼施,补以恢复正气,增强机体抗病能力,以利于攻,攻以祛除湿热瘀滞之邪,以利于补,并做到攻而不猛,补而不滞。脾气虚弱型慢性肝炎虽然没有明显湿热疫毒存在的表现,但湿热疫毒之邪的存在是不言而喻的,用药不能忘祛除湿热余邪。脾气虚弱型患者的瘀滞之象虽不明显,但肝脾大均不同程度的存在,况且久病必瘀,在治疗中应注意应用活血化瘀、软坚消积之药。

(3)肝肾阴虚型

主症:右胁部隐痛,劳累尤甚,头晕耳鸣,两目干涩,口燥咽干,神疲乏力,失眠多梦,五心烦热,腰膝酸软,纳差腹胀,男性遗精,女性经少经闭、月经先期,舌质红,苔薄少,脉弦细。

治则:滋阴补肾,养血柔肝。

方药:滋水清肝饮加减。茵陈 18 克,白芍、何首乌、鳖甲、赤芍、山药各 15 克,茯苓、当归、郁金、丹参、生地黄、女贞子、墨旱莲、山楂、虎杖、牡丹皮、麦冬各 12 克,三七(冲服)3 克,川楝子 9克,甘草 6 克。

方解:方中当归、牡丹皮、茯苓、白芍、赤芍、生地黄取滋水清肝饮之意,以滋水清肝养肝;当归、白芍、女贞子、生地黄、墨旱莲滋阴养肝补肾,滋养阴血;虎杖、茵陈、郁金清除湿热余邪;鳖甲、三七、牡丹皮、赤芍、丹参、郁金理气化瘀,软坚散结;茯苓、山药、甘草理脾祛湿而不伤阴;川楝子理气和中,麦冬养阴生津,山楂和胃消食,甘草调和诸药。合而用之,滋阴养肝补肾而不助湿伤脾,健脾理气而不燥湿伤阴,肝、脾、肾三脏兼顾,湿热余毒、气血瘀阻均治,药物相互为用,故适用于慢性肝炎肝肾阴虚型患者。

用法:每日 1 剂,水煎服。

注意:理虚之法,益阳气犹易,滋阴液恒难,慢性肝炎尤其如此,它不只是阴药沉静使阴难复,更存在阴亏易恋邪,所以肝肾阴虚型慢性肝炎的治疗较为困难。在临证治疗用药时,要注意滋阴扶正的同时兼顾解除余毒,可用白花蛇舌草、半枝莲、虎杖、郁金之属清解热毒。因久病必瘀,况且阴虚络枯易滞血,所以还当配以养血活血,若瘀阻滞水出现腹腔积液时,还当用益母草、泽兰之类化瘀利水。慢性肝炎发展至肝肾亏损,恢复较为困难,治疗要恒守治法和用药,坚持疗程,只要证不变法亦不变,水到自然渠成,若求效心切,朝暮易法,忽视了症候的病程规律,则难以获得满意疗效。

(4)肝郁脾虚型

主症:胸胁胀满,精神抑郁,面色萎黄,纳食减少,口淡乏味,脘痞腹胀,午后或食后较甚,右胁部不适或胀痛、窜痛,肢体困倦,大便溏薄,舌质淡红,苔薄白或白腻,脉沉弦或弦滑。

治则:疏肝解郁,健脾和中。

方药:柴胡疏肝散合归脾汤加减。茵陈、炒酸枣仁各 18 克,党参、茯苓、白芍、半枝莲、虎杖各 15 克,郁金、白术、当归、牡丹皮、建神曲各 12 克,川楝子、柴胡各 10 克,川芎 9 克,三七(冲服)3克,甘草 6 克,大枣 6 枚。

方解:方中当归、柴胡、茯苓、白术、白芍、甘草乃柴胡疏肝散之意,以疏肝健脾;当归、白术、党参、茯苓、炒酸枣仁、甘草取归脾汤之意,以健脾养血;虎杖、半枝莲、茵陈清热利湿解毒,清除湿热余邪;三七、郁金、牡丹皮、川芎活血化瘀软坚,回缩肝脾;川楝子、白芍疏肝理气,柔肝止痛;建神曲、大枣补气和中,健胃消食。上药合用,具有疏肝解郁,健脾和中,清余邪,化瘀血,止疼痛,和胃气之功效。

用法:每日 1 剂,水煎服。

注意:见肝之病,知肝传脾,当先实脾;木旺易克土,肝病每传脾。在慢性肝炎患者中,肝郁脾虚型相当多见。在慢性肝炎的治疗中,应始终注意调理脾胃,使用苦寒之剂,谨防损伤脾胃,影响食欲和消化功能,以保证脾胃的健运,使水谷之精微得以运输、同化为气血津液,扶正祛邪。由于肝郁脾虚型慢性肝炎患者症状较轻,有时甚至纳差、乏力、腹胀等症状也很少出现,检查肝功能轻微异常,甚至正常,所以易被人们所忽视,但病情隐形的进展是不间断的,有相当一部分慢性肝炎患者不知不觉中发展成了肝硬化,就是这个道理。

(5)肝脾血瘀型

主症:面色晦暗,形体消瘦,身困乏力,右胁部刺痛,痛处固定不移,纳差腹胀,舌质紫暗或有瘀斑,舌苔薄白或薄少,脉沉细涩。

治则:疏肝健脾,活血软坚。

方药:鳖甲煎丸加减。黄芪20克,茵陈、茯苓、鳖甲、穿山甲、白芍、白术各15克,郁金、当归、虎杖、赤芍、茜草、生地黄、山楂、陈皮、川芎、柴胡各12克,三七(冲服)3克,甘草6克,大枣6枚。

方解:方中白芍、当归、柴胡、茯苓、白术取逍遥散之意以疏肝健脾;配陈皮、山楂理气和胃,使肝疏脾健胃和;黄芪、当归取当归补血汤之意,以补气养血,扶助正气;鳖甲、穿山甲、赤芍、川芎、三七、茜草、山楂理气活血,化瘀软坚,通络消积;郁金、虎杖、茵陈清热利湿解毒,祛除湿热余毒;当归、赤芍、白芍、生地黄、川芎取四物汤之意,以补血活血;甘草、大枣益气和中,调和诸药。上药合用,具有疏肝理气,健脾和胃,祛瘀活血,软坚散结,扶正气,除湿热,祛余邪,养阴血之功效,切中肝脾血瘀型慢性肝炎患者的病机。

用法:每日1剂,水煎服。

注意:根据肝脾血瘀型慢性肝炎的临床特征,活血化瘀应是常规治法,但每见用化瘀攻坚法而事与愿违者,破瘀导致出血、消坚反致腹胀者,时有教训,乃缘囿于对症治疗,而未见病治源之故。癥积虽为有形之征,而究其本,则源于正虚,脾虚则水谷运化失常,酿湿生痰,气虚则血运无力,气滞而血瘀,瘀血阻滞,痰瘀胶阻,易成癥积,同时慢性肝炎还有湿热疫毒存在。对于此型患者的治疗,应从畅气机、清湿毒、扶正气、化瘀滞入手,消补兼施,清解与调理相结合,缓图效机,多能应手。癥积已经形成,其治疗较为缓慢,非一朝一夕之功,临床中应注意守法守方,切勿急于求成。

(6)脾肾阳虚型

主症:精神疲惫,面色苍白或晦暗,肢倦乏力,畏寒喜暖,胁肋及胃脘部隐痛不适,腰膝酸软,纳差腹胀,或下肢水肿,大便溏稀,或五更泄泻,舌质淡胖,苔薄白或白滑,脉沉细或沉迟。

治则:补肾健脾,温化湿毒。

方药:保元汤加减。党参、白术、山药、薏苡仁、桑寄生、穿山甲各 15 克,补骨脂、茯苓、泽泻、陈皮、虎杖、土茯苓、建神曲各 12 克,大腹皮 10 克,三七(冲服)3 克,肉桂 5 克,干姜、甘草各 6 克,大枣 6 枚。

方解:方中党参、白术、茯苓、甘草益气健脾,肉桂、干姜温运脾阳,补骨脂、肉桂、泽泻、山药、桑寄生补肾益阴助阳,虎杖、土茯苓清热利湿解毒,大腹皮、薏苡仁、茯苓利水渗湿消肿,穿山甲、三七活血化瘀软坚,陈皮、建神曲理脾和胃,大枣补气和中。上药合用,具有健脾益气,化湿解毒,活血软坚,补肾阳,滋肾阴之功效,适用于脾肾阳虚、湿毒久羁之慢性肝炎患者。

用法:每日 1 剂,水煎服。

注意:虽然慢性肝炎湿热易伤阴,病至后期以肝肾阴虚者多见,但阳虚之体发病,或慢性肝炎前期久用清利伤阳之品,毒恋阳虚,出现脾肾阳虚之证者也时常可以见到,临证时应仔细辨证。脾肾阳虚型慢性肝炎均有不同程度的湿毒存在,且肝脾大,有瘀血内阻的情况,治疗应在健脾益气、温肾助阳的基础上,注意适当配合化湿解毒、活血化瘀软坚之品。另外,温阳应注意阴中求阳,可多用温润之品,少用温燥之药,否则阳虚不除,温燥中生,不仅患者畏寒喜暖、纳差腹胀、下肢水肿、大便溏稀等症状难以改善,还可引起黄疸,致使丙氨酸氨基转移酶、天门冬氨酸氨基转移酶持续不降,甚至反而升高。

7. 中医是怎样辨证治疗重型肝炎的

重型肝炎属中医学"急黄"的范畴,根据其发病机制和临床特征,中医通常将其分为热毒炽盛型、热毒内陷型、热毒动血型、肾亏气竭型 4 种基本证型。需要说明的是,上述证型尚难概括重型肝炎的全貌,其症候往往交叉重叠,变化迅速,临床上应时刻注意病情的变化。重型肝炎虽然只占肝炎发病的极少一部分,但因其发病急骤,传变迅速,病死率高,严重威胁着人类的健康和生命。单纯应用中药治疗重型肝炎显得力量单薄,临床中宜采取中西医结合的方法,多途径给药、多方法治疗,积极抢救,中医辨证治疗只是其中的一个方面。

(1)热毒炽盛型

主症:黄疸急起,迅即加深,色黄如金,高热烦渴,右胁部疼痛、拒按,呕吐频繁,食欲大减或无食欲,精神萎靡,极度疲乏,腹部胀满或有腹腔积液,大便秘结或黏滞不爽,小便黄赤短少,舌质红,苔黄糙或黄黑起刺,脉洪大弦数。

治则:清热解毒,泄火退黄。

方药:黄连解毒汤合茵陈蒿汤加减。茵陈30克,白茅根24克,蒲公英、赤芍各18克,紫花地丁、白芍、太子参、连翘、白术各15克,黄连、大黄、栀子、郁金、牡丹皮、石菖蒲、陈皮、玄参、虎杖、建神曲各12克,地榆炭、水牛角粉各10克,甘草6克,大枣6枚。

方解:方中茵陈清热利湿退黄,黄连清泄中焦之火,栀子清三焦之火,大黄荡涤肠胃之瘀热,以助退黄之力,四药配合,具有清热利湿解毒退黄之功;配以连翘、蒲公英、紫花地丁加强清热解毒之力,虎杖、郁金增强清热利湿退黄之效;更用玄参、水牛角粉、白茅根、地榆炭清热解毒,养阴凉血止血;牡丹皮、赤芍清热凉血,活血化瘀止血;陈皮、白芍、白术、建神曲、甘草疏肝柔肝,健脾理气和胃;石菖蒲清热开窍;太子参、大枣益气扶正和中。诸药合用,具有清热解毒泄火、利湿化瘀退黄之功,兼有凉血止血、疏肝健脾、柔肝止痛的作用,对热毒炽盛,正气未衰之重型肝炎,用之有顿挫之效。

用法:每日1剂,水煎服。

注意:热毒炽盛型重型肝炎患者以湿热疫毒炽盛为主要发病机制,治疗宜以清热解毒泄火、急以祛邪为主,苦寒直折,但必须中病即止,不可多投,否则损伤正气,易至邪毒内陷,同时应注意观其脉证,根据病情的变化酌情取舍用药。热毒炽盛型患者一般见于重型肝炎的早期,应抓住这一有利时机,积极救治,否则病情发展至中期、后期,治疗颇为棘手,死亡率很高。医圣张仲景在《金匮要略》中说:"黄疸之病,以十八日为期,治之十日以上瘥,反剧为难治。"可见重型肝炎之难治。重型肝炎发病急,病情重,变化快,应采取多种措施,综合治疗,中医辨证分型治疗只是其中的一个方面,在服用中药时可打破常规,每日 3～4 次口服。

(2)热毒内陷型

主症:高热烦渴,身黄如金,小便黄少,胁痛腹胀,极度乏力,食欲缺乏,恶心呕吐,躁动不安,甚则狂乱、抽搐,或神昏谵语,神志恍惚,行为举止失常,或嗜睡,舌质红绛,舌苔秽浊,脉弦细。

治则:清热解毒,息风开窍。

方药:千金犀角散加减。茵陈 30 克,石决明 24 克,水牛角粉(代替已禁用的犀牛角粉)18 克,赤芍、连翘、大腹皮、人参、钩藤、麦冬各 15 克,黄连、生地黄、栀子、牡丹皮、郁金、五味子、地榆炭、石斛、石菖蒲、建神曲各 12 克,大黄、升麻、甘草各 6 克,大枣 6 枚。

方解:方中水牛角粉是清热解毒凉血的要药,配黄连、连翘、栀子、大黄、升麻以加大清热解毒之力;取茵陈、赤芍清热利湿,凉血化瘀退黄;加生地黄、石斛、牡丹皮、麦冬清热解毒,养阴凉血;人参、麦冬、五味子益气养阴,扶正复脉;石菖蒲醒脑开窍;石决明、钩藤清热凉肝息风;地榆炭凉血止血;郁金、大腹皮疏肝理气利水;建神曲、大枣、甘草益气养胃和中。诸药配合,共成清营分鸱张之热毒,救心肝耗灼之阴血,扶正凉血开窍之效,切中热毒内陷型重型肝炎患者之病机。

用法:每日 1 剂,水煎服。

注意:热毒内陷型重型肝炎多由热毒炽盛型患者进一步发展而来,由于湿热疫毒内陷,蒙蔽心窍,扰乱神明,所以此时神志改变较为突出,其治疗在清热解毒、扶正祛邪的同时,还必须注意凉血开窍,尽快促使患者神志清醒。重型肝炎的临床表现和功能紊乱是复杂的,多方面的,目前中西医均缺乏特效的治疗方法,其总的治疗原则应是发挥中西医各自的优势,采取中西医结合的手段,多途径用药,多方法配合,针对重型肝炎病情发展各个阶段的主要矛盾,抓住重点,兼顾全面的综合治疗,积极抢救,以维持患者生命,防治各种并发症,阻断肝细胞继续坏死,促进肝细胞的再生,恢复机体内环境的平衡,最大限度地促进疾病逐渐好转康复。

(3)热毒动血型

主症:高热烦渴,身黄如金,小便黄少,胁痛腹胀,极度乏力,食欲缺乏,恶心呕吐,躁动不安,神昏谵语,神志恍惚,鼻出血,便血,呕血,皮肤发斑,舌质红绛,舌苔秽浊,脉弦细。

治则:清热解毒,凉血止血。

方药:犀角地黄汤合清营汤加减。黄芪、白茅根各 30 克,茵陈 24 克,水牛角粉、薏苡仁各 18 克,白芍、连翘、人参、紫草、败酱草、麦冬各 15 克,生地黄、赤芍、牡丹皮、黄连、石菖蒲、钩藤、五味子、地榆炭、郁金各 12 克,大黄、甘草各 6 克,大枣 6 枚。

方解:方中水牛角粉、生地黄、牡丹皮、赤芍乃犀角地黄汤之变方,以清热解毒,凉血化瘀止血;配黄连、连翘、败酱草、大黄、地榆炭、紫草、白茅根以增强清热解毒,凉血止血之功;加茵陈、薏苡仁以清热利湿退黄;石菖蒲醒脑开窍;钩藤清热凉肝息风;人参、麦冬、五味子益气养阴,生津固脱;用黄芪、大枣以增强补气扶正之功;郁金、赤芍疏肝理气化瘀;甘草调和诸药。上药合用,具有清热解毒凉血之功,兼有益气养阴扶正,凉肝息风醒脑,化瘀止血退黄之功效。故适用于热毒伤营动血型重型肝炎患者。

用法:每日 1 剂,水煎服。

注意:重型肝炎总的发病机制是外感时邪,湿热毒盛,不得外泄,弥漫三焦,正邪交争剧烈,内扰于肝胆,伤营入血,蒙蔽清窍,终致肾亏气竭血脱,但依发病机制和临床表现演变阶段的不同,而各有侧重。热毒动血型多由初、中期的重型肝炎患者治疗失当或不能控制病情,病情进一步发展所致,热毒动血型的出现标志着重型肝炎已进入后期。热毒动血型患者不但湿热疫毒内陷,蒙蔽心窍,扰乱神明,还有热毒入营,迫伤血络,血热妄行,其治疗应在清热解毒、醒神开窍的基础上,结合以凉血止血之法,以促使患者神志清醒,控制血热妄行。重型肝炎进入后期,其死亡率极高,应采取综合措施,中西医结合,多途径用药,积极进行抢救。

(4)肾亏气竭型

主症:高热烦渴,身黄如金,右胁及腹上区疼痛,极度乏力,食欲缺乏,恶心呕吐,躁动不安,神昏谵语,神志恍惚,小便短少,腹部胀大,手足厥冷、抽搐,舌质红绛,舌苔黄厚而干,脉弦细或细数。

治则:清热解毒,开闭固脱。

方药:生脉饮合参附汤加减。黄芪、茵陈各 30 克,水牛角粉、大腹皮各 18 克,西洋参、人参、白术、石菖蒲、败酱草、车前子各 15 克,麦冬、五味子、郁金、黄连、葛根、地榆炭、木通、牡丹皮、栀子各 12 克,熟附子 9 克,大黄、甘草各 6 克,大枣 6 枚。

方解:方中人参、西洋参、麦冬、五味子乃生脉饮之意,以益气生津;配熟附子、黄芪、白术以益气温阳固脱;水牛角粉、黄连、大黄、败酱草、牡丹皮、栀子、地榆炭清热解毒,凉血止血;葛根、郁金、石菖蒲取葛蒲郁金汤之意,以醒脑化浊开窍;茵陈、车前子、大腹皮、木通清热化湿利小便;甘草、大枣益气和中。上药合用,具有清热开闭固脱之功,兼有凉血化瘀利小便之效,切中肾亏气竭型重型肝炎之病机。

用法:每日 1 剂,水煎服。

注意:肾亏气竭型是重型肝炎中最危重的一种证型,此时肾气衰竭,内闭外脱,治疗较为困难,应采取中西医结合的方法全力救治,尚有一线生机。此型患者正气亏虚,生命危在旦夕,应在益气救阴、扶正的基础上,应用解毒开闭之法,否则不注意扶助正气,不但病邪难祛,生命也难以维持。早期发现,顿挫病势,是抢救重型肝炎的关键所在。

8. 为什么说中西医结合是治疗重型肝炎的最佳选择

重型肝炎的临床表现和功能紊乱是复杂的，多方面的，目前尚无特效的治疗方法，早期发现，顿挫病势，是治疗重型肝炎的重要一环。中西医在治疗重型肝炎中各有所长，也各有所短，在重型肝炎的治疗中，单纯应用中医或西医的方法治疗都显得力量单薄，发挥中西医各自的优势，采取中西医结合的方法，取长补短，多途径用药，多方法救治，是提高重型肝炎临床疗效的可靠途径，也是治疗重型肝炎的最佳选择。

重型肝炎的主要病理特征是肝细胞大面积坏死，导致机体各种功能衰竭，抗肝细胞坏死、促进肝细胞再生是治疗重型肝炎的首要选择，这方面西医有促肝细胞生长素、肝安注射液等，在预防和控制感染方面西医有各种抗生素，应用支持疗法给机体补充能量和营养、维持水电解质平衡也是西医之优势所在。在发病极期，患者食欲极差、频繁恶心呕吐的情况下，应以静脉滴注用药和肌内注射用药为主，中药汤剂内服为辅，并可结合鼻饲或保留灌肠，以尽快发挥药效，待病情好转稳定后，则应以内服药为主，必要时可结合针灸、按摩，以及情志调节、起居调摄等治疗方法，加速残留黄疸的消退，加快体力的恢复，以冀早日康复。

中医有整体调治的优势，有药物治疗、针灸疗法、按摩疗法等众多的治疗疾病的方法，有内服药、外用药、灌肠给药、静脉注射和肌内注射等给药途径，在治疗重型肝炎时，应注意多方法配合，多途径给药，以提高中医治疗重型肝炎的疗效。临床常备急症用中成药，如清开灵注射液、醒脑静脉注射射液、安宫牛黄丸、紫雪丹、生脉注射液、双黄连注射液等对重型肝炎有肯定的疗效，可根据辨证结果选择应用。对毒热内炽者，可给予茵栀黄注射液、清开灵注射液或双黄连注射液；热毒内陷、神志不清者，可用醒脑静脉注射射液、清开灵注射液静脉滴注,或口服、鼻饲安宫牛黄丸、紫雪丹;对于气阴亏竭、时时欲脱者,可速用生脉注射液或参附注射液静脉滴注,也可用西洋参、人参煎汤鼻饲或频频服用。

在重型肝炎的治疗中,支持治疗占有十分重要的地位。重型肝炎患者应住在特护病房中,由专门医生和护士进行专门治疗和护理,防止交叉感染。急性期患者应给予低蛋白、低脂肪、高糖类的流质或半流质饮食,腹腔积液患者忌盐或低盐饮食。有昏迷趋向的患者禁止摄入含蛋白较高的食物,不能进食者应鼻饲,可给予米汤、葡萄糖液、鲜橘子汁、生脉饮等。要保证必要的热能及各种维生素的摄入量,以后根据患者肝功能恢复的情况及患者的消化能力,逐步增加蛋白质、食盐及脂肪的摄入量。要注意水、电解质和酸碱平衡,恢复和保持内环境的稳定。

9. 中医是怎样辨证治疗淤胆型肝炎的

淤胆型肝炎属中医学"黄疸"的范畴,在肝炎中并不多见,根据发病机制和临床表现的不同,中医学通常将其分为湿热壅滞型及痰湿瘀结型 2 种证型进行辨证治疗。

尽管根据临床表现和发病机制的不同可将淤胆型肝炎分为湿热壅滞型和痰湿瘀结型两种证型,其实淤胆型肝炎患者的病理过程是动态变化的,大多数呈现由阳转阴、由单纯趋向复杂的过程。在早期正邪相争,湿热并重;中期则热衰湿减,虚象渐现;晚期以虚为主,夹有微邪。在病程中,气滞血瘀、湿痰瘀结、肝胆络阻始终贯穿其中。

(1)湿热壅滞型

主症:身目发黄,色泽鲜明,黄疸较深,经月不退,但自觉症状反而相对较轻,右胁部胀痛或刺痛,胸脘痞闷胀满,口干口苦,心中懊侬,纳呆厌油,皮肤瘙痒,身困乏力,小便深黄,大便干结,其色浅或灰白,舌质红,苔黄腻,脉弦滑。

治则:清热利湿,化瘀通腑退黄。

方药:茵陈蒿汤加味。茵陈 30 克,丹参 18 克,赤芍、白芍、滑石、连翘、虎杖、车前子各 15 克,大黄、栀子、茯苓、柴胡、郁金、龙胆草、麦芽各 12 克,紫草 10 克,三七(冲服)3 克,甘草 6 克,大枣 6 枚。

方解:方中以茵陈、栀子、车前子、龙胆草、滑石清热利湿退黄;大黄通腑利胆;紫草、赤芍、丹参、三七活血化瘀凉血;连翘、虎杖清热解毒;滑石、车前子、茯苓渗利湿邪;郁金、柴胡、白芍疏肝理气止痛;大枣、麦芽消食开胃益中;甘草调和诸药。上药合而用之,共成清热利湿,化瘀通腑退黄之剂,使热清、湿除、瘀化、黄退,则病自愈。

用法:每日 1 剂,水煎服。

注意:本型患者由于湿热壅盛,瘀阻血分,所以在应用清热利湿退黄之法的同时,应特别注意配合应用凉血活血、化瘀通络之品,如赤芍、牡丹皮、紫草、丹参、三七等,同时还可配合应用茵栀黄注射液、苦黄注射液等中成药静脉滴注,以利于提高疗效。由于淤胆型肝炎取效较慢,在治疗时应善于守法守方,朝用夕改是不利于疾病治疗康复的。

(2)痰湿瘀结型

主症:形体肥胖,面部虚浮,身目发黄,持续不退,色泽不鲜明,面额黧黑,目眶晦暗,头晕心悸,身困乏力,右胁部隐痛不适,脘腹痞满,恶心纳呆,厌食油腻,口中黏腻,皮肤瘙痒,小便深黄,大便色淡,溏而不爽,舌质紫暗边有齿痕,苔白腻或薄白,脉弦滑。

治则:健脾化湿,利胆祛痰,化瘀退黄。

方药:茵陈五苓散加减。茵陈、丹参各 18 克,茯苓、白术、鳖甲、薏苡仁各 15 克,赤芍、郁金、紫草、苍术、柴胡、连翘、陈皮、建神曲、桃仁各 12 克,半夏 9 克,三七(冲服)3 克,甘草 6 克,大枣 6 枚。

方解:方中茯苓、白术、薏苡仁、苍术健脾利湿;茵陈、连翘、郁金清热利湿解毒;柴胡、郁金、陈皮疏肝利胆;半夏、陈皮理气化痰;赤芍、郁金、紫草、丹参、三七、桃仁凉血活血,化瘀退黄;三七、鳖甲软坚散结;建神曲、大枣益气和胃消食;甘草调和诸药。上药合用,具有健脾化湿祛痰,理气疏肝利胆,活血化瘀退黄之功效,切中痰湿瘀结型瘀胆型肝炎之发病机制。

用法:每日1剂,水煎服。

10. 中医是怎样辨证治疗肝硬化的

肝硬化的病因病机较为复杂,病情迁延难愈,症状多变,根据发病机制和临床特征,中医通常将其分为肝郁脾虚型、湿热蕴结型、肝脾血瘀型、水湿内阻型、脾肾阳虚型、肝肾阴虚型6种基本证型进行辨证治疗。

(1)肝郁脾虚型

主症:胁下胀痛,腹部胀满,嗳气不舒,纳呆食少,食后胀甚,体倦乏力,或有恶心呕吐,大便溏薄,舌质淡,苔白滑,脉弦。

治则:疏肝健脾,理气化湿。

方药:柴胡疏肝散合四君子汤加减。柴胡、厚朴、枳壳、制香附、穿山甲各10克,白芍、白术、党参、陈皮、鸡内金、山楂、大腹皮各12克,鳖甲15克,川芎9克,甘草6克,大枣6枚。

方解:方中柴胡、制香附、枳壳疏肝理气,消除胀满;白芍、川芎养血柔肝,活血行气;党参、白术益气健脾,燥湿;陈皮、山楂、鸡内金健脾和胃消食,理气宽中消胀;穿山甲、鳖甲软坚散结,通达肝络;大腹皮、厚朴化湿下气宽中,利水消肿;甘草、大枣益气补中,调和诸药。上药合用,肝脾同治,治肝疏肝软肝,治脾补气化湿运中,共奏疏肝健脾,理气化湿之功效。

用法:每日1剂,水煎服。

注意:肝郁脾虚型多见于肝硬化代偿期,病在肝与脾,常以气郁湿阻为主,当肝脾同治。治肝宜疏,但疏肝要预见气郁及血,肝络瘀阻,需适当加入活血软肝通络之品;治脾宜运,运脾要突出益气行湿消胀满,行湿之中用利水,消胀最显效。由于此类患者症状较轻，易被人们所忽视，有相当一部分肝硬化患者早期没能发现，直至出现腹腔积液或大出血才治疗，就是这个道理。

（2）湿热蕴结型

主症：肢体困倦或有低热，身目俱黄或不黄，腹大坚满，脘腹撑急，右胁部隐痛不适，胸闷纳呆，口苦烦热，渴不欲饮，小便赤涩，大便秘结或便溏不爽，舌质红或舌边尖红，苔黄腻，脉弦滑。

治则：清热利湿，疏肝健脾，利水消胀。

方药：龙胆泻肝汤合逍遥散加减。茵陈20克，虎杖、白芍、白术、鳖甲各15克，赤芍、郁金、栀子、泽泻、大腹皮、车前子、茯苓、陈皮各12克，柴胡、龙胆草、穿山甲各10克，甘草6克。

方解：方中栀子、龙胆草、茵陈、虎杖、郁金、车前子、泽泻清热解毒，利肝胆湿热；赤芍凉血活血；白芍、柴胡、茯苓、陈皮、白术疏肝健脾养血，理气和胃；穿山甲、鳖甲软坚散结，通达肝络；大腹皮、陈皮、车前子利湿下气宽中，利水消胀；甘草益气补中，调和诸药。上药合用，具有清热利湿解毒，疏肝健脾养血之功，兼能软坚散结、通达肝络、利水消胀，切中湿热蕴结型肝硬化的发病机制。

用法：每日1剂，水煎服。

注意：湿热蕴结型肝硬化湿热毒邪较为明显，治疗应以清热利湿解毒为重。从临床来看，此类患者多数肝功能明显异常，且常有感染的情况存在，若治疗不当，腹腔积液可很快加重，甚至变生肝性脑病、肝肾综合征，出现上消化道出血等。对于并发上消化道出血、肝性脑病、肝肾综合征，以及出现腹腔积液的肝硬化患者，单用中药治疗显得力量单薄，宜采取中西医结合的方法进行治疗。

（3）肝脾血瘀型

主症：精神萎靡，面色黧黑，腹大坚满，按之不陷而硬，青筋显露，时有牙龈出血，右胁部刺痛，疼痛固定不移，面色晦暗，颜面、颈部等处可见红点赤缕，手掌鱼际发红，唇色紫褐，肌肤甲错，舌质紫暗，舌苔薄白，脉沉细涩。

治则:疏肝健脾,活血软坚,行气利水。

方药:鳖甲煎丸加减。黄芪20克,葫芦壳、茵陈、茯苓、益母草、白术、白芍各15克,穿山甲、郁金、大腹皮、当归、虎杖、赤芍各12克,鳖甲、川芎、柴胡各10克,甘草6克,大枣6枚。

方解:方中白芍、当归、柴胡、茯苓、白术取逍遥散之意,以疏肝健脾,使肝疏脾健胃和;黄芪、当归取当归补血汤之意,以补气养血,扶助正气;鳖甲、穿山甲、赤芍、川芎、益母草理气活血,化瘀软坚,通络消积;郁金、虎杖、茵陈清热利湿解毒,祛除湿热余毒;大腹皮、葫芦壳行气宽中,利水消胀;甘草、大枣益气补中,调和诸药。上药合用,具有疏肝理气,健脾和胃,祛瘀活血,软坚散结,行气利水,扶助正气,除湿热,祛余邪,养阴血的功效,切中肝脾血瘀型肝硬化患者的病机。

用法:每日1剂,水煎服。

注意:肝脾血瘀型是肝硬化最常见的一种临床类型,其治疗宜以疏肝健脾为基础,配合以活血软坚之品。对于腹大坚满,出现腹腔积液者,则宜结合行气利水,以迅速缓解症状。湿热余毒存在于肝硬化发病的始终,在肝硬化的治疗中,注意适当配合清热利湿解毒之品十分必要。肝硬化已经形成,要想彻底治愈并不现实,治疗的目的是缓解症状,阻止病情继续发展,防止并发症发生。

(4)水湿内阻型

主症:腹部膨胀如鼓,按之坚满,面色萎黄,神疲乏力,胸闷纳呆,恶心呕吐,小便短少,舌质淡红或暗红,苔滑边有齿痕,脉弦细或弦紧。

治则:运脾利湿,理气行水。

方药:胃苓汤加减。党参、葫芦壳、茯苓、泽泻、白术各15克,鳖甲、厚朴、枳壳各10克,赤芍、穿山甲、大腹皮、陈皮、郁金各12克,车前子30克,砂仁、甘草各6克,大枣6枚。

方解:方中党参、白术补气健脾;枳壳行气宽中,消除胀满;厚朴行气化湿,消除胀满;鳖甲、穿山甲软坚散结,通达肝络;陈皮、茯苓、砂仁理气健脾和胃;郁金清热利湿,祛除余邪;泽泻渗湿利水;赤芍活血化瘀;车前子、大腹皮、葫芦壳理气宽中,利水消肿;甘草、大枣益气补中,调和诸药。诸药合用,补运脾气,理气化湿行水,兼能软坚散结,通达肝络,适宜于水湿内阻型肝硬化。

用法:每日1剂,水煎服。

注意:水湿内阻型患者多属肝硬化失代偿期之腹腔积液轻症,虽为肝脏受病,但腹腔积液之起关乎于脾,土壅脾虚,坤运不转,中州沃土变涝洼。治此证单纯运脾则无功,匡正消盘,运脾降浊有疗效,在补运脾气的同时,着重利湿降浊。在肝硬化的治疗中,除了掌握扶正祛邪,"虚则补之,实则泻之"的原则之外,还要注意"至虚有盛候,大实有羸状",做到祛邪不伤正,扶正不碍祛邪。

(5)脾肾阳虚型

主症:腹部膨胀如鼓,按之坚满,朝宽暮甚,胃纳不佳,恶心呕吐,小便短少,面色萎黄或㿠白,畏寒肢冷,腰膝酸软,神疲便溏,舌质淡体胖,脉沉细无力。

治则:温肾健脾,化气行水。

方药:附子理中汤合五苓散加减。附子、党参、白术各10克,泽泻、茯苓各15克,车前子30克,大腹皮、陈皮、建神曲各12克,干姜5克,三七(冲服)、肉桂各3克,甘草6克。

方解:方中附子温阳补肾,振发元阳蒸化水湿;干姜温运中焦,祛散寒邪;党参、白术补气健脾,助脾运化;茯苓、泽泻渗湿利水;车前子、大腹皮、陈皮理气宽中,利水消肿;建神曲健胃消食;甘草调和诸药。上药合用,有温肾健脾,化气行水之功效,对肝硬化出现脾肾阳虚、水湿不化者较为适宜。

用法:每日1剂,水煎服。

注意:虽然湿热之邪易伤阴,利水湿更伤阴,病至肝硬化后期以肝肾阴虚者较多见,但阳虚之体,以及久用清利伤阳之品,出现毒恋阳虚、脾肾阳虚者,在临床中也时常可以见到,临证时应详加辨证,以免误诊误治。脾肾阳虚型肝硬化发于疾病的晚期,虽有肝络瘀阻滞水气,但阳虚水聚主要责之于脾肾,以脾肾阳虚水失运化和气化而成,治之应在脾的运化和肾的气化上下功夫。

(6)肝肾阴虚型

主症:胁下隐痛,绵绵不休,腹部膨胀如鼓,按之坚满,恶心呕吐,小便短少,面色黧黑,唇干口燥,潮热心烦,形体消瘦,腰膝酸软,鼻衄牙宣,舌质红绛或光剥,脉细数。

治则:滋养肝肾,育阴利水。

方药:一贯煎合猪苓汤加减。北沙参、麦冬、阿胶(烊化)、枸杞子各10克,牡蛎30克,泽泻、猪苓、生地黄、茯苓各15克,三七(冲服)3克,滑石、陈皮、建神曲各12克,甘草6克。

方解:方中生地黄、北沙参、麦冬、枸杞子取一贯煎之意,滋养肝肾;泽泻、猪苓、茯苓淡渗祛湿利水;阿胶滋养阴血;三七活血化瘀止血;牡蛎育阴潜阳;滑石清热化湿利水;建神曲、陈皮理气和胃;甘草调和诸药。上药合用,滋养肝肾,育阴利水,养阴不碍水,利水不伤阴,养阴无滋腻之品,并有活血止血,理气和胃之功效。

用法:每日1剂,水煎服。

注意:肝肾阴虚型肝硬化既有阴津亏虚,又有水湿阻滞,呈现矛盾之象,滋补阴液不利于水湿的消散,利湿行水有碍于滋补阴液,所以治疗较为困难。临证应权衡利弊,恰当选药,做到滋阴扶正不碍化湿利水,化湿利水之时不忘化瘀,更不能再伤阴液,并应适当配合清除湿热余毒之药。由于肝肾阴虚型肝硬化易于化火动血,注意少佐凉血止血、化瘀止血之品也是十分必要的。

11. 中医是怎样辨证治疗酒精性肝病的

根据酒精性肝病发病机制和临床表现的不同,中医学通常将其分为湿热蕴结型、湿邪困脾型、胆热瘀积型和气滞血瘀型4种基本证型进行辨证治疗。当然,各证型间是相互联系的,可单独出现,亦可合并出现,临证时应仔细分析。

(1)湿热蕴结型

主症:身目俱黄,发热口渴、不欲饮,口苦,恶心呕吐,纳差脘痞,食后作胀,嗳气不爽,或腹部胀满,或胁下胀满疼痛,大便秘结或溏薄,小便黄赤,舌质红,苔黄厚腻,脉弦或弦数。

治则:清热解毒,利湿退黄。

方药:茵陈蒿汤加味。茵陈 30 克,栀子、白芍、茯苓各 15 克,板蓝根 18 克,陈皮、竹茹、黄芩、大腹皮、柴胡、车前子、郁金、建神曲、山楂各 12 克,大黄、厚朴各 10 克,甘草 6 克。

方解:方中茵陈、栀子、大黄取茵陈蒿汤之意,以清热解毒,利湿退黄;车前子、黄芩、板蓝根、郁金清热解毒,利胆除湿;竹茹、茯苓、厚朴、陈皮、大腹皮、建神曲、山楂理气健脾,化湿和胃,消食和中;柴胡、白芍疏肝柔肝养肝;甘草调和诸药。上药合用,具有清热解毒,利湿退黄,健脾理气,消食和胃,疏肝养肝之功效。

用法:每日 1 剂,水煎服。

注意:酒精性肝病是因长期大量饮酒所导致的肝脏损害,拔除病根、戒除饮酒是治疗酒精性肝病的前提和基础,酒精性肝病的治疗必须在戒除饮酒的前提下进行。

(2)湿邪困脾型

主症:右胁部疼痛不适,脘闷腹胀,恶心呕吐,胃纳不佳,口淡不渴,身重便溏,舌质淡,苔白腻,脉弦滑。

治则:健脾化湿,和胃解酒。

方药:胃苓汤加减。苍术、厚朴各 10 克,白芍、车前子、薏苡仁、茯苓各 15 克,猪苓、泽泻各 9 克,茵陈 18 克,黄柏、陈皮、白术、建神曲、麦芽各 12 克,甘草 6 克。

方解:方中猪苓、泽泻、白术、茯苓、苍术、厚朴、陈皮、甘草取胃苓汤之意,以理气健脾,化湿和胃;薏苡仁、建神曲、麦芽健脾化湿,和胃消食解酒;茵陈、黄柏、车前子清热利湿;白芍柔肝养肝;甘草兼能调和诸药。上药合用,具有健脾化湿,和胃解酒,养肝调肝之功效。

用法:每日 1 剂,水煎服。

注意:湿邪困脾型酒精性肝病多见于酒精性肝病的早期,是临床最常见的一种类型,其他类型多是在此基础上演变而成的,临证应注意随病情演变灵活选法用药。

(3)胆热瘀积型

主症:身目俱黄,右胁部疼痛,高热烦躁,口干口苦,胃纳呆滞,恶心呕吐,腹满胀痛,大便秘结,小便短赤,舌质红,苔黄糙,脉弦滑数。

治则:清肝利胆,化湿逐瘀,解毒退黄。

方药:加味温胆汤。柴胡、大黄各 10 克,姜半夏、枳壳各 9 克,麦芽、金银花、连翘各 15 克,蒲公英、茵陈各 20 克,丹参 24 克,金钱草 30 克,郁金、黄芩、虎杖、栀子、生地黄、龙胆草、赤芍各 12 克,甘草 6 克。

方解:方中姜半夏、枳壳、陈皮、茯苓、甘草取温胆汤之意,以理气健脾,化湿祛痰,清胆和胃;大黄、金银花、连翘、蒲公英、栀子、生地黄清热解毒,养肝保肝;柴胡、黄芩、茵陈、金钱草、郁金、虎杖、龙胆草清热化湿,疏肝利胆,解毒退黄;丹参、赤芍活血化瘀退黄;麦芽和胃消食;甘草调和诸药。上药合用,具有清肝利胆,化湿逐瘀,解毒退黄之功效。

用法:每日 1 剂,水煎服。

注意:除根据辨证应用中药汤剂治疗外,护肝片、鸡骨草胶囊、肝复康颗粒等治疗肝炎的中成药对酒精性肝病也有较好的治疗作用,临床中可根据病情选择应用。

(4)气滞血瘀型

主症:胁下积块,疼痛不适,腹大坚满,按之不陷而硬,青筋怒张,面暗色黑,头颈胸部朱纹赤缕,唇色紫褐,大便色黑,舌质暗红或有瘀点瘀斑,苔薄少,脉弦涩。

治则:疏肝养肝柔肝,活血化瘀消积。

方药:膈下逐瘀汤加减。柴胡、当归、郁金、牡丹皮、陈皮、建神曲各 12 克,白茅根 20 克,大腹皮 24 克,茯苓、白术、党参、穿山甲各 15 克,厚朴 10 克,三七(冲服)3 克,桃仁 9 克,甘草 6 克。

方解:方中白茅根、牡丹皮、三七清热凉血,化瘀止血;柴胡、当归疏肝养肝柔肝;桃仁、穿山甲活血化瘀,软坚消积;党参、白术、茯苓、陈皮、建神曲健脾益气,消食和胃调中;大腹皮、厚朴理气化湿;郁金清热化湿利胆;甘草调和诸药。上药配合,具有疏肝养肝柔肝,活血化瘀消积之功效,切中气滞血瘀型酒精性肝病的发病机制。

用法:每日 1 剂,水煎服。

注意:酒精性肝硬化是酒精性肝病中较为严重的一种表现形式,肝硬化已经形成,治疗取效较为缓慢,临证应注意守法守方,缓图以功,切勿朝用夕改。

12. 中医是怎样辨证治疗脂肪肝的

中医学认为,脂肪肝因过食肥甘厚味,脾虚纳运失常,脂膏湿浊,留积于肝,致使肝疏泄不利而发病,以痰湿浊邪内停为主要病理因素,病机演变涉及肝脾肾,临证所见,往往本虚标实、虚实夹杂。根据脂肪肝发病机制和临床表现的不同,中医学通常将其分为肝郁脾虚型、痰湿内阻型、湿热蕴结型、气血瘀滞型,以及脾肾两虚型 5 种基本证型进行辨证治疗。

(1)肝郁脾虚型

主症:胁肋胀痛,每因情志变化而增减,肝脏大或不大,情绪抑郁,或乳房胀痛,纳食减少,便溏不爽,或腹痛欲便,泻后痛减,舌质淡红,苔白腻或薄白,脉弦缓。

治则:疏肝健脾,祛湿化痰消瘀。

方药:逍遥散加减。党参、白芍、茯苓、丹参、山楂各 15 克,柴胡、白术、当归、陈皮、决明子各 12 克,郁金、香附、半夏各 10 克,甘草 6 克。

方解:方中党参、白术、茯苓、白芍、当归、柴胡取逍遥散之意,解郁疏肝,健脾益气,促进运化;半夏、陈皮取二陈汤之意,祛湿化痰和中;丹参、山楂、郁金、香附、决明子活血化瘀,降浊消积;甘草调和诸药。上药合用,共成疏肝健脾,祛湿化痰,祛瘀降浊消积之剂。

用法:每日 1 剂,水煎服。

注意:肝郁脾虚型可见于轻、中度脂肪肝,多为情志致病,肝郁而发,然肝脾土木相关,肝郁则脾虚土壅,谷精输转受阻,凝而为脂,所以治疗宜疏肝与健脾共施,健脾运脾不但能减少谷精凝脂的机会,又利于肝气之疏达与水津之疏利。使湿祛痰除瘀消,肝内多余之脂肪自会逐渐减少。脂肪肝已经形成,其治疗较为困难,中医辨证分型治疗脂肪肝,其自觉症状改善较快,但肝脏脂肪积聚过多的情况短期内变化不大,治疗要善于守法守方,缓图以功,急于求成是不会取得好的疗效的。

(2)痰湿内阻型

主症:胁腹胀满或痞满,肝脏大而疼痛不显,纳食减少,痰多胸闷,恶心欲呕,体胖身困,头晕嗜睡,舌质淡,体胖大,苔白腻,脉濡缓或沉滑。

治则:祛湿化痰,理气除脂。

方药:导痰汤加减。白术、茯苓各 15 克,陈皮、郁金、玄参、虎杖、泽泻、瓜蒌、建神曲、麦芽各 12 克,半夏 10 克,川贝母 9 克,砂仁、胆南星、甘草各 6 克。

方解:方中白术、茯苓、半夏、陈皮、建神曲、麦芽、砂仁、泽泻健脾祛湿,理气和胃,化痰降浊,改善消化功能;胆南星、川贝母、瓜蒌、玄参化痰降浊,化瘀除脂;郁金、虎杖理气活血,化瘀止痛,改善微循环;甘草调和诸药。诸药配合,使脾健湿祛痰化,气畅瘀除,浊脂自可消散。

用法:每日 1 剂,水煎服。

注意:痰湿内阻型脂肪肝患者多见于形体肥胖之人,常与高脂血症相伴而发,症候特点为形体丰腴、大腹便便、右胁部痞闷不适,给人一种虚性发胖之感觉,治之应当补运脾气与降泄湿浊并举,同时注意调理肺、肝、脾之气机,临床用药要利湿重于补脾,补脾相兼调气,其中泽泻、茯苓、白术、冬瓜皮等渗湿利水有很好的降浊消脂作用。痰湿内阻型脂肪肝患者病久不愈,多转变为脾肾两虚型,若有阳虚之迹象者,可用肉桂、淫羊藿等温阳之品截断病机逆转,防止病向脾肾两虚转化。

(3)湿热蕴结型

主症:胸胁痞满胀痛,肝脏可大,口苦口渴,纳食减少,肢体困倦,小便黄,大便不畅,舌质红,苔黄腻,脉弦滑或滑数。

治则:清热利湿,疏肝理脾降浊。

方药:茵陈蒿汤加减。茵陈 20 克,白术、白芍各 15 克,栀子、柴胡、郁金、虎杖、陈皮、茯苓、川芎、山楂各 12 克,香橼、枳壳各 9 克,大黄、甘草各 6 克。

方解:方中茵陈、大黄、栀子取茵陈蒿汤之意,清热利湿;柴胡、郁金、枳壳、香橼、川芎、白芍、虎杖疏肝利胆,理气止痛;白术、茯苓、陈皮健脾祛湿和胃;山楂消食化瘀,祛浊降脂;甘草调和众药。上药合用,具有清热利湿,疏肝理脾,化湿降浊之功效,切中湿热蕴结型脂肪肝之发病机制。

用法:每日 1 剂,水煎服。

注意:湿热蕴结型见于轻、中度脂肪肝,此类患者多嗜食肥甘厚味,其中长期饮酒引发的酒精性脂肪肝占绝大多数,调整饮食结构,限制高脂肪、高糖、高热能饮食,戒除饮酒,多食蔬菜及含纤维素丰富的食物,是综合治疗的一个重要方面。由于湿热蕴结型脂肪肝患者多数肝功能明显异常,根据病情适当配合具有改善肝功能的药物,其自觉症状改善快,降脂效果好。现代药理研究表明,生山楂、决明子、荷叶、泽泻具有调节脂肪代谢、降血脂的作用,经常服用对治疗脂肪肝大有好处。

(4)气血瘀滞型

主症:胁下胀痛或刺痛,多呈固定性,肝脾大,或有肝掌,纳差乏力,舌质暗红,边有瘀点或瘀斑,苔薄少,脉弦细或涩。

治则:疏肝理气,活血化瘀消积。

方药:膈下逐瘀汤加减。柴胡、当归、香附、山楂、茯苓各 12 克,赤芍、延胡索各 10 克,川芎、枳壳、桃仁各 9 克,三七(另冲)3 克,鳖甲、白术各 15 克,甘草 6 克。

方解:方中赤芍、当归、柴胡、白术、茯苓取逍遥散之意,疏肝理气,健脾和胃;枳壳、川芎、延胡索、香附理气活血止痛;桃仁、三七、鳖甲、山楂活血化瘀,软坚消积;甘草调和诸药。上药合用,具有疏肝理气,健脾和胃,活血化瘀消积之功效。

用法:每日 1 剂,水煎服。

注意:气血瘀滞型多见于中、重度脂肪肝,常由肝郁日久演变而来,在应用疏肝理气、活血化瘀消积之法治疗后,可很快显露出脾气虚弱的症状,此时应注意及时调整用药,适当增加健脾益气之品。现代研究表明,脂肪肝患者都不同程度地存在肝脏微循环障碍,注意适当配合活血化瘀消积之品,能改善肝脏血液循环,对减少肝脏脂肪堆积大有帮助。脂肪肝的治疗关键是祛除病因、调理饮食、增加运动量,药物治疗仅起辅助治疗作用,切勿本末倒置地只是坚持服药而忽视其他治疗措施。

(5)脾肾两虚型

主症:形体肥胖,右胁部胀闷、隐痛不适,颜面水肿,头晕目眩,气短自汗,动则更甚,畏寒肢冷,尿昼少夜频,腰膝酸软,舌质淡,体胖大,苔薄白,脉沉细。

治则:补脾温肾,化湿降浊。

方药:济生肾气丸加减。黄芪 18 克,白术、山药各 15 克,熟地黄、茯苓、泽泻、川牛膝、车前子、荷叶、山楂、决明子各 12 克,桂枝、附子、甘草各 6 克,大枣 6 枚。

方解:方中熟地黄滋补肾阴;山药补脾肾之阴;附子温助肾阳,阴中求阳,水中补火,化生肾气;桂枝温阳化气行水;黄芪补脾胃元气;白术、茯苓、泽泻、车前子健脾祛湿,利水,使湿祛痰无生化之由,脂无凝聚之机;川牛膝活血通络,以利水湿;荷叶、山楂、决明子化浊降脂,改善微循环;甘草、大枣益气和中,调和诸药。上药配合,阴中求阳化肾气,温运脾阳利水湿,化湿降浊以消积,适宜于脾肾两虚之脂肪肝患者。

用法:每日1剂,水煎服。

注意:脾肾两虚型脂肪肝虽以脾肾亏虚为本,痰湿脂壅为标,但若治本为主,脂膏难消,在治本的同时当用渗湿利水之重剂使邪气除,脂膏才能明显消解。脂肪肝的病理变化复杂多样,其中痰湿是主要病理因素,祛湿化痰在脂肪肝治疗中占有重要地位,临床中应根据病机演变灵活应用,或以祛湿化痰为主,疏肝健脾、活血化瘀、补肾为辅,或在后者的基础上佐以祛湿化痰。只要辨证准确,用药恰当,注意配合饮食调理和运动锻炼,坚持治疗一段时间后,定能显现出好的治疗效果。

13. 中医是怎样辨证治疗肝癌的

肝癌属难治之病,至今中西医均无理想的治疗方法。中医治疗肝癌,通常作为手术或化疗、放疗、化疗栓塞治疗的辅助治疗手段配合应用。根据肝癌发病机制和临床表现的不同,中医学通常将其分为肝气郁结型、气滞血瘀型、湿热聚毒型和肝肾阴虚型4种基本证型进行辨证治疗。

(1)肝气郁结型

主症:右胁部胀痛,胸闷不舒,善太息,纳呆食少,时有腹泻,右胁下肿块,舌质淡,苔薄腻,脉弦。

治则:疏肝健脾,活血化瘀。

方药:柴胡疏肝散加减。薏苡仁24克,白术、黄芪、山慈菇各15克,茯苓18克,柴胡、陈皮、建神曲、川芎、郁金、地龙各12克,枳壳、香附、半夏各10克,甘草6克。

方解:方中柴胡、陈皮、枳壳、香附疏肝理气;地龙、郁金、川芎活血化瘀止痛;黄芪、薏苡仁、白术、茯苓、半夏、建神曲健脾益气,化湿和胃;山慈菇解毒软坚抗癌;甘草调和诸药。上药合用,具有疏肝健脾益气,活血化瘀止痛之功效。

用法:每日1剂,水煎服。

注意:肝气郁结型肝癌经疏肝健脾、活血化瘀治疗后,正虚之象逐渐显露,此时应注意及时调整治疗方案,增强益气健脾扶正之效能,以使正气旺盛,脾胃功能强健,后天之本得养。在药物的选择上,还应注意理气不可伤阴,祛邪不忘抗癌。在药物治疗的同时,要对患者进行健康教育,使之树立战胜疾病的信心,保持规律化的生活起居,注意情志调节,尽可能避免急躁、焦虑、恼怒等,以配合治疗。

(2)气滞血瘀型

主症:胁下痞块巨大,胁痛引背,拒按,入夜更甚,脘腹胀满,食欲缺乏,大便溏结不调,倦怠乏力,舌质紫暗有瘀点瘀斑,脉沉细或弦涩。

治则:行气散结,活血化瘀。

方药:血府逐瘀汤加减。桃仁、红花、川芎、当归各10克,八月札、白术、生地黄、赤芍各15克,柴胡、陈皮、鳖甲、山楂各12克,三棱、莪术各9克,甘草6克。

方解:方中当归、生地黄、赤芍、川芎取四物汤之意,以养血活血;桃仁、红花、三棱、莪术活血化瘀止痛;柴胡、陈皮行气疏肝;八月札理气软坚;鳖甲软坚消癥;白术健脾益气;山楂化瘀和胃消食;甘草调和诸药。诸药配合,具有养血活血化瘀,行气散结消癥,健脾和胃调中之功效。

用法:每日1剂,水煎服。

注意:肝气郁结型肝癌病情迁延可演变为气滞血瘀型,同时两者在临床表现上有相似之处,临证时应注意区别,仔细分析,灵活选方用药。气滞血瘀型肝癌癌肿多已巨大,失去了手术的机会,此类患者气血瘀滞,行气散结、活血化瘀当属正治,然强有力的活血化瘀、通经散结药易使肿瘤破裂出现大出血,所以在临证时还应注意谨慎选择破血通经药,以活血化瘀止血之品较为适宜。肝癌为临床常见的恶性肿瘤,且病情进展迅速,究其原因,多为脏腑气血亏虚,瘀毒、湿热凝结所致,临床辨证既要注意其本虚,更要顾及邪实。临证要遵照辨病与辨证相结合的方法,治疗宜缓图以功,最大限度地延长患者的生存期,减少痛苦,提高生存率。

(3)湿热聚毒型

主症:心烦易怒,身黄目黄,口干口苦,食少,腹胀满,胁肋刺痛,溲赤便干,舌质紫暗,苔黄腻,脉弦滑或滑数。

治则:清热利湿,解毒破结。

方药:茵陈蒿汤合膈下逐瘀汤加减。茵陈、白花蛇舌草各30克,半枝莲24克,丹参20克,当归、麦芽、赤芍、穿山甲各15克,红花、延胡索、土鳖虫各10克,茯苓、泽泻、栀子各12克,大黄、甘草各6克。

方解:方中茵陈、栀子、大黄取茵陈蒿汤之意,以清热利湿;当归、赤芍养血活血;丹参、红花、穿山甲、延胡索、土鳖虫活血化瘀,破结消癥;白花蛇舌草、半枝莲解毒抗癌;茯苓、泽泻、麦芽健脾利湿和胃;甘草调和诸药。诸药配合,具有清热利湿,解毒破结,化瘀消癥之功效。

用法:每日1剂,水煎服。

注意:肝癌常以身黄目黄尿黄、右胁部胀满疼痛、脘腹痞胀纳差为主要临床表现,以湿热壅滞肝胆为发病基础,湿热聚毒型是肝癌中最常见的一种证型,治疗应以清热解毒利湿为主,在此基础上针对癌肿存在的情况,宜结合破结抗癌、软坚消积之品。中医药治疗肝癌通常与手术治疗、放射治疗、化学治疗等配合应用,以提高临床疗效,对于不适宜手术治疗,以及放射治疗、化学治疗的晚期肝癌患者,也可单独应用中药进行治疗,以尽力缓解病痛,延续生命。

(4)肝肾阴虚型

主症:胁肋疼痛,五心烦热,低热盗汗,形体消瘦,头晕目眩,食少腹胀大,青筋暴露,甚则呕血、便血、皮下出血,舌质红,苔薄少,脉细数。

治则:滋阴补肾,养血柔肝。

方药:滋水清肝饮加减。半枝莲、生牡蛎各 30 克,白芍、酸枣仁、鳖甲、黄精、天花粉各 15 克,当归、茯苓、陈皮、柴胡、栀子、牡丹皮、建神曲各 12 克,山茱萸、泽泻各 10 克,甘草 6 克。

方解:方中白芍、茯苓、泽泻、柴胡、山茱萸、栀子、牡丹皮、当归、酸枣仁取滋水清肝饮之意,以滋肾养阴,养血柔肝,清肝泄热;黄精益肾养精;陈皮、建神曲健脾理气和胃;鳖甲滋阴潜阳,软坚消癥;天花粉养阴生津;半枝莲、生牡蛎解毒抗癌,软坚散结;甘草调和诸药。上药合用,具有滋阴补肾,养血柔肝,解毒抗癌,软坚消癥之功效,切中肝肾阴虚型肝癌之发病机制。

用法:每日 1 剂,水煎服。

注意:肝肾阴虚型多见于肝癌晚期的患者,由于癌肿大损元气,嗜耗精血,贫血、恶病质相继出现,疾病时时有衰脱之危,此时治疗不应将肿瘤的消除作为主要目标,宜滋阴补肾,养血柔肝,扶助正气,希冀正旺以抗邪御邪,尽可能缓解病痛,带癌瘤延长寿命。由于肝癌的病情是复杂多变的,各证型间常相互兼夹,所以临证时不能死守上述证型之处方用药,应注意根据病情变化加减应用。疼痛剧烈者,加徐长卿、乳香、没药、延胡索;气虚甚者,加黄芪、党参;湿重者,加苍术、绿萼梅、猪苓;腹胀甚者,加大腹皮、八月札、莱菔子;有腹腔积液者,加龙葵、大腹皮、猪苓、白英;高热者,加生石膏、羚羊角粉;有出血倾向者,加侧柏炭、云南白药、白茅根、三七、仙鹤草等。为了提高临床疗效,在辨证用药的同时,还应根据病情加用经动物实验和临床验证具有抗癌作用的中药,如半枝莲、肿节风、水红花子、猪苓、茯苓、八月札、鳖甲、穿山甲、虎杖、三棱等。

14. 如何正确煎煮中药汤剂

汤药是临床最常采用的中药剂型,也是中医治疗肝病的有力武器,煎煮汤药的方法直接影响药物的疗效。为了保证临床用药能获得预期的疗效,煎煮汤药必须采用正确的方法。要正确煎煮中药,应注意以下几点。

(1)煎药器具的选择:煎煮中药最好选择砂锅、砂罐,因其不易与药物成分发生化学反应,并且导热均匀,传热较慢,保暖性能好,可慢慢提高温度,使药内有效成分充分释放到汤液中来。其次也可选用搪瓷制品。煎煮中药忌用铁、铜、铝等金属器具。

(2)煎药用水的选择:煎药用水必须无异味、洁净、澄清,含矿物质及杂质少,以免影响口味、引起中药成分的损失或变化。

(3)煎煮时加水量:煎药用水量应根据药物的性质、患者的年龄及用途而定。加水量应为饮片吸水量、煎煮过程中蒸发量,以及煎煮后所需药液量的总和。一般用水量为将饮片适当加压后,液面淹没过饮片约2厘米为宜。质地坚硬、黏稠或需要久煎的药物,加水量可比一般药物略多;质地疏松或有效成分容易挥发、煎煮时间较短的药物,则液面淹没药物即可。

(4)煎煮前如何浸泡:中药饮片煎前浸泡,既有利于有效成分的充分溶出,又可缩短煎煮时间。多数药物宜用冷水浸泡,一般药物可浸泡20～30分钟,以果实、种子为主的药可浸泡1小时左右。夏季气温较高时,浸泡的时间不宜过长,以免腐败变质。

(5)煎煮的火候和时间:煎煮中药的火候和时间应根据药物的性质和用途而定。煎一般药宜先武火后文火,即未沸前用大火,沸后用小火保持微沸状态。解表药及其他芳香性药物,一般用武火迅速煮沸,之后改用文火保持10～15分钟即可。有效成分不易煎出的矿物类、骨角类、贝壳类、甲壳类药及补益药,一般宜文火久煎,通常是沸后再煎20～30分钟,以使有效成分充分溶出。第二煎则通常较第一煎缩短5～10分钟。

(6)榨渣取汁:汤剂煎成后应榨渣取汁,因为一般药物加水煎后都会吸附一定的药液,同时已经溶入药液的有效成分可能被药渣再吸附。如药渣不经压榨取汁就抛弃,会造成有效成分的损失。

（7）煎煮的次数：煎药时药物有效成分首先会溶解进入药材组织的水溶液中，然后再扩散到药材外部的水溶液中，到药材内外溶液的浓度达到平衡时，因渗透压平衡，有效成分就不再溶出了，这时只有将药液滤出，重新加水煎煮，有效成分才能继续溶出。为了充分利用药材，避免浪费，使药物有效成分充分溶出，每剂中药不可煎1次就弃掉，最好是煎2～3次。

（8）入药方法：一般药物可以同时入煎，但部分药物因其性质、性能及临床用途的不同，所需煎煮的时间不同，所以煎煮中药汤剂还应讲究入药的方法，以保证药物应有的疗效。入药方法有先煎、后下、包煎、另煎、烊化及冲服等。

①先煎。凡质地坚硬、在水里溶解度小的药物，如矿物类的磁石、寒水石，贝壳类的牡蛎、石决明等，应先入煎一段时间，再纳入其他药物同煎；川乌、附子等药，因其毒性经久煎可以降低，也应先煎，以确保用药安全。

②后下。凡因其有效成分煎煮时容易挥发、扩散小或破坏而不耐煎煮者，如发汗药薄荷、荆芥，芳香健胃药白豆蔻仁、茴香，以及大黄、番泻叶等宜后下，待他药煎煮将成时投入，煎沸几分钟即可。大黄、番泻叶等药有时甚至可以直接用开水冲泡服用。

③包煎。凡药材质地过轻，煎煮时易飘浮在药液面上，或成糊状，不便于煎煮及服用者，如蒲黄、海金沙等，应用布包好入煎。药材较细，又含淀粉、黏液质较多的药，如车前子、葶苈子等，煎煮时容易粘锅、煳化、焦化，也应包煎。有些药材有毛，对咽喉有刺激性，如辛夷、旋覆花等，也要用纱布包裹入煎。

④另煎。人参等贵重药物宜另煎，以免煎出的有效成分被其他药渣吸附，造成浪费。

⑤烊化。有些药物，如阿胶、蜂蜜、饴糖等，容易黏附于其他药物的药渣中或锅底，既浪费药物，又容易焦煳，宜另行烊化后再与其他药汁调服。

⑥冲服。入水即化的药，如竹沥等汁性药物，宜用煎好的其

他药液或开水冲服。价格昂贵的药物,不易溶于水及加热易挥发的药物,如牛黄、朱砂、琥珀等,也宜冲服。

15. 怎样服用中药汤剂才恰当

汤药煎成以后,服药是否合法对疗效也有一定影响,服用方法包括服药时间和服药的方法。一般来说,汤药宜饭前服,对胃肠有刺激的药物宜在饭后服,滋腻补益药宜空腹服。另外,根据病情,有的可以一天数服,有的也可以煎汤代茶不拘时服。前人认为"病在胸膈以上者,先食而后服药,病在心腹以下者,先服药而后食",即是说病在上焦,欲使药力停留上焦较久者,宜食后服;病在下焦,欲使药力迅速下达者,宜食前服,可做参考。服药的方法,一般是1剂中药分为2~3次服,病情紧急的则顿服,同时还有根据需要采用持续服药,以保持疗效的。治疗乙型肝炎的汤药,一般每日1剂,分为头煎、二煎,混合后分早晚服,如遇特殊情况,也可1日连服2剂,以增强效力。

中药汤剂一般多用温服。热证用寒药则宜冷服,寒证用热药宜温服。但有时寒热错杂,相互格拒,可出现服药后呕吐的情况,如系真寒假热,则宜热药冷服;如系真热假寒,则宜寒药热服,此即《素问·五常政大论》中所说"治寒以热,凉而行之,治热以寒,温则行之"的服药反佐法。其他如服药呕吐者,宜先服少许姜汁,或嚼少许陈皮,然后再服汤药,或用冷服、频饮少进的方法。对于使用峻烈或毒性药,宜先进小量,而后根据情况逐渐增加,至有效为止,慎勿过量,以免发生中毒。总之,在治疗过程中,应根据病情的需要和药物的性能来决定不同的服法。

16. 治疗肝病应怎样谨慎合理地使用中草药

在选用中草药治疗肝病时,要做到谨慎合理地使用,必须注意选择合适的药物、有明确的应用目的,同时还应做到组方精练、剂量科学、疗程适当。

(1)药物合适:在药物的选择上,不仅要考虑其性味归经、功能主治,还需要结合现代药理研究成果,做到中西合参,综合分析,合理选择。例如,中药女贞子、败酱草主要成分都含有齐墩果酸,该成分对肝细胞变性、坏死有治疗作用,可明显降低血清谷丙丙氨酸氨基转移酶,且毒性小,可广泛应用于治疗急性肝炎、慢性肝炎、肝硬化、脂肪肝、酒精性肝病等肝病。从中医的角度考虑,女贞子具有滋补肝肾之功效,适宜于中医辨证属肝肾虚损之患者,用于肝胆湿热之证并不对证,败酱草具有清热解毒的作用,宜用于治疗中医辨证属肝胆湿热、毒邪炽盛的患者,若用于肝肾虚损之患者则药证不符。

(2)目的明确:辨证论治是中医的特色和优势,应用中药应以辨证为依据,这是常理,但也应注意结合现代医学对急性肝炎、慢性肝炎、肝硬化、脂肪肝、酒精性肝病、肝癌等肝病的认识,做到用药的目的明确,是改善症状,还是要降低血清丙氨酸氨基转移酶,或是降低血清胆红素,或是抗肝纤维化、抗病毒,必须要有明确的目标。经过一段时间的治疗,观察以上目标是否达到,如果没有达到,必须审查用药是否合理,及时调整用药,以期达到理想的疗效。

(3)组方精练:中医治病组方强调配伍,主、辅、佐、使目的明确,用药精练,毫无目的地杂药乱投,一开就是二十几味,甚至几十味,这是绝对错误的。药物进入人体后,都要经肝脏代谢解毒,发挥其治疗作用,中药也是一样,在选用中药汤剂治疗肝病时,组方用药要科学、精练,配伍要合理,每一味药都要有明确的目的,以期达成最佳配方。

(4)剂量科学:中药都有一定的用量范围,超长时间、超大剂量使用,是导致不良反应发生的主要原因,如长期使用木通容易引起肾衰竭和肝损害,桃仁、杏仁等含有氰苷,超剂量使用其中毒反应可以致命,在治疗肝病时,必须严格掌握其常用剂量,不能随意加大剂量,也不可不加分析地长期使用,做到用药的剂量科学合理。药典所定的剂量具有法律效力,它是法律和科学的结合,不可轻易突破。

(5)疗程适当:应用中药治疗肝病要有合适的治疗期限,通常宜按疗程服用,绝不能认为服药时间越长越好,服药遥遥无期。使用中药后一定要定期复查,了解疗效情况,如果有效,可继续服用,如果无效则应找出原因,调整处方或改用其他治疗方法。中药也是药,千万不可无休止地使用,临床有不少慢性肝炎患者坚持服用中药汤剂多年,最终还是发展成了肝硬化。

17. 如何选择治疗肝病的中成药

用于治疗急性肝炎、慢性肝炎、肝硬化、脂肪肝、酒精性肝病、肝癌等肝病的中成药很多,它们各有不同的使用范围,临床上如何选择使用,直接关系到治疗效果。在选用中成药前,首先要仔细阅读说明书,了解其功效和主治,之后根据具体情况,有的放矢地使用。

(1)辨病选药:即根据急性肝炎、慢性肝炎、肝硬化、脂肪肝、酒精性肝病、肝癌等肝病的诊断选药,这些药物都是针对不同肝病而研制的,一般无明显的寒热偏性,只要诊断明确即可依病选用。例如,云芝胶囊既可用于慢性肝炎,也可用于乙型肝炎表面抗原携带者的治疗;碧云砂乙肝灵冲剂,既可用于治疗急性乙型肝炎、慢性乙型肝炎,又可用于乙型肝炎引起的早期肝硬化患者。

(2)辨证选药:即根据肝病的不同证型,依据临床症状的不同进行选药。例如,慢性肝炎、肝硬化有肝肾不足表现者,可选用具有补益肝肾作用的乙肝扶正胶囊;慢性肝炎、脂肪肝、肝硬化、酒精性肝病出现肝郁脾虚兼有湿热表现者,可选用具有清热解毒、疏肝解郁、健脾化湿作用的利肝隆冲剂等。

(3)综合选药:即综合考虑患者的病情及临床表现来选择适宜的中成药。有时患者病情较重,且临床表现复杂,可选用两种或两种以上的药物,通过多种途径给药,方能取得好的效果。例如,急性黄疸型肝炎及重型肝炎患者,可选用茵栀黄注射液等静脉滴注,再配合其他药物内服等;慢性肝炎有肝硬化趋势者,应注意根据证情选药,还应考虑向肝硬化发展这一潜在趋势的存在,在综合分析的基础上恰当选药。

18. 怎样保管治疗肝病的中成药

慢性肝炎、肝硬化、脂肪肝、酒精性肝病、肝癌等肝病的治疗取效慢,用药时间较长,患者一般是在家中进行治疗的,且用中成药者居多,保管好中成药关系到用药的安全有效,所以也应给予重视。要保管好中成药,应注意以下几个方面:

(1)适量贮备中成药:慢性病患者家中多自备有药物,其中以中成药居多,需要注意的是家庭自备中成药不宜太多,太多不仅浪费金钱和药物,还容易变质失效,对于绝大多数肝病患者来说,通常最多保存半个月的用药量,用完再买。

(2)妥善储存中成药:中成药应放在适当的地方,避免日光直射、高温及潮湿,以干燥、通风、阴凉处为宜,并防备小儿误拿、误服。已经开启的瓶装中成药应注意按瓶签说明保管(如加盖、防潮等)。贮放中成药一定要有标签,写清药名、规格,切勿仅凭记忆无标签取放。

(3)防止中成药变质:防止中成药变质是正确储存中成药的关键所在,为了防止中成药变质,瓶装中成药用多少取多少,以免污染。对瓶装液体中成药更应注意,只能倒出,不宜再往回倒,更不宜将瓶口直接往嘴里倒药。

(4)注意检查中成药:服用中成药前应检查药品,注意其有效期、失效期等,不能服用超过有效期或已失效的药物。当然,药品质量的好坏与保管有密切关系,保管不善,药品可能提前变质,所以在用前还须检查药品质量,若有发霉变质应妥善处理,不可再服。对药名、规格有疑问的药,切勿贸然使用,以免发生意外。

19. 治疗肝病常用中药针剂有哪些

中药针剂是指将中药经提取和纯化精制而成的,专供注入体内的灭菌制剂。中药针剂的出现,改变了中药传统的给药方式,是近几十年来创制的重要新剂型。中药针剂具有给药快捷、起效迅速、生物利用度高、适用于急救等优点,尤其适用于治疗急、重症患者,是一种大有前途的中药新生剂型。治疗肝病常用的中药针剂有以下几种。

(1)茵栀黄注射液

药物组成:茵陈提取物,栀子提取物,黄芩、金银花提取物。

功能主治:清热解毒,利湿退黄。适用于急性肝炎、慢性肝炎、重型肝炎呈现肝胆湿热病理机制,出现面目悉黄、胸胁胀痛、恶心呕吐、小便黄赤者。

用法用量:每次10～20毫升,用10%葡萄糖注射液250～500毫升稀释后,静脉滴注,每日1次。症状缓解后可改为肌内注射,每次2毫升,每日1～2次。

注意事项:湿热伤及气阴者不宜用,滴注速度不可过快。较常见的有恶心,呕吐,过敏性皮疹,心悸,畏寒,药物热等不良反应,并有过敏性休克的报道。

(2)肝炎灵注射液

药物组成:中药山豆根经提取加工制成的灭菌水溶液。

功能主治:清热解毒,消炎止痛,降低丙氨酸氨基转移酶,提高机体免疫力。适用于慢性活动性肝炎。

用法用量:每次2毫升,每日1～2次,肌内注射,2～3个月为1个疗程,或遵医嘱。

注意事项:应用本品可出现眩晕、恶心等不良反应,对本品过敏者禁用。戒除烟酒,禁食生冷油腻之品。因停药后易出现丙氨酸氨基转移酶"反跳",故应适当延长用药时间,并注意逐渐停药。

(3)清开灵注射液

药物组成:牛黄、水牛角、珍珠母、黄芩、金银花、栀子、板蓝根等。

功能主治:清热解毒,化痰通络,醒神开窍。适用于热病神昏,中风偏瘫,神志不清,亦可用于急性肝炎、慢性肝炎、重型肝炎、上呼吸道感染、肺炎,以及脑出血、肝性脑病等。

用法用量:每次 20～40 毫升,稀释于 10％葡萄糖注射液 250～500 毫升或生理盐水 250 毫升中,静脉滴注,每日 1 次。

注意事项:对毒热实证、痰热证有效,但不适用于虚寒证、厥脱证。滴注速度不可过快。本品如产生混浊或沉淀时不可使用,经葡萄糖注射液或生理盐水稀释后出现混浊者亦不可使用。临床应用中偶有寒战、高热、药疹等过敏反应,需要及时停药并做脱敏处理。极个别有过敏性休克发生,应及时救治。

(4)苦黄注射液

药物组成:苦参、茵陈、大黄、大青叶、柴胡。

功能主治:清热利湿,疏肝退黄。适用于黄疸型肝炎、重型肝炎。

用法用量:每次 30 毫升(重型肝炎或淤胆型肝炎苦黄注射液可用至 60 毫升),稀释于 5％～10％葡萄糖注射液 250～500 毫升中,静脉滴注,每日 1 次,15 日为 1 个疗程。应用时苦黄注射液剂量应由小到大,第一日 10 毫升,第二日 20 毫升,第三日 30～60毫升。

注意事项:偶见注射局部一过性潮红,个别患者可有轻度消化道症状。滴速不可过快,以每分钟 30 滴为宜,滴速过快可产生头昏、心悸,严重心肾功能不全者慎用。

(5)复方丹参注射液

药物组成:丹参、降香提取物。

功能主治:活血化瘀,理气止痛,祛瘀生新。适用于冠心病、缺血性脑血管病、慢性肝炎、肝硬化、高脂血症等。

用法用量:每次 8～12 毫升,稀释于 5％～10％葡萄糖注射液250～500 毫升中,静脉滴注,每日 1 次。

注意事项:滴注速度不可过快,个别患者可出现过敏、皮疹、头晕、心悸、口干、腹胀等,极少数肌内注射部位红肿、疼痛。血分有热者禁用,有出血倾向者不宜用。

(6)强力宁注射液

药物组成:中药甘草提取的有效成分制成的灭菌水溶液,主要含有甘草酸单胺、左旋半胱氨酸、左旋甘氨酸。

功能主治:利胆退黄,改善肝功能,降低丙氨酸氨基转移酶。适用于慢性肝炎、酒精性肝病、脂肪肝、肝硬化等肝病肝功能异常者。

用法用量:每次 40～100 毫升,加入 5%～10% 葡萄糖注射液 250～500 毫升中,缓慢静脉滴注,每日 1 次。

注意事项:本药无明显不良反应,但严重低钾血症、高钠血症、高血压、心力衰竭、肾衰竭等患者忌用,孕妇慎用。治疗过程中应注意定期测血压和血清钾、钠浓度,若出现高血压、高血钠、低血钾等情况,应暂停给药或适当减量。本品降低丙氨酸氨基转移酶的作用较好,但停药后多有反跳,应注意适当延长用药时间,并逐渐减量直至停药。

20. 治疗肝病常用的胶囊剂中成药有哪些

(1)乙肝扶正胶囊

药物组成:何首乌、当归、虎杖、人参、丹参、贯众、肉桂、白矾、沙苑子、石榴皮、麻黄。

功能主治:补益肝肾,益气活血。适用于慢性乙型肝炎出现肝肾不足症候者,临床表现为肝区隐痛不适,身困乏力,腰膝酸软,心悸气短,自汗头晕,纳差食少,舌质淡,脉细弱。

用法用量:每次 4 粒(每粒 0.35 克),每日 3 次,温开水送服。

注意事项:肝胆湿热及气滞血瘀者忌用。

(2)慢肝养阴胶囊

药物组成:北沙参、枸杞子、麦冬、川楝子、五味子、当归、地黄、党参、桂枝、人参。

功能主治:养阴清热,滋补肝肾。适用于慢性肝炎、迁延性肝炎、肝炎后综合征。

用法用量：每次 4 粒(每粒 0.25 克)，每日 3 次，温开水送服。

注意事项：本品以滋补为主，邪实为主者不宜用。

(3)鸡骨草胶囊

药物组成：三七、人工牛黄、猪胆汁、牛至、鸡骨草、白芍、大枣、栀子、茵陈、枸杞子。

功能主治：疏肝利胆，清热解毒利湿。适用于急性肝炎、慢性肝炎、胆囊炎属肝胆湿热证者。

用法用量：每次 4 粒(每粒 0.5 克)，每日 3 次，温开水送服。

注意事项：脾胃虚寒及肝肾阴虚者不宜用。

(4)复肝能胶囊

药物组成：山楂、黄芪、葛根、水牛角浓缩粉、三七、白茅根、蒲黄。

功能主治：清化湿热，益气活血。适用于慢性肝炎。

用法用量：每次 6 粒(每粒 0.35 克)，每日 2～3 次，温开水送服。3 个月为 1 个疗程，生化指标复常或基本复常者继续服用 6 个月。

注意事项：戒除烟酒，禁食辛辣油腻之品。

(5)草仙乙肝胶囊

药物组成：虎杖、猪苓、白花蛇舌草、山豆根、白芍、丹参、当归、川楝子、鸡内金、黄芪、淫羊藿、甘草等。

功能主治：清热解毒，健脾利湿。适用于慢性乙型肝炎湿邪困脾，肝胆湿热证。

用法用量：每次 6 粒(每粒 0.4 克)，每日 3 次，饭后温开水送服，3 个月为 1 个疗程。

注意事项：脾胃虚寒者不宜用。

(6)慢肝舒郁胶囊

药物组成：当归、白芍、三棱、柴胡、白术、甘草、薄荷、丹参、麦芽、香橼、川楝子、延胡索。

功能主治：疏肝解郁，健脾养血。适用于慢性肝炎。辨证要点是肝气郁结，肝脾不和。主要见症为胸胁胀满疼痛，脘腹痞塞不适，纳差乏力，善太息，大便溏泻。

用法用量：每次4粒(每粒0.25克)，每日3次，温开水送服。

注意事项：肝肾阴虚、脾胃虚寒、脾肾阳虚者均不宜用。

(7)肝达康

药物组成：鳖甲、地龙、柴胡、枳实、砂仁、党参、茯苓、当归、茵陈、五味子、溪黄草。

功能主治：疏肝健脾，化瘀通络。适用于慢性肝炎出现肝郁脾虚兼血瘀症候者。

用法用量：每次6～8粒(每粒0.3克)，每日3次，温开水送服。1个月为1个疗程，可连续服用3个疗程。

注意事项：本品含有活血化瘀通络及苦寒之药，孕妇慎用，禁食生冷油腻之品。

(8)慢肝宁胶囊

药物组成：熟地黄、制何首乌、枸杞子、川楝子、郁金、丹参、当归、三七、垂盆草、鸡骨草、党参、北沙参、麦冬、生地黄、麦芽、柴胡。

功能主治：补益肝肾，益气活血，清利湿热。适用于慢性肝炎之肝肾阴虚、湿瘀阻络证。

用法用量：每次6粒(每粒0.5克)，每日3次，温开水送服。3个月为1个疗程，或遵医嘱。

注意事项：少数患者可有消化不良，停药后症状即缓解。脾虚腹胀便溏者慎用，孕妇禁服。

(9)肝脾康胶囊

药物组成：柴胡、黄芪、青皮、白芍、白术、板蓝根、姜黄等。

功能主治：疏肝健脾，活血清热。适用于肝郁脾虚、余热未清证，症见胁肋疼痛，胸脘痞闷，食少纳呆，神疲乏力，面色晦暗，胁下积块，以及慢性肝炎、早期肝硬化见上述症状者。

用法用量:每次5粒(每粒0.35克),每日3次,餐前30分钟温开水送服。3个月为1个疗程,或遵医嘱。

注意事项:脾胃虚寒者不宜用。戒除烟酒,禁食辛辣油腻之品。

(10)楼莲胶囊

药物组成:白花蛇舌草、天葵子、水红花子、七叶一枝花、鳖甲、莪术、半边莲、土鳖虫、水蛭、红参、制何首乌、龙葵、鸡内金、半枝莲、乌梅、水牛角浓缩粉、砂仁、没药、白英、乳香。

功能主治:行气化瘀,清热解毒。本品为原发性肝癌辅助治疗药,适用于原发性肝癌Ⅱ期气滞血瘀辨证患者,合并肝动脉插管化疗,可提高有效率和缓解腹胀、乏力等症状。

用法用量:每次6粒(每粒0.35克),每日3次,饭后温开水送服,6周为1个疗程。

注意事项:偶见恶心、轻度腹泻。孕妇禁用。

21. 治疗肝病常用的片剂中成药有哪些

(1)护肝片

药物组成:保肝浸膏(含有茵陈、板蓝根、柴胡等),五味子浸膏,猪胆膏粉,绿豆粉。

功能主治:清热退黄,疏肝解郁,降低丙氨酸氨基转移酶。适用于慢性肝炎、迁延性肝炎及早期肝硬化。

用法用量:每次4片(每片0.35克),每日3次,温开水送服。

注意事项:停药后丙氨酸氨基转移酶有反跳现象,应注意适当延长用药时间,并逐渐停药。

(2)护肝宁片

药物组成:垂盆草、虎杖、丹参、灵芝。

功能主治:清热利湿,益肝化瘀,疏肝止痛,退黄,降低丙氨酸氨基转移酶。适用于急性肝炎、慢性肝炎。

用法用量:每次4～5片(每片0.35克),每日3次,温开水送服。

注意事项:阴黄证不宜用,脾胃虚寒证也不宜用。戒除烟酒,禁食肥腻之品。

(3)清肝片

药物组成:板蓝根、茵陈、甘草。

功能主治:清热解毒,疏肝退黄。适用于急性肝炎、慢性肝炎。

用法用量:每次 4~6 片(每片 0.25 克),每日 3 次,温开水送服。

注意事项:孕妇慎用,寒湿型之阴黄不宜用。

(4)复肝宁片

药物组成:板蓝根、麦芽(炒)、柴胡、牡丹皮、山楂、金银花、六神曲(炒)。

功能主治:疏肝健脾,清热利湿。适用于肝旺脾虚、热毒较盛之慢性肝炎、肝硬化。

用法用量:每次 6 片(每片 0.3 克),每日 3 次,温开水送服。

注意事项:脾胃虚寒证、肝脾血瘀证不宜用,阴黄证也不宜用。禁食生冷油腻之品。

(5)肝宁片

药物组成:斑蝥、糯米、紫草。

功能主治:清热解毒,利湿,化瘀散结。适用于急性肝炎、慢性肝炎,尤其对乙型肝炎患者的肝功能异常和表面抗原阳性者有显著疗效,并可预防癌变。

用法用量:每次 2~3 片(每片 0.3 克),每日 3 次,温开水送服。

注意事项:孕妇忌服,脾虚便溏者慎用。本品有毒,不宜过量服用。

(6)和络舒肝片

药物组成:白术、白芍、三棱、莪术、香附、当归、木瓜、大黄、红花、鳖甲、桃仁、郁金、茵陈、海藻、昆布、玄参、熟地黄、虎杖、土鳖虫、柴胡、制何首乌、五灵脂、半边莲。

功能主治:疏肝理气,清化湿热,活血化瘀,滋养肝肾。适用于慢性活动性肝炎、慢性迁延性肝炎及早期肝硬化。

用法用量:每次5片(每片0.3克),每日3次,温开水送服,或遵医嘱。

注意事项:戒除烟酒,禁食生冷油腻之品。孕妇慎用。

(7)灭澳灵片

药物组成:刺五加、冬虫夏草、金银花、板蓝根。

功能主治:清热解毒,养肝益肾。适用于急性肝炎、慢性乙型肝炎及乙型肝炎表面抗原携带者。

用法用量:每次3~4片(每片0.25克),每日3次,温开水送服。急性肝炎1个月为1个疗程,慢性肝炎3个月为1个疗程。

注意事项:调畅情志,戒除烟酒,禁食生冷油腻之品。

(8)复方树舌片

药物组成:树舌、人参皂苷、乌鸡浸膏、五味子。

功能主治:调和肝脾,软坚散结。适用于慢性肝炎及早期肝硬化。

用法用量:每次3片(每片0.3克),每日3次,温开水送服,60日为1个疗程。

注意事项:本品取效较慢,应缓图以功,不能急于求成。戒除烟酒,禁食生冷油腻之品。

22. 治疗肝病常用的丸剂中成药有哪些

(1)朝阳丸

药物组成:黄芪、鹿茸粉、鹿角霜、大黄、大枣、黄芩、薄荷、冰片、玄参。

功能主治:温肾健脾,疏肝解郁,化湿解毒。适用于慢性肝炎中医辨证属肝肾不足、肝瘀血滞、痰湿内阻者。

用法用量:每次1丸(每丸重3克),每日2次,温开水送服,或遵医嘱。

注意事项：个别患者服用本品可发生鼻衄现象，有黄疸者不宜用。

（2）乙肝灵丸

药物组成：大黄、白芍、茵陈、柴胡、贯众、人参、黄芪、甘草。

功能主治：清热解毒，疏肝健脾。适用于乙型肝炎。

用法用量：每次 2 克（每粒重 0.1 克），每日 3 次，温开水送服，20～50 日为 1 个疗程。

注意事项：孕妇忌服。戒除烟酒，禁食肥腻辛辣之品。

（3）肝复康丸

药物组成：五味子、太子参、白花蛇舌草。

功能主治：收敛，益气，解毒，降低丙氨酸氨基转移酶。适用于急性肝炎、慢性肝炎、早期肝硬化及肝功能不良者。

用法用量：每次 6～9 克（每 10 粒重 1 克），每日 3 次，温开水送服。

注意事项：本品有碍胃之弊，脾胃虚弱者不宜用。戒除烟酒，禁食生冷油腻之品。

（4）肝炎康复丸

药物组成：茵陈、郁金、板蓝根、当归、菊花、金钱草、丹参、滑石、拳参。

功能主治：清热解毒，利湿化郁。适用于急性黄疸型肝炎、迁延性肝炎、慢性肝炎等。

用法用量：每次 1 丸（每丸重 9 克），每日 3 次，温开水送服。

注意事项：脾胃虚寒者不宜用，阴黄证也不宜用。戒除烟酒，禁食生冷油腻之品。

（5）复方益肝丸

药物组成：茵陈、板蓝根、龙胆草、野菊花、蒲公英、山豆根、垂盆草、蝉蜕、苦杏仁、人工牛黄、夏枯草、车前子、土茯苓、胡黄连、牡丹皮、丹参、红花、大黄、香附、青皮、枳壳、槟榔、鸡内金、人参、桂枝、五味子、柴胡、炙甘草。

功能主治:清热利湿,疏肝理脾,化瘀散结。适用于慢性肝炎及急性肝炎胁肋胀痛,口苦口干,黄疸,舌苔黄,脉弦等。

用法用量:每次 4 克,每日 3 次,温开水送服。

注意事项:空腹服用偶见胃脘部不适、恶心,勿空腹服用。孕妇禁用。

(6)舒泰丸

药物组成:紫苏、广藿香、桔梗、白芍、白豆蔻、厚朴、陈皮、青皮、苍术、槟榔、鸡内金、六神曲、山楂、麦芽、柴胡、川芎、木香、甘草。

功能主治:疏肝解郁,健脾益胃,理气止痛。适用于慢性肝炎、胆囊炎,以及慢性胃炎、消化不良等。

用法用量:每次 1 丸(每丸重 10 克),每日 2 次,温开水送服。

注意事项:湿热壅盛者不宜用,戒除烟酒,禁食生冷油腻之品。

23. 治疗肝病常用的颗粒剂中成药有哪些

(1)乙肝宁颗粒

药物组成:黄芪、太子参、白术、茯苓、何首乌、白芍、茵陈、白花蛇舌草、丹参、牡丹皮、蒲公英、川楝子、金钱草。

功能主治:调气健脾,滋肾养肝,利胆清热,活血化瘀。适用于慢性乙型肝炎及乙型肝炎表面抗原携带者,对急性肝炎也有一定疗效。

用法用量:每次 1 袋(每袋 17 克),每日 3 次,开水冲服,3 个月为 1 个疗程。

注意事项:服药期间忌食油腻、辛辣之品。

(2)益肝乐颗粒

药物组成:垂盆草、郁金、板蓝根、柴胡、云芝提取物、五味子。

功能主治:清热利湿,疏肝解郁,扶正固本。适用于急性黄疸型肝炎、急性无黄疸型肝炎、慢性迁延性肝炎。

用法用量:每次 1 袋(每袋 10 克),每日 3 次,开水冲服。

注意事项:急性黄疸型肝炎阴黄证、慢性肝炎脾胃虚寒者均不宜用。戒除烟酒,禁食生冷油腻之品。

(3)澳太乐颗粒

药物组成:返魂草、郁金、黄精、白芍、麦芽。

功能主治:疏肝理气,清热解毒。适用于甲型肝炎、乙型肝炎及各种慢性肝炎。

用法用量:每次 1 袋(每袋 15 克),每日 3 次,开水冲服。

注意事项:脾胃虚弱证不宜用,戒除烟酒。

(4)利肝隆颗粒

药物组成:板蓝根、茵陈、郁金、五味子、甘草、当归、黄芪、刺五加浸膏。

功能主治:疏肝解郁,清热解毒。适用于急性肝炎、慢性肝炎、迁延性肝炎、慢性活动性肝炎。对血清丙氨酸氨基转移酶、黄疸指数均有显著的降低作用,对乙型肝炎表面抗原转阴有一定效果。

用法用量:每次 1 袋(每袋 12 克),每日 3 次,开水冲服。

注意事项:虚寒证不宜用,戒除烟酒,禁食生冷油腻之品。

(5)乙肝清热解毒颗粒

药物组成:虎杖、白花蛇舌草、土茯苓、茜草、北豆根、拳参、茵陈等。

功能主治:清肝利胆,解毒逐瘟。适用于肝胆湿热型急性乙型肝炎、慢性乙型肝炎、乙型肝炎病毒携带者。

用法用量:每次 2 袋(每袋 10 克),每日 3 次,开水冲服。

注意事项:急性黄疸型肝炎阴黄证、急性无黄疸型肝炎寒湿证不宜用,慢性肝炎虚寒证也不宜用。注意戒除烟酒,禁食辛辣油腻之品。

(6)碧云沙乙肝灵颗粒

药物组成:白花蛇舌草、茜草、青黛、土茯苓、丹参、佛手、山楂、灵芝、麦冬、蚕沙。

功能主治:清热解毒利湿,疏肝理气,活血化瘀,扶正固本,益气养阴。适用于急性肝炎、慢性乙型肝炎、早期肝硬化、肝脾大。

用法用量:每次 1 袋(每袋 15 克),每日 3 次,开水冲服,3 个月为 1 个疗程。

注意事项:部分患者在服药早期血清丙氨酸氨基转移酶可轻度升高,但无须停药,随治疗延续逐渐降至正常。

(7)云芝肝泰颗粒

药物组成:主要成分为云芝多糖。

功能主治:增强免疫功能,清除乙型肝炎病毒。适用于慢性迁延性肝炎、慢性活动性肝炎、乙型肝炎。

用法用量:每次 1 袋(每袋含云芝多糖 0.33 克),每日 2～3 次,温开水冲服。

注意事项:禁食生冷油腻之品。

(8)乙肝养阴活血颗粒

药物组成:地黄、北沙参、麦冬、女贞子、黄芪、当归、白芍。

功能主治:滋补肝肾,活血化瘀。适用于肝肾阴虚型慢性乙型肝炎、早期肝硬化。

用法用量:每次 2 袋(每袋 10 克),每日 3 次,开水冲服。

注意事项:湿热征象明显者、脾肾阳虚者均不宜用。戒除烟酒,禁食生冷油腻之品。

24. 为什么说抗肝纤维化是中医的优势

肝脏纤维化是肝脏炎症病理过程中的一部分,是急性肝炎向慢性肝炎、慢性肝炎向肝硬化发展的必然过程。因此,采用抗纤维化疗法,阻止肝纤维化形成,对治疗肝病、防治肝脏炎症向肝硬化发展有重要意义。

肝硬化是在多种致病因素的作用下,肝细胞炎症、变性坏死、再生、假小叶形成和纤维化这一途径反复发作而成的,其抗纤维化疗法的方式有多种。对于慢性肝炎患者,可通过抗肝细胞变性坏死治疗,间接抑制肝纤维化的形成,也可采用适当的药物直接抑制肝纤维化形成;对于重度慢性肝炎患者及肝硬化已经出现的患者,则宜采取促进肝内胶原蛋白降解的方法使纤维组织吸收,或用适宜的药物减轻肝纤维化的程度。秋水仙碱、青霉胺等是西医抗纤维化的主药,虽有一定的抗肝纤维化作用,但由于其疗效不稳定、不良反应较大等原因,临床较少使用。相比之下,选用具有活血化瘀、软坚散结作用的中药,其改善微循环、回缩肝脾、抗肝纤维化、防治肝硬化的功效显著,且无不良反应,所以临床中肝纤维化和肝硬化主要用中医药进行治疗,抗肝纤维化是中医的优势所在。

许多具有活血化瘀、软坚散结作用的中药都有抗纤维化、治疗肝硬化的作用,鳖甲软肝片、安络化纤丸、鳖甲煎丸、大黄䗪虫丸等中成药抗肝纤维化的作用肯定,临床中可根据具体病情恰当选用。当然,在肝病的治疗中,抗纤维化疗法不应是孤立的,应与保肝降酶、抗病毒等治法配合应用,才能取得满意的疗效,同时具有活血化瘀、软坚散结、抗纤维化作用的中成药常兼有保肝降酶的作用。不少慢性肝炎患者误认为只要长期坚持使用抗肝纤维化的药物就可以不得肝硬化了,其实治疗肝炎仅靠抗肝纤维化药物是远远不够的。例如,对乙型肝炎、丙型肝炎如果病毒不杀灭或抑制、肝脏功能得不到彻底改善,肝组织纤维化是不可能控制的。

25. 常用的抗肝纤维化的中成药有哪些

临床常用的抗肝纤维化中成药主要有复方鳖甲软肝片、大黄䗪虫丸、鳖甲煎丸、中华肝灵胶囊和安络化纤丸等,下面将其药物组成、功能主治、用法用量、注意事项介绍如下,以供参考。

(1)复方鳖甲软肝片

药物组成:鳖甲、莪术、赤芍、当归、三七、党参、黄芪、紫河车、冬虫夏草、板蓝根、连翘。

功能主治:软坚散结,化瘀解毒,益气养血。适用于慢性乙型肝炎肝纤维化,以及早期肝硬化证属瘀血阻络、气血亏虚兼热毒未尽,症见胁肋隐痛或胁下痞块,面色晦暗,脘腹胀满,纳差便溏,神疲乏力,口干口苦,赤缕红丝者。

用法用量:每次 4 片(每片 0.5 克),每日 3 次,温开水送服。6个月为 1 个疗程,或遵医嘱。

注意事项:孕妇禁用。偶见轻度消化道反应,一般可自行缓解。

(2)大黄䗪虫丸

药物组成:熟大黄、䗪虫、炒水蛭、虻虫、炒蛴螬、干漆、桃仁、炒苦杏仁、黄芩、地黄、白芍、甘草。

功能主治:活血破瘀,通经消痞。适用于瘀血内停,腹部肿块,肌肤甲错,目眶黯黑,潮热羸瘦,经闭不行。根据其抗肝纤维化之功效,现在常用于慢性肝炎及肝硬化的治疗,对肝脾大有较好的疗效。

用法用量:每次 1～2 丸(每丸 3 克),每日 1～2 次,温开水送服。

注意事项:孕妇禁用。皮肤过敏者停服,有出现倾向者慎用。

(3)鳖甲煎丸

药物组成:鳖甲胶、阿胶、蜂房、鼠妇虫、土鳖虫、蜣螂、硝石、柴胡、黄芩、半夏、丹参、干姜、厚朴、桂枝、白芍、桃仁、大黄、石韦、射干等。

功能主治:活血化瘀,软坚散结。适用于胁下癥块,根据其抗肝纤维化之功效,现在常用于慢性肝炎及肝硬化的治疗,对肝脾大有较好的疗效。

用法用量:每次 1 丸(每丸 3 克),每日 2～3 次,温开水送服。

注意事项:本品无明显不良反应,但属活血化瘀之品,孕妇忌服。

（4）中华肝灵胶囊

药物组成：醋制柴胡、人参、厚朴、三七、当归、木香、香附、川芎、鳖甲、郁金、青皮、枳实。

功能主治：疏肝健脾，理气止痛，活血化瘀，软坚散结。用于肝郁气滞血阴，积聚不消，两胁胀痛，食少便溏，舌有瘀斑，脉沉涩无力者。根据其抗肝纤维化之功效，常用于慢性肝炎及肝硬化的治疗。

用法用量：每次 7～8 粒（每粒 0.3 克），每日 3 次，温开水送服。

注意事项：尚未发现明显不良反应。

（5）安络化纤丸

药物组成：熟地黄、三七、水蛭、僵蚕、地龙、白术、郁金、牛黄、瓦楞子、牡丹皮、大黄、生麦芽、鸡内金、水牛角浓缩粉等。

功能主治：健脾养肝，凉血活血，软坚散结。适用于慢性肝炎及肝炎后早、中期肝硬化。

用法用量：每次 6 克，每日 2 次，温开水送服，3 个月为 1 个疗程。

注意事项：偶见腹痛、皮疹、恶心、呕吐、发热等不良反应。忌生冷、辛辣、酒类食物。妇女月经期停用，孕妇忌用。

26. 常用的具有利胆退黄疸作用的中成药有哪些

具有利胆退黄疸作用的中成药很多，这当中即有茵栀黄注射液、苦黄注射液等注射用中药针剂，还有急肝退黄胶囊、利胆片、黄疸茵陈冲剂、苦胆丸、克瘴胶囊等口服用中成药，由于注射用中药针剂需要在医院应用，这里不再介绍，现将具有利胆退黄作用的口服类中成药给您介绍如下。

（1）急肝退黄胶囊

药物组成：茵陈、苍术、车前子、黄芩、大黄、郁金等。

功能主治：清热解毒，利湿退黄。适用于急性黄疸型肝炎，退黄效果显著。

用法用量：每次 4 粒（每粒 0.35 克），每日 3 次，温开水送服。

注意事项：未见明显不良反应，但非湿热阳黄者忌用。

（2）利胆片

药物组成：大黄、芒硝、茵陈、白芍、柴胡、黄芩、知母等。

功能主治：清热利胆，理气止痛，退黄疸。适用于湿热型急性胆囊炎、慢性胆囊炎，急性肝炎、慢性肝炎，对黄疸型肝炎，特别是淤胆型肝炎有协同退黄疸作用。

用法用量：每次 6～10 片（每片 0.3 克），每日 3 次，温开水送服。

注意事项：偶有腹泻、便溏，体虚者慎用。

（3）黄疸茵陈冲剂

药物组成：茵陈、黄芩、大黄、甘草等。

功能主治：清热利湿，消炎利胆，退黄疸。适用于急性肝炎、慢性肝炎伴有黄疸者。

用法用量：每次 2 袋（每袋 10 克），每日 2 次，开水冲服。

注意事项：非湿热阳黄者忌用。

（4）苦胆丸

药物组成：苦参、龙胆草、黄柏、大黄、郁金、茵陈等。

功能主治：利胆，退黄疸，消炎。适用于急性肝炎、慢性肝炎伴有黄疸者，退黄疸效果显著。

用法用量：每次 1 丸（每丸 6 克），每日 3 次，温开水送服。

注意事项：阴黄患者忌用，体虚便溏者不宜用。

（5）克癀胶囊

药物组成：麝香、牛黄、蛇胆汁、三七、郁金、黄连、黄芩、黄柏等。

功能主治：清热解毒，利湿退黄疸，活血化瘀，健脾益气。适用于急性肝炎、慢性肝炎，退黄疸、降酶作用迅速。

用法用量：每次 4～6 粒（每粒 0.35 克），每日 3 次，温开水送服。

注意事项：个别患者用药过程中可出现腹泻。孕妇忌服。

27. 治疗脂肪肝可选用哪些中成药

（1）脂必妥片：药物组成为山楂、白术、红曲等。具有消痰化瘀，健脾和胃之功效。适用于痰瘀互结、血气不足所致的高脂血症、脂肪肝等，症见头晕胸闷，腹胀纳呆，神疲乏力等。其用法为每次 3 片（每片重 0.35 克），每日 3 次，温开水送服。

（2）山楂降脂片：药物组成为决明子、山楂、荷叶。具有清热活血，疏肝解郁，降浊通便之功效。适用于肝郁脾虚、痰浊瘀滞所致的高血压病、高脂血症、脂肪肝，亦可用于预防动脉粥样硬化。其用法为每次 8 片（每片重 0.35 克），每日 3 次，温开水送服。

（3）决明降脂片：药物组成为决明子、茵陈、何首乌、桑寄生、维生素 C、维生素 B_2、烟酸。具有补肾利湿，降低血脂之功效。适用于肾虚痰湿内盛之脂肪肝、高脂血症、冠心病等，症见血脂增高，头晕，胁痛，纳呆，神疲等。其用法为每次 4～6 片（每片重 0.35 克），每日 3 次，温开水送服。

（4）益寿调脂片：药物组成为黄芪、丹参、枸杞子、何首乌、大蒜。具有益气血，补肝肾，化瘀降脂之功效。适用于气虚血瘀所致的高脂血症、脾胃湿滞型肥胖症，以及痰湿内阻型脂肪肝等。其用法为每次 2 片（每片重 0.35 克），每日 3 次，温开水送服。

（5）清脉降脂丸：药物组成为丹参、决明子、泽泻、何首乌、生山楂。具有利湿化痰，行气活血之功效。适用于痰瘀互结所致的高脂血症、脂肪肝等。其用法为每次 1 丸（每丸重 6 克），每日 3 次，饭后温开水送服。

28. 治疗肝癌可选用哪些中成药

（1）莲花片：药物组成为半枝莲、七叶一枝花、蜈蚣、柴胡、莪术、山慈菇、田七、仙鹤草、牛黄等。具有清肝解毒，化瘀散结之功效。适用于中、晚期肝癌属肝热血瘀型而正气未虚者。其用法为每次 6～8 片(每片重 0.35 克),每日 3 次,温开水送服。连用 5 日停药 2 日,可连服数月至 1 年。

(2)槐耳颗粒:主要成分为槐耳菌质。具有扶正固本,活血消癥之功效。适用于正气虚弱、瘀血阻滞之原发性肝癌不宜手术和化疗者的辅助治疗用药,有改善肝区疼痛、腹胀、乏力等症状的作用。其用法为每次 1 袋(20 克),每日 3 次,开水冲服,1 个月为 1 个疗程,或遵医嘱。

(3)神农胶囊:药物组成为黄芪、山慈菇、七叶一枝花、龙葵、紫苏子、僵蚕等。具有扶正祛邪,益气活血,软坚散结,消肿止痛之功效。适用于肝癌、胃癌、肺癌等,能抑制肿瘤生长,稳定病情,改善疼痛不适、神疲乏力等症状。其用法为每次 4 粒(每粒重 0.35 克),每日 3 次,温开水送服。

(4)楼莲胶囊:药物组成为七叶一枝花(重楼)、半边莲、鳖甲、白花蛇舌草等。具有清热解毒,行气化郁,破癥散结,理气止痛之功效。适用于肝炎、肝硬化腹腔积液、原发性肝癌等。其用法为每次 6 粒(每粒重 0.35 克),每日 3 次,温开水送服。

(5)复方木鸡颗粒:药物组成为云芝提取物、核桃楸皮、山豆根、菟丝子等。具有抑制甲胎蛋白升高的作用,并能增强免疫功能,消除乏力、恶心、疼痛,降低丙氨酸氨基转移酶。适用于慢性肝炎、肝硬化、肝癌,对肝脾大、腹腔积液也有一定疗效。其用法为每次 1 袋(10 克),每日 3 次,饭后开水冲服。

29. 茵栀黄注射液是一种什么药

茵栀黄注射液是治疗急性肝炎、慢性肝炎、重型肝炎最常用的注射用中药针剂,其药物组成有茵陈提取物、栀子提取物、黄芩、金银花提取物等,具有清热解毒,利湿退黄之功效。适用于急性肝炎、慢性肝炎、重型肝炎呈现肝胆湿热病理机制,出现面目悉黄,胸胁胀痛,恶心呕吐,小便黄赤者。

在茵栀黄注射液组方中,茵陈清热利湿退黄疸,为治疗湿热熏蒸黄疸之要药;栀子清利三焦火毒,并能清热利湿,利胆退黄;黄芩清热燥湿,能协助茵陈、栀子清肝胆湿热;金银花性甘寒而质轻,能泄火解毒而不致苦寒直折伤及正气。诸药相合,共奏清热利湿,利胆退黄疸之功效。

现代药理研究表明,茵栀黄注射液具有保肝作用,能降低四氯化碳或 D-半乳糖胺致急性肝损伤小鼠的丙氨酸氨基转移酶、天门冬氨酸氨基转移酶活性,能减轻四氯化碳致慢性肝损伤大鼠的丙氨酸氨基转移酶、天门冬氨酸氨基转移酶活性,使肝羟脯氨酸含量升高、血清总蛋白、白蛋白含量降低及白蛋白/球蛋白比例下降,对四氯化碳、硫代乙酰胺造成的肝坏死有保护作用,可改善肝损伤的病变程度。茵栀黄注射液能显著提高腹腔巨噬细胞的吞噬能力,具有免疫增强作用。另外,茵栀黄注射液还有抗病毒、抗细菌作用,对肝炎病毒及多种细菌有抑制作用,还能增强对细菌毒素的排泄作用。

茵栀黄注射液的用法通常是每次 10～20 毫升,用 10％葡萄糖注射液 250～500 毫升稀释后,静脉滴注,每日 1 次;症状缓解后可改为肌内注射,每次 2 毫升,每日 1～2 次。应当注意的是,湿热伤及气阴者不宜用,孕妇及哺乳期妇女慎用,同时滴注速度不可过快。较常见的不良反应有恶心,呕吐,过敏性皮疹,心悸,畏寒,药物热等,并有过敏性休克的报道,过敏体质者慎用。

30. 肝病患者能否长期服用护肝片

中医治病强调辨证论治,应用中成药也是如此,护肝片虽然是保肝护肝的良药,但并不是所有的肝病患者都适用,更不可不加辨证地长期服用。

护肝片的主要成分是柴胡、茵陈、板蓝根、五味子、猪胆粉、绿豆。方中以茵陈为主药清热利湿,佐以板蓝根、猪胆粉、绿豆清热解毒,五味子酸敛生津、保护肝阴,柴胡疏肝理气解郁,同时五味子、柴胡、茵陈、板蓝根具有保肝护肝、降低丙氨酸氨基转移酶的作用,诸药配合,具有清热利湿,疏肝理气,降低丙氨酸氨基转移酶之功效。在肝病患者中,有相当一部分有肝胆湿热、肝郁脾虚的发病机制存在,并且常有丙氨酸氨基转移酶升高,其发病机制与护肝片的功效是相符合的,所以护肝片是治疗肝病尤其是肝炎最常用的中成药之一,并且其改善自觉症状、降低丙氨酸氨基转移酶的效果显著。护肝片的用法通常是每次 4 片(每片 0.35克),每日 3 次,温开水送服。

需要说明的是,并不是所有的肝病患者都适合服用护肝片,患者也不能长期服用护肝片。例如,慢性肝炎、肝硬化患者如果出现面黄肌瘦,体倦乏力,动则汗出,胁痛隐隐,少气懒言,纳差腹胀,大便溏薄,水肿,贫血,舌质淡胖、边有齿痕、苔薄白,脉沉细等,说明有脾气虚弱现象存在,此时应当以益气健脾,养血柔肝为主,如果还单独继续服用护肝片,不仅不能保肝,还会使脾胃更伤,致使病情加重。慢性肝炎、酒精性肝病、肝硬化、肝癌患者如果出现面色晦暗,形体消瘦,身困乏力,右胁部刺痛,痛处固定不移,纳差腹胀,舌质紫暗或有瘀斑,舌苔薄白或薄少,脉沉细涩,说明肝脾血瘀较为突出,此时的治疗应以疏肝健脾、活血软坚为原则,也不是护肝片的适应证。即使药证相符,长期服用同一种药物,也容易引发新的阴阳平衡失调。因此,护肝片是好药,但并不是所有的肝病患者都适用,也必须在专业医生的指导下辨证应用。即使辨证准确,也应注意根据用药后的病情变化及时调整治法用药,做到"观其脉证,知犯何逆,随证治之"。

31. 鸡骨草胶囊是一种什么药

鸡骨草胶囊由广西玉林制药有限责任公司独家生产,是治疗肝炎和胆囊炎常用的药物之一。鸡骨草胶囊是一种具有疏肝利胆、清热解毒功效的胶囊剂中成药,对急性肝炎、慢性肝炎及胆囊炎属肝胆湿热证者有较好的疗效。

鸡骨草胶囊针对湿热阻滞、肝失疏泄这一发病机制组方,主要成分有鸡骨草、茵陈、栀子、三七、人工牛黄、猪胆汁、白芍、牛至、枸杞子、大枣。方中以鸡骨草之甘凉清热解毒、疏肝散瘀为主药,辅助以茵陈清热利湿、退黄,栀子清三焦实热、泻火除烦、清热利湿、凉血解毒,再配以三七、人工牛黄、猪胆汁、白芍、牛至、枸杞子、大枣,共奏疏肝利胆、清热解毒之功效。适用于治疗急性肝炎、慢性肝炎及胆囊炎属肝胆湿热证者,其用法通常是每次 4 粒(每粒 0.5 克),每日 3 次,温开水送服。

应当注意的是,孕妇禁用鸡骨草胶囊,服药期间忌烟酒及辛辣食物,不宜在服药期间同时服用滋补性中药,有高血压、心脏病、糖尿病、肝病、肾病等慢性病严重者应在医生指导下服用,对本品过敏者禁用,过敏体质者慎用。正在服用其他药品时使用本品前应咨询医生。

32. 六味五灵片是一种什么药

六味五灵片的处方来源于中国人民解放军 302 医院的三代医学专家经过数十年潜心研究而成的治疗肝损伤、保肝降酶的中成药。

六味五灵片的主要成分为五味子、女贞子、连翘、莪术、苣荬菜、灵芝孢子粉,具有滋肾养肝,活血解毒之功效。适用于治疗慢性乙型肝炎丙氨酸氨基转移酶升高,中医辨证属肝肾不足,邪毒瘀热互结者。症见胁肋疼痛,腰膝酸软,口干咽燥,倦怠乏力,纳差腹胀,身目发黄或不黄,小便色黄,头晕目眩,两目干涩,手足心热,失眠多梦,舌质暗红或有瘀斑,苔少或无苔,脉弦细。

现代药理研究表明,六味五灵片能促进肝脏供血,提高肝组织氧含量,抑制自由基活化,阻断线粒体内三磷腺苷的减少,防止线粒体破坏,降低溶酶体膜磷脂分解,抑制肝细胞及周围组织溶解、坏死,抗脂质过氧化,稳定肝细胞,促进损伤的肝细胞恢复。动物实验表明,六味五灵片对四氯化碳、氨基半乳糖所致的肝损伤有保护和治疗作用,对卡介苗加脂多糖诱导的免疫性肝损伤有明显的保护作用,并对乙型肝炎病毒具有一定的抑制作用。

六味五灵片的用法通常是每次 3 片(每片 0.35 克),每日 3 次,温开水送服,连服 3 个月。随后每月递减,再连服 3 个月。减量第一个月,每次 3 片,每日 2 次;减量第二个月,每次 2 片,每日 2 次;减量第三个月,每次 2 片,每日 1 次。应当注意的是,服药期间个别患者出现心电图异常。孕妇禁用,忌烟酒及辛辣刺激性食物。

33. 复方鳖甲软肝片是一种什么药

复方鳖甲软肝片是临床治疗慢性肝炎肝脾大、肝纤维化,以及肝硬化常用的中成药。复方鳖甲软肝片的药物组成为鳖甲、莪术、赤芍、当归、三七、党参、黄芪、紫河车、冬虫夏草、板蓝根、连翘,具有软坚散结,化瘀解毒,益气养血之功效。适用于慢性乙型肝炎肝纤维化,以及早期肝硬化属瘀血阻络、气血亏虚兼热毒未尽证。症见胁肋隐痛或胁下痞块,面色晦暗,脘腹胀满,纳差便溏,神疲乏力,口干口苦,赤缕红丝等。

现代药理研究表明,复方鳖甲软肝片对肝纤维化早期有明显阻断作用,并有抑制贮脂细胞增殖,减少胶原蛋白合成,降低胶原蛋白在 Disse 腔过量沉积及溶解和吸收已形成的肝纤维化作用,还可有效地抑制肝纤维化 α2 信使核糖核酸的表达,同时还能提高实验小鼠腹腔巨噬细胞吞噬功能作用。

复方鳖甲软肝片的用法通常是每次 4 片(每片 0.5 克),每日 3 次,温开水送服,6 个月为 1 个疗程,或遵医嘱。应当注意的是,服用复方鳖甲软肝片偶见恶心、呕吐等轻度消化道反应,一般可自行缓解。孕妇禁用,服药期间忌烟酒及辛辣食物。

34. 可利肝颗粒能治疗慢性肝炎、肝硬化吗

可利肝颗粒是纯中药制剂,其主要成分有穿山甲、五味子、泽兰、白薇、枳实、北豆根,具有理气化瘀、柔肝通络之功效,是临床治疗慢性肝病常用的中成药之一,确实能治疗慢性肝炎、肝硬化。

在可利肝颗粒方中,取穿山甲为主药以活血通络,配伍泽兰、白薇、枳实以活血化瘀、消除胀痛,促进肝脏微循环和肝细胞功能的恢复,使慢性肝炎肿大的肝脏逐渐恢复正常。以五味子为辅药,味酸可柔肝,其所含的五仁醇可保护肝细胞膜,有保肝降酶之功效,还可使增生的纤维组织减少,同时五味子还能促进肝糖原和蛋白质合成,有抗氧化作用,能提高线粒体细胞色素 P450 含量,从而增强对毒物和化学致癌物的解毒功能。另一味辅药是北豆根,其中的氧化苦参碱可降低丙氨酸氨基转移酶,减少肝细胞坏死和炎性浸润,对肝损伤具有很强的保护作用。上述药物组合在一起,具有理气化瘀,柔肝通络之功能,能显著减少肝细胞坏死,还可有效减轻肝纤维化,降酶效果也很明显。

大量临床观察表明,可利肝颗粒对肝损伤具有保护作用,能有效降低丙氨酸氨基转移酶,减轻肝细胞坏死程度和肝细胞脂肪变性程度,同时还能增强免疫功能,抗肝纤维化,可有效治疗慢性肝炎、脂肪肝、肝硬化等。可利肝颗粒单独或与其他药物联用对酒精性脂肪肝有效,在与复方鳖甲软肝片一起使用时,则有加强软坚散结、活血化瘀的作用。

可利肝颗粒的用法通常是每次 1 袋(每袋 10 克),每日 3 次,开水冲服。服用可利肝颗粒偶见恶心、呕吐、食欲缺乏等,一般可自行缓解。孕妇禁用。服药期间忌烟酒及辛辣食物。

35. 复方木鸡颗粒是一种什么药

复方木鸡颗粒是临床抑制甲胎蛋白升高,治疗慢性肝炎、肝硬化,预防和治疗肝癌的纯中药制剂,其药物组成为云芝提取物、核桃楸皮、山豆根、菟丝子等。复方木鸡颗粒具有抑制甲胎蛋白升高的作用,并能增强免疫功能,消除乏力、恶心、疼痛,降低丙氨酸氨基转移酶。适用于慢性肝炎、肝硬化、肝癌,对肝脾大、腹腔积液也有一定疗效。

在复方木鸡颗粒中,木鸡的主要成分云芝多糖具有提高非特异性细胞免疫功能,对吞噬细胞、T细胞,特别是辅助性T细胞有刺激作用,菟丝子具有滋养肝肾之功效,能激活非特异性细胞的活性,此两味药恰有中医所认为的"扶正"作用。而核桃楸皮、山豆根的主要成分是蒽醌类及生物碱类化合物,具有清热解毒、消散肿瘤之功效,起到了"祛邪"的作用。因此,复方木鸡颗粒具有扶正不留邪,祛邪不伤正的功效。

现代药理研究表明,复方木鸡颗粒对小鼠肉瘤有一定的抑制作用,对小鼠细胞免疫功能有提高作用,对四氯化碳所致大鼠血清丙氨酸氨基转移酶升高有降低作用,并且该药能提高T细胞的免疫活性,提高巨噬细胞的吞噬能力,对机体内环境起着综合性的调节作用。通过动物实验证明,复方木鸡颗粒对化学药物有显著的减毒作用,且具有较强的抗癌活性,用到临床可以作为一种化疗药物的减毒手段和抗癌免疫增强剂,两者联合应用,可以明显提高癌症患者的治疗效果。

复方木鸡颗粒的用法通常为每次1袋(10克),每日3次,饭后开水冲服。需要注意的是,服用复方木鸡颗粒偶有头晕、腹痛、恶心、呕吐等不良反应,若出现上述症状应停止服用。孕妇禁用此药。

36. 如何用槐耳颗粒治疗肝癌

槐耳颗粒由槐耳菌制成,是以槐耳菌质为主要成分的纯中药抗癌制剂,具有扶正固本,活血消癥之功效。药理研究表明,槐耳颗粒对小鼠肉瘤S180、Heps肝癌有一定的抑瘤作用,可促进小鼠Heps肝癌的迟发型超敏反应,提高其血清溶血素水平、碳粒廓清功能、T淋巴细胞酸酶染色率。

槐耳颗粒适用于正气虚弱、瘀血阻滞之原发性肝癌不宜手术和化疗者的辅助治疗用药,有改善肝区疼痛、腹胀、乏力等症状的作用。在标准的化学药品抗癌的基础上,槐耳颗粒可用于肺癌、胃肠癌、乳腺癌所致的神疲乏力、少气懒言、脘腹疼痛,或胀闷、食少、大便干结或溏泄,或气促、咳嗽、多痰、面色㿠白、胸胁不适等症,改善患者生活质量。

槐耳颗粒的用法通常为每次 1 袋(20 克),每日 3 次,开水冲服,1 个月为 1 个疗程,或遵医嘱。服用槐耳颗粒偶见恶心、呕吐、腹胀等胃肠道不适,以及白细胞下降等不良反应,一般可自行缓解。孕妇禁用。服药期间忌烟酒及辛辣食物。

37. 如何选用单验方治疗肝病

单方是指药味不多,取材便利,对某些病症具有独特疗效的方剂。单方治病在民间源远流长,享有盛誉,"单方治大病"之说几乎有口皆碑,深入人心,采用单方治疗病毒性肝炎、酒精性肝病、脂肪肝、肝硬化、肝癌等肝病,能减轻肝病患者纳差乏力、目黄尿黄、胁痛脘痞等自觉症状,促使肝功能逐渐恢复正常,深受广大患者的欢迎。

验方是经验效方的简称,是医务界的同道在继承总结前人经验的基础上,融汇新知,不断创新,总结出的行之有效的验方新法。面对病毒性肝炎、酒精性肝病、脂肪肝、肝硬化、肝癌等肝病,追求满意可靠的疗效既是广大患者的迫切要求,也是临床医生的美好愿望,不断发掘整理名医专家的经验效方,对于指导临床实践,提高临床疗效,无疑有举足轻重的作用。

单方验方治疗病毒性肝炎、酒精性肝病、脂肪肝、肝硬化、肝癌等肝病确有疗效,能有效改善患者的自觉症状,恢复肝脏正常的功能活动,增强机体抗病能力,促进病体逐渐康复。由于绝大多数肝病具有病程较长、缠绵难愈的特点,至今尚没有哪一种药物或方法一用就能治愈,所以虽然有众多的单方验方,但强求一用就愈是不切合实际的。由于患者个体差异和病情轻重不一,加之部分方剂还含有毒性药物,因此在应用单方验方时,一定要在有经验医师的指导下进行,做到根据病情辨病辨证选方用方,依单方验方的功效和适应证仔细分析、灵活运用,并注意随病情的变化及时调整用药,切忌死搬硬套。

38. 治疗肝病的单方有哪些

(1)大黄甘草汤

处方:生大黄(后下)15～20克,生甘草6～9克。

用法:每日1剂,水煎分早晚服。

主治:急性肝炎。

(2)糯稻茵陈汤

处方:糯稻根、茵陈各60克,白糖适量。

用法:每日1剂,用清水煎30分钟,加入白糖,代饮料频频饮用。

主治:急性肝炎。

(3)茵板合剂

处方:茵陈20克,板蓝根15克,白糖50克。

用法:每日1剂,水煎2次,共取药汁200毫升,加入白糖,制成茵板合剂,每次100毫升,每日分早晚温服。

主治:急性黄疸型肝炎。

(4)平地阴虎汤

处方:海金沙根18克,平地木24克,阴行草、虎杖各15克。

用法:每日1剂,水煎服。

主治:急性肝炎。

(5)板茵木贼汤

处方:板蓝根、茵陈各15克,木贼24克。

用法:每日1剂,水煎服。

主治:急性肝炎。

(6)天星钱草汤

处方:金钱草、满天星、车前草各15克。

用法:每日1剂,水煎服。

主治:慢性肝炎。

(7)五味愈肝散

处方：五味子、陈皮、板蓝根、炙黄芪各等量。

用法：将上药共研为细末，制成散剂，每次 6～9 克，每日 2 次，分早晚饭后用温开水送服。

主治：慢性肝炎。

(8)败酱胆草汤

处方：败酱草、茵陈各 15 克，板蓝根 30 克，龙胆草 9 克。

用法：每日 1 剂，水煎服。

主治：慢性肝炎出现肝郁化热征象者。

(9)泽兰柔肝养肝汤

处方：蒲公英、败酱草、土茯苓各 12 克，白芍、柴胡、蒲黄、泽兰各 9 克，三七 3 克。

用法：每日 1 剂，水煎服。

主治：慢性肝炎、早期肝硬化。

(10)三草三根汤

处方：白花蛇舌草、白茅根各 15～30 克，夏枯草 12～15 克，板蓝根、山豆根各 10～15 克，甘草 6～12 克。

用法：每日 1 剂，水煎服，2～3 个月为 1 个疗程。

主治：慢性肝炎出现湿热蕴结征象者。

(11)茵陈栀前汤

处方：茵陈、丹参、金钱草各 30 克，栀子、车前子各 10 克。

用法：每日 1 剂，水煎服。

主治：湿热壅盛之淤胆型肝炎。

(12)苦胆愈肝汤

处方：茵陈 30 克，苦参 20 克，龙胆草、郁金各 10 克，柴胡 8 克。

用法：每日 1 剂，水煎服。

主治：淤胆型肝炎。

(13)舌草治肝方

处方:白花蛇舌草 30 克,郁金、白芍、川芎、薏苡仁、建神曲各 15 克。

用法:每日 1 剂,水煎服。

主治:湿热壅盛之淤胆型肝炎。

(14)茵栀姜枣汤

处方:茵陈 15 克,栀子 10 克,大枣 30 克,甘草 6 克,生姜 4 片。

用法:每日 1 剂,水煎,吃枣,喝汤。

主治:急性淤胆型肝炎。

(15)茵黄前草汤

处方:茵陈、车前草各 30 克,大黄、蒲公英各 15 克。

用法:每日 1 剂,水煎服。

主治:急性淤胆型肝炎。

(16)黄精山楂丸

处方:黄精、山楂各等份。

用法:将黄精、山楂共研为细末,制成水丸,每次 6 克(1 丸),每日 2 次,温开水送服,1~3 个月为 1 个疗程。

主治:高脂血症、脂肪肝。

(17)黄精桑乌丸

处方:桑寄生、何首乌、黄精各等份。

用法:将桑寄生、何首乌、黄精共研为细末,制成水丸,每次 6 克(1 丸),每日 2 次,温开水送服,1~3 个月为 1 个疗程。

主治:高脂血症合并脂肪肝。

(18)陈根泽泻煎

处方:茵陈、泽泻、葛根各 15 克。

用法:每日 1 剂,水煎分早晚服,2 个月为 1 个疗程。

主治:脂肪肝伴有湿热黄疸者。

(19)杞乌决明汤

处方:枸杞子 10 克,何首乌 15 克,决明子 30 克。

用法:每日1剂,水煎分早晚服,2～3个月为1个疗程。

主治:高脂血症、肥胖症、脂肪肝。

(20)山连丹精饮

处方:山药25克,黄连10克,丹参、黄精各15克。

用法:每日1剂,水煎分早晚服,2～3个月为1个疗程。

主治:高脂血症、脂肪肝。

(21)阴行红楂汤

处方:阴行草、金钱草各50克,山楂30克,桃仁10克,红花6克。

用法:每日1剂,水煎服。

主治:慢性肝炎、早期肝硬化。

(22)紫草利湿汤

处方:紫草、丹参、虎杖各12克,黄芪、白芍各15克,山楂、薏苡仁各18克。

用法:每日1剂,水煎服。

主治:慢性肝炎、早期肝硬化肝脾大出现湿热征象者。

(23)山甲连金汤

处方:穿山甲、黄芪各15克,连翘20克,郁金、石斛、当归、泽兰各10克,三七3克。

用法:每日1剂,水煎服。

主治:早期肝硬化、肝脾大、肝区痛者。

(24)肝脾汤

处方:黄芪50克,郁金、柴胡、茯苓、白术各15克,扁豆10克,板蓝根30克。

用法:每日1剂,水煎服,连服10剂后隔日1剂,6个月为1个疗程。

主治:慢性肝炎、早期肝硬化。

(25)薄冰益肝丸

处方:薄荷水9毫升,冰片9克,郁金、厚朴、白芍各60克,肉桂45克,甘草300克。

用法:将上药共研为细末,水泛为丸,如绿豆大,每次 3～4.5克,每日 3 次,温开水送服。

主治:慢性肝炎、早期肝硬化。

(26)归芍三芍汤

处方:当归 15 克,赤芍 12 克,川芎 10 克,三七 5 克,大枣 5 枚。

用法:每日 1 剂,水煎分早晚服。

主治:酒精性肝病中医辨证属气滞血瘀者。

(27)茵蒲郁金汤

处方:茵陈 30 克,蒲公英 24 克,郁金、陈皮、黄芩各 12 克。

用法:每日 1 剂,水煎分早晚服。

主治:胆热瘀积型酒精性肝病。

(28)土鳖软肝丸

处方:土鳖虫、炮穿山甲各 100 克,水蛭 75 克,大黄 50 克。

用法:将上药分别研为细末,混匀后水泛为丸,每次 5 克,每日 2～3 次,温开水送服。

主治:酒精性肝硬化。

(29)茅根陈金汤

处方:鲜白茅根 60 克,茵陈 30 克,郁金 12 克,冰糖适量。

用法:每日 1 剂,将鲜白茅根、茵陈、郁金水煎去渣取汁,加入冰糖搅拌均匀,代茶饮。

主治:湿热蕴结型酒精性肝病。

(30)二根白蔻饮

处方:板蓝根 30 克,葛根 18 克,白豆蔻 9 克。

用法:每日 1 剂,水煎分早晚服。

主治:酒精性肝病中医辨证属湿热阻滞者。

39. 治疗肝病的验方有哪些

(1)利肝汤

药物组成:满天星、田基黄、板蓝根、栀子根、蒲公英、郁金、茵陈各 30 克,生大黄、车前草各 15 克,柴胡 12 克,赤芍、法半夏各 10 克。热重者,加生地黄、黄芩;湿重者,加藿香、厚朴;黄疸消退后,加生黄芪、当归、茯苓。

应用方法:每日 1 剂,水煎服,7 日为 1 个疗程。同时用常规保肝药,如维生素 C、B 族维生素和复方丹参注射液等。

功能主治:清热解毒,祛瘀通络,利湿退黄。主治急性黄疸型肝炎。

(2)复方公英煎

药物组成:蒲公英、丹参各 30 克,白芍、赤芍各 20 克,板蓝根 45 克,甘草 6 克。体虚者,加党参、黄芪;黄疸者加茵陈;肝脾大者,增加丹参、赤芍用量;腹泻者,加白术、山药。

应用方法:每日 1 剂,水煎 2 次,取药液计 600 毫升,混合后分早晚服,10 日为 1 个疗程。

功能主治:清热解毒,利湿活血退黄。主治急性肝炎。

(3)土鳖大黄饮

药物组成:茵陈 30 克,丹参、茯苓、金钱草、白茅根、虎杖各 20 克,土鳖虫、大黄、柴胡各 10 克,白花蛇舌草、龙胆草各 8 克,甘草 6 克。热重于湿者,加田基黄、栀子;湿重于热者,加生薏苡仁、车前草;肝区疼痛甚者,加白芍、延胡索;纳差明显者,加鸡内金、麦芽;腹胀甚者,加枳壳、佛手;恶心厌油甚者,加半夏、藿香;脾虚者,加党参。

应用方法:每日 1 剂,早晚各煎服 1 次。服药后保持大便质软,以每日 2~3 次为宜,3 个月为 1 个疗程。

功能主治:清热祛湿,解毒利胆,疏肝健脾,活血祛瘀。主治急性肝炎。

(4)肝炎清解汤

药物组成:茵陈、虎杖、金钱草各 30 克,生大黄、龙胆草、制香附、郁金各 10 克,车前草 25 克,白芍 20 克。恶心呕吐者,加半夏、竹茹;胃纳不佳者,加砂仁、谷芽、麦芽;腹胀者,加大腹皮;体弱者,加党参、黄芪;黄疸消退后,去龙胆草,加茯苓、白术。

应用方法:每日1剂,水煎2次,共取汁500毫升,分早晚服,4周为1个疗程。个别患者呕吐严重,可结合输液支持疗法,呕吐改善即停。

功能主治:清热解毒利湿,疏肝利胆,活血化瘀。主治急性黄疸型肝炎。

(5)清肝利胆消黄汤

药物组成:茵陈、板蓝根、丹参各30克,郁金、五味子、生地黄各20克,炒黄芪、当归、牡丹皮、鸡内金各12克,甘草8克。热重于湿型,加栀子、龙胆草各15克,炙大黄9克;湿重于热型,加茯苓、藿香、白豆蔻各12克;砂石阻滞胆管者,加金钱草、海金沙、通草各15克。

应用方法:大枣5枚为引,每日1剂,水煎2次,取汁约250毫升,分3次服,1个月为1个疗程。

功能主治:清热化湿,利胆退黄疸。主治急性黄疸型肝炎。

(6)芦灵丸

药物组成:芦荟、灵芝、虎杖、垂盆草、葛根、连翘、五味子各30克,白芍、茯苓、丹参各15克,柴胡、鸡内金10克。

应用方法:将上述药物(除灵芝、虎杖外)用60℃烘干,粉碎成细粉,过100目筛。粗纤维与灵芝、虎杖加清水共煎2次,每次1小时,合并煎液过滤,浓缩至每毫升相当于原药1克,与上述药粉泛丸如绿豆大,60℃烘干,分装即成。每次5克,每日3次,口服。30日为1个疗程,治疗2~3个疗程评定疗效。

功能主治:扶正解毒,疏肝运脾,活血通络。主治慢性肝炎。

(7)愈肝汤

药物组成:田基黄、土茯苓、郁金、赤芍各15克,炒柴胡、川芎、炒枳壳各12克,甘草、当归各10克,生大黄6~15克。湿热盛者,加龙胆草12克,栀子10克;有黄疸者,加虎杖15克,溪黄草25克;血热明显者,重用赤芍,加牡丹皮、生地黄各15克;脾虚者,加炒白术 25 克;阴虚者,加女贞子、墨旱莲各 15 克;气阴两虚者,加太子参、麦冬各 15 克;肝胃不和、恶心呕吐者,加代赭石 20 克,陈皮 10 克。

应用方法:每日 1 剂,水煎分 2～3 次服。

功能主治:清热化湿,活血化瘀,滋养肝肾。主治慢性活动性肝炎。

(8)慢肝六味饮

药物组成:太子参 18 克,黄皮树叶、茯苓各 15 克,白术 12 克,甘草 5 克,草薢 10 克,糯稻根须 30 克。脾虚较甚者,加黄芪 30 克;湿浊中阻者,加薏苡仁 15 克,白豆蔻 6 克;肝气郁结者,加素馨花、郁金各 10 克;湿郁化热者,加金钱草、田基黄各 25 克。

应用方法:每日 1 剂,水煎 2 次,混合后分 3 次口服。服药期间忌饮酒,忌食油腻之食物。同时配合葡醛内酯片(每次 200 毫克)、肌苷片(每次 400 毫克),每日 3 次,口服,4 个月为 1 个疗程。

功能主治:健脾益气,扶土抑木。主治慢性肝炎。

(9)蓝珠健肝汤

药物组成:绞股蓝、党参、虎杖、丹参各 15 克,叶下珠、黄芪各 20 克,女贞子、白花蛇舌草、栀子各 12 克,大黄 10 克。

应用方法:每日 1 剂,水煎服,3 个月为 1 个疗程。

功能主治:益气养血,滋补肝肾,清热利湿,解毒化瘀。主治慢性肝炎。

(10)黄贯虎金汤

药物组成:黄芪、山楂、蒲公英各 30 克,丹参、党参各 20 克,当归、白术各 15 克,贯众、柴胡各 10 克,虎杖 25 克,生大黄(后下)6～10 克,郁金 12 克,三七末(分冲)3 克,蜂房、炙甘草各 6 克。若恶心呕吐、纳差者,加旋覆花(布包)12 克,砂仁(后下)6 克,鸡内金 20 克;胁肋疼痛明显者,加延胡索 15 克,醋香附 10 克;小便黄、口苦、苔黄腻者,减黄芪、党参用量,加金钱草、茵陈各 30 克;大便秘结者,增加生大黄用量;便次增多者,减生大黄用量,另加茯苓 20 克;肝脾大者,加醋鳖甲 30 克;阴损及阳、伴阳虚者,酌加菟丝子、淫羊藿各 10 克。

应用方法:每日 1 剂,水煎服,3 个月为 1 个疗程。

功能主治:益气健脾,化湿解毒,理气活血。主治慢性肝炎。

(11)急黄丹芍汤

药物组成:赤芍 60 克,牡丹皮、丹参、茵陈各 30 克,栀子、大黄各 15 克,黄连、黄柏各 9 克。热重者,加水牛角 90 克,生地黄 30 克;湿重者,加茯苓 30 克,猪苓、泽泻各 15 克;神昏谵语者,加安宫牛黄丸 1～2 粒,用水化开鼻饲。

应用方法:每日 1 剂,水煎,口服或鼻饲。同时配合西医基础支持疗法,常规护肝治疗,保持机体内环境平衡,防止肝细胞坏死,促进肝细胞再生,防止并发症(出血、感染、肝肾综合征、肝脑综合征、脑水肿)等。

功能主治:清热解毒,凉血活血,利湿退黄。主治重型肝炎。

(12)清肝解毒汤

药物组成:茵陈 90 克,金钱草 40 克,黄连、生地黄、知母、赤芍、虎杖、板蓝根、北沙参各 20 克,大黄(后下)、黄柏、石菖蒲、生石膏、牡丹皮、陈皮、泽泻各 12 克,栀子 15 克,生甘草 10 克。阳黄热重于湿者,重用大黄、赤芍、栀子;阳黄湿重于热者,重用金钱草,加藿香、苍术;神昏谵语者,加服安宫牛黄丸、紫雪丹;阴黄者,加附子、白术、干姜。

应用方法:每日 1 剂,水煎服,连服 6 日,停 1 日;若昏迷者,采用鼻饲喂入,1 个月为 1 个疗程。同时,结合对症处理、支持疗法,给予促肝细胞生长素 80～120 毫克,加入 10% 葡萄糖注射液 500 毫升中,静脉滴注,每日 1 次。

功能主治:清肝解毒,凉血化瘀,利胆退黄疸。主治重型肝炎。

(13)通腑化瘀方

药物组成:大黄 15～40 克,枳实、厚朴、郁金、虎杖各 20 克,丹参、赤芍各30～60克，栀子、泽泻、桃仁各15克，茵陈、金钱草各30～50克。里热炽盛者，加黄连、黄柏；神昏谵语者，加静脉滴注清开灵注射液；腹痛者，加败酱草、白花蛇舌草；有出血倾向者，加白茅根、牡丹皮；湿邪较甚、纳呆、舌苔白腻者，加苍术、陈皮；寒湿内蕴、口淡不渴、喜唾清水、便溏者，去虎杖、栀子，加干姜、白术、附子。

应用方法：每日1剂，水煎取汁400毫升，分2～3次口服，以6周为1个疗程。保持每日排便2～3次。神志不清不能服药者，用该药液加食醋50毫升保留灌肠。同时，配合充分休息，补充足够热能及营养，静脉滴注甘利欣注射液、门冬氨酸钾镁注射液、促肝细胞生长素及白蛋白或新鲜血浆等。

功能主治：通腑泄热，凉血化瘀。主治重型肝炎。

(14)急肝退黄汤

药物组成：生大黄(后下)、连翘、牡丹皮、甘草各9克，郁金6克，栀子12克，丹参、黄芩、金银花各15克，板蓝根18克，赤芍24克，生石膏(先煎)、茵陈各30克。

应用方法：每日1剂，水煎，分2次口服或鼻饲。14日为1个疗程，治疗2个疗程统计疗效。同时，配合应用促肝细胞生长素、葡醛内酯、维生素C、维生素K_1、甘利欣或强力宁，静脉滴注，每日1次。

功能主治：清热解毒凉血，利胆退黄疸。主治亚急性重型肝炎。

(15)解毒凉血通腑汤

药物组成：茵陈60克，栀子、枳实、泽兰、虎杖各15克，生大黄10～40克，丹参、赤芍各30～60克，金银花30克，浙贝母、瓜蒌各10克，厚朴、郁金各20克。湿邪较甚、纳呆、舌苔白厚腻者，加藿香、白豆蔻仁各10克，半夏9克；寒湿内蕴、舌淡苔滑、喜唾清水、大便溏者，去虎杖、金银花、瓜蒌，加干姜9克，制附子10克，炒白术15克，茯苓30克；有出血倾向者，加白及10克，三七6克，仙鹤草30克；恶心呕吐者，加半夏、紫苏叶各10克，竹茹15克，姜黄连6克;里热炽盛者,加黄连、黄柏各9克。

应用方法:每日1剂,水煎取汁400毫升,分2～3次口服。保持每日排便2～4次。神志不清者,用该药保留灌肠。4周为1个疗程,分别于治疗前、治疗4周后观察临床症状、体征及生化指标。同时,注意充分休息,补充足够热能及营养,静脉滴注强力宁注射液、门冬氨酸钾镁注射液、谷胱甘肽注射液、促肝细胞生长素及白蛋白或新鲜血浆等。

功能主治:凉血祛瘀,解毒化痰,通腑泄热。主治重型肝炎。

(16)赤丹化瘀汤

药物组成:赤芍60克,郁金、茵陈、丹参各30克,桃仁、法半夏各10克。兼脾虚湿阻者,加黄芪、白术、陈皮;大便秘结者,加生大黄;胸闷呕恶者,加藿香、佩兰、瓜蒌壳;湿热偏盛者,加金钱草、黄柏;瘀象明显者,加三棱、莪术、穿山甲。

应用方法:每日1剂,水煎分3次服;另以黛矾散3克,每日3次,冲服。2个月为1个疗程。

功能主治:清热利湿,活血化瘀,祛痰退黄。主治淤胆型肝炎。

(17)利胆活血汤

药物组成:茵陈、赤芍、郁金各30克,丹参20克,生大黄10克,三七粉(冲服)1克。黄疸深重者,加田基黄10克;肝区痛者,加延胡索10克;皮肤瘙痒者,加地肤子15克;大便稀多者,改生大黄为熟大黄6克。

应用方法:每日1剂,水煎分2次服。同时,用门冬氨酸钾镁注射液30毫升,加入10%葡萄糖注射液500毫升中,静脉滴注,隔日1次,2个月为1个疗程。

功能主治:清热解毒利胆,利湿活血退黄疸。主治淤胆型肝炎。

(18)化痰祛瘀汤

药物组成:陈皮、制半夏、茯苓、制大黄、柴胡、郁金各10克,茵陈30克,赤芍60克,甘草3克。湿重者,加苍术10克,白豆蔻仁 3 克;热象明显者,加黄芩、栀子各 10 克;寒象偏重者,加熟附片 10 克,干姜 3 克;脘腹胀满不适者,加枳壳、木香各 10 克;肌肤瘙痒者,加地肤子、蝉蜕各 10 克。

应用方法:每日 1 剂,水煎 2 次,分早晚服。2 周为 1 个疗程,服用 4 个疗程,每 2 周复查肝功能 1 次,观察期间不用激素及其他退黄疸药。

功能主治:化痰祛瘀,利胆退黄疸。主治淤胆型肝炎。

(19)茵陈化瘀汤

药物组成:茵陈 30～60 克,大黄 10～15 克,丹参、金钱草各 30 克,赤芍 50～90 克,炮穿山甲 10 克,泽兰、郁金、莪术各 15 克。皮肤瘙痒者,加苦参 15～30 克;舌苔白腻者,加砂仁 5 克;脘腹作胀者,加厚朴 6 克,焦山楂、建神曲各 15 克;属阴黄者,加制附片 10～20 克;胁痛甚、瘀血明显者,加桃仁、红花各 10 克;恶心欲吐者,加半夏 15 克。

应用方法:每日 1 剂,水煎服,1 个月为 1 个疗程。同时给予 5%～10% 葡萄糖注射液加维生素 C 注射液、维生素 B_6 注射液,静脉滴注,每日 1 次。

功能主治:清利肝胆,活血化瘀。主治淤胆型肝炎。

(20)活血化瘀汤

药物组成:制大黄、郁金、焦栀子、蒲公英各 15 克,黄芩 12 克,垂盆草 30 克,赤芍、车前草各 20 克。腹胀重者,加枳壳 15 克;大便秘结者,制大黄可增至 20 克;身痒者,加金钱草 30 克,白鲜皮 20 克;失眠者,加夜交藤 15 克。

应用方法:每日 1 剂,水煎分早晚服。同时,可用复方丹参注射液 16 毫升,加入 10% 葡萄糖注射液 250 毫升中,静脉滴注;门冬氨酸钾镁注射液 30 毫升,加入 5%～10% 葡萄糖注射液 500 毫升中,静脉滴注,每日 1 次。

功能主治:清热利湿解毒,活血化瘀退黄疸。主治淤胆型肝炎。

(21)消肿调脾汤

药物组成:猪苓、白术、大腹皮各 15 克,苍术、厚朴、槟榔、泽泻各 12 克,附子(先煎)、白芍、丹参各 10 克,甘草 6 克。腹胀明显者,重用大腹皮、厚朴;水肿明显者,重用猪苓、泽泻;加白茅根、车前子、茯苓;纳差者,加鸡内金、神曲、砂仁;恶心者,加半夏、生姜;气虚者,加党参、黄芪。

应用方法:每日 1 剂,水煎分早晚服。

功能主治:疏肝理气,健脾燥湿,温阳利水,活血祛瘀。主治肝郁脾虚型肝硬化。

(22)五苓化裁方

药物组成:白术 20 克,泽泻、猪苓、茯苓、大腹皮、厚朴、紫苏梗、香附、陈皮、丹参、鳖甲、车前子各 15 克,桂枝 9 克,甘草 6 克。气滞重者,加郁金、木香、砂仁;血瘀重者,加桃仁、红花、三七;肝肾阴虚者,加生地黄、枸杞子;脾肾阳虚者,加附子、干姜。

应用方法:每日 1 剂,水煎分早晚服。

功能主治:健脾祛湿,活血祛瘀,通阳化气,利水消肿。主治肝硬化腹腔积液。

(23)化瘀消积汤

药物组成:生牡蛎 20 克,醋制鳖甲 15 克,赤芍 12 克,炒三棱、炒莪术、炒青皮、炒枳实、郁金、当归各 10 克,柴胡 9 克,甘草 6 克。

应用方法:每日 1 剂,水煎分早晚服。

功能主治:理气活血,软坚散结。主治早期肝硬化肝功能损害、肝脾大等。

(24)胃苓汤加减方

药物组成:陈葫芦瓢 60 克,车前子 30 克,茯苓、泽泻各 15 克,大腹皮、神曲各 12 克,白术 10 克,苍术 9 克,厚朴、青皮、木香、砂仁、甘草各 6 克。

应用方法:每日 1 剂,水煎分早晚服。

功能主治:健脾利湿,理气行水。主治水湿内阻型肝硬化腹腔积液。

（25）疏肝健脾加减方

药物组成：茯苓、白术、白芍、陈皮、鸡内金、山楂、苍术各 12 克，柴胡、枳壳、制香附、厚朴各 10 克，川芎 9 克，甘草 6 克。

应用方法：每日 1 剂，水煎分早晚服。

功能主治：疏肝健脾，理气活血，化瘀消积。主治肝郁脾虚型肝硬化。

（26）清肝化滞汤

药物组成：黄芩 18 克，丹参、白芍各 15 克，柴胡、金钱草、浙贝母、鸡内金、茯苓、枳壳、郁金、莱菔子、香附、山楂、陈皮各 10 克，甘草 6 克。

应用方法：每日 1 剂，水煎分早晚服。

功能主治：疏肝利胆，运脾化滞。主治肝郁脾虚型脂肪肝。

（27）降脂益肝汤

药物组成：生山楂 30 克，泽泻 20 克，制何首乌、丹参、黄精、决明子各 15 克，大荷叶、虎杖各 12 克，甘草 6 克。腹胀明显者，加炒莱菔子 10 克；恶心重者，加半夏 10 克；右胁疼痛明显者，加白芍、龙胆草各 12 克。

应用方法：每日 1 剂，水煎分早晚服。

功能主治：清热利湿，活血化瘀，降脂益肝。主治脂肪肝。

（28）逍遥散加减方

药物组成：茯苓、白芍、山楂各 15 克，柴胡、当归、白术、陈皮、黄精、决明子各 12 克，香附、半夏各 10 克，枳壳 9 克，甘草 6 克。

应用方法：每日 1 剂，水煎分早晚服。

功能主治：疏肝健脾，祛湿化痰。主治肝郁脾虚型脂肪肝。

（29）导痰汤加减方

药物组成：茯苓、白术各 15 克，陈皮、郁金、玄参、虎杖、泽泻、瓜蒌、神曲、麦芽各 12 克，半夏 10 克，浙贝母 9 克，甘草 6 克。

应用方法：每日 1 剂，水煎分早晚服。

功能主治：祛湿化痰，理气除脂。主治痰湿内阻型脂肪肝。

（30）茵陈蒿汤加减方

药物组成：茵陈 20 克，白芍 15 克，栀子、柴胡、郁金、虎杖、泽泻、车前子、川芎、麦芽各 12 克，枳壳、香橼各 9 克，大黄、甘草各 6 克。

应用方法：每日 1 剂，水煎分早晚服。

功能主治：疏肝健脾，清热利湿。主治湿热蕴结型脂肪肝。

（31）茵陈郁楂汤

药物组成：茵陈 30 克，板蓝根 18 克，栀子、茯苓、白芍各 15 克，车前子、黄芩、陈皮、竹茹、大腹皮、柴胡、郁金、神曲、山楂各 12 克，厚朴 10 克，甘草 6 克。

应用方法：每日 1 剂，水煎分早晚服。

功能主治：清热解毒，利湿退黄，保肝护肝。主治湿热蕴结型酒精性肝病。

（32）加味温胆汤

药物组成：金钱草 30 克，丹参 24 克，茵陈、蒲公英各 18 克，金银花、连翘、麦芽各 15 克，黄芩、郁金、虎杖、栀子、生地黄、龙胆草、赤芍各 12 克，柴胡、大黄各 9 克，姜半夏、枳壳、甘草各 6 克。

应用方法：每日 1 剂，水煎分早晚服。

功能主治：清肝利胆，化痰逐瘀，解毒退黄。主治胆热瘀积型酒精性肝病。

（33）山楂茶叶汤

药物组成：何首乌 24 克，生山楂、丹参、决明子各 15 克，当归、赤芍各 12 克，荷叶、白术、路路通、香附、郁金各 10 克，茶叶、甘草各 6 克。

应用方法：每日 1 剂，水煎分早晚服。

功能主治：疏肝益肾，消积利水。主治酒精性肝病。

（34）健脾解酒汤

药物组成：茵陈 18 克，茯苓、薏苡仁、车前子各 15 克，白术、白芍、决明子、山药、黄柏、神曲、麦芽各 12 克，猪苓、泽泻各 9 克，甘草6克。

应用方法:每日1剂,水煎分早晚服。

功能主治:健脾化湿,和胃解酒。主治湿邪困脾型酒精性肝病。

(35)加减膈下逐瘀汤

药物组成:大腹皮24克,白茅根20克,穿山甲、党参、茯苓、白术各15克,当归、柴胡、牡丹皮、郁金、陈皮、神曲各12克,厚朴、桃仁各9克,三七粉(分冲)3克,甘草6克。

应用方法:每日1剂,水煎分早晚服。

功能主治:疏肝活血,养肝柔肝,化瘀消癥。主治气滞血瘀型酒精性肝病。

四、饮食调养肝病

1. 饮食疗法能调治肝病吗

合理的饮食营养对病毒性肝炎、酒精性肝病、脂肪肝、肝硬化、肝癌等肝病患者来说十分重要，饮食疗法确实能调治肝病。饮食疗法又称"食物疗法"，简称"食疗"，是通过改善饮食习惯，调整饮食结构，采用具有治疗作用的某些食物（疗效食品）或适当配合中药（即药膳），来达到治疗疾病、促进健康、增强体质的目的。我国自古以来就有"药食同源"之说，食疗可以排内邪，安脏腑，清神志，资血气。了解食物的基本营养成分和性味作用，用食平疴，怡情遣病，是自我疗养中最高明的"医道"。饮食疗法有治疗效果而无明显不良反应，并且取材方便，经济实用，容易被人们所接受。饮食疗法的种类很多，有主食、小吃、菜肴、羹汤、茶饮等，而且很多中药又可与食物组成药膳食用。

肝病直至目前尚无特异的治疗方法，主要强调综合治疗，合理的饮食营养是肝病患者得以顺利康复的重要方面，可以促进肝细胞的修复，缩短疗程，巩固疗效。不合理的饮食，或摄食过多，反而增加肝脏的负担，妨碍肝功能的恢复，甚至加重病情。所以，肝病患者必须重视饮食的调理，注意选用食疗方进行调治。肝病患者饮食调养总的要求是饮食有节，得当为宜，失当为忌。

需要说明的是，饮食疗法只是肝病综合治疗的一个方面，饮食治疗既不同于单纯的食物，又不同于治病的药物，故在应用过程中需要根据病情全面考虑。一般来说，食疗的作用较弱，宜在药物治疗、情志调节等其他治疗的基础上进行，单纯应用饮食疗法治疗调养肝病是不可取的。

2. 肝病饮食疗法的现代观念是什么

对肝病患者来说,除精神、药物和动静结合的体疗外,最基本的需要则是饮食疗法。饮食调理对肝病患者来说至关重要,由于绝大多数肝病患者特别是肝功能不正常者,消化功能减退,进食减少,所以饮食要以富有营养、易于消化为原则。在 20 世纪 50 年代以前,肝病饮食疗法以保护受损的肝脏为目的,主张高糖类、低蛋白、低脂肪饮食。20 世纪 50 年代以后相当长的一段时间里,肝病的饮食疗法基本上是按美国巴蒂克博士的"三高一低",即高蛋白、高糖类、高维生素和低脂肪设计的,利用这种方法,对减少肝硬化并发腹腔积液,协助肝细胞修复,延长生存期均有一定效果,但肝病后发胖,引起脂肪肝的患者不在少数。当今修正的观念是,给肝病患者过多的糖类和蛋白质,还不如给他们每日提供多样化的饮食类别、计量指南和均衡良好的饮食,尽量减少不必要的额外食品,而且要使饮食内容和烹调方法尽可能适应个体需要。让肝病患者了解基本营养知识,最重要的是让肝病患者保持旺盛的食欲,科学地把饮食热能控制在 7 531~9 204 千焦(1 800~2 200 千卡),根据自己的食量,把家常食品和我国丰富多彩的药膳进行搭配食用,每餐吃到八成饱为宜。

3. 肝病患者对各种营养素有何不同的需求

为了保证肝病患者顺利康复,应当注意其对各种营养素的需求,做到供给的热能适当,蛋白质、脂肪和糖类等的比例合理,水分、电解质、维生素等物质的补充恰当。过去主张高热能饮食治疗调养肝病,但实践证明,高热能膳食会增加肝脏和胃的负担,加重消化功能障碍,反而不利于肝功能的恢复,且易引起肥胖症、脂肪肝。热能过少则不利于肝细胞的再生,影响免疫功能和其他脏器的功能,也不利于肝病的康复。对肝病患者来说,饮食热能应适当,宜根据患者的体重结合病情及活动量计算其热能需要。

蛋白质是构成身体组织最重要的营养素,当然也是修复损坏的肝细胞所必需的原料。肝病患者绝大多数蛋白质代谢失调，分解大于合成，机体呈负氮平衡，而肝细胞再生、血浆蛋白合成，以及免疫蛋白、抗体和酶的更新与合成均需要充足的蛋白质，因此肝病患者应保证充足的优质蛋白质食物，才能满足机体的需要。健康人为维持轻微的劳动，每日所需蛋白质在 70 克左右，肝病患者为利于肝细胞的修复和再生，每天则需要 90～100 克蛋白质，其应占总热能的 16%～18%。给肝病患者补充蛋白质，要注意选择含必需氨基酸多、种类齐全的优质蛋白质，如牛奶、鸡蛋、瘦肉、家禽、鱼、豆制品等。动、植物蛋白质要各半搭配，并分配到三餐之中，以利于蛋白质的消化、吸收和利用。当然，肝病患者并不是食用蛋白质越多越好，要做到合理、适量。若患者的消化吸收功能不好，过多的蛋白质反而易引起消化不良和腹胀，同时过多的蛋白质也会增加肝脏的负担，对肝病的康复不利，也是增加肥胖、形成脂肪肝的基础，脂肪肝患者就应适当限制蛋白质的摄入。

脂肪的供给量不宜过多，但也不必过低。脂肪不仅提供人体所需的热能，而且提供必需脂肪酸，促进脂溶性维生素的吸收，是人体不可缺少的营养素之一。肝病患者绝大多数食欲缺乏，即使不限制，脂肪的摄入量也不会过多。含有脂肪的美味菜肴，有增进食欲的作用，不必过多限制，一般每日 50～80 克，占总热能的 20%～30%。日常生活中，以选用含不饱和脂肪酸较多的植物油为宜，植物油、花生油、玉米油、橄榄油等，都是较好的烹调油。

4. 如何选择适宜肝病患者的饮食烹调方法

合理的饮食营养是肝病患者得以顺利康复的重要方面，不同的烹调方法对饮食营养大有影响，为了保护养分，提高肝病患者对营养的利用率，在进行饮食调养时应注意选择适宜的烹调方法。

例如，肉类食品的烹调一般有红烧、清炖和快炒 3 种方法，但从保存食品维生素着眼，清炖猪瘦肉将破坏维生素 B_1 60%～

65％,用急火蒸时维生素 B_1 损失约 45％,而炒肉时仅损失 13％,因此做荤菜时宜尽量采用急火快炒的方法。因维生素 C 遇热后即被破坏,而且易溶于水,所以蔬菜要先洗后切,切后尽快下锅,不要用过热的水浸泡,更不要切后再洗,同时菜不要炒得过久,要用急火快炒,炒时加些肉汤或淀粉,可使色香味美,而且对蔬菜中的维生素 C 具有稳定作用。骨头做汤时设法敲碎并加少许醋,可以促进钙、磷的溶解吸收。

在做主食时,淘米搓洗可使大米中的 B 族维生素损失 1/4,米饭先煮后蒸可使 B 族维生素损失 50％左右,所以不应该做捞饭。肝病患者宜吃焖饭或钵蒸饭。煮稀饭加碱几乎可使 B 族维生素全部破坏,应注意避免。有人认为,肝病患者可用鲜酵母发面,用75％玉米面加 25％黄豆面蒸窝窝头,可减少维生素 B_1、维生素 B_2 的损失。菜汤、面条汤、饺子汤中含有食物中 30％～40％的水溶性维生素,适当提倡喝汤并不是小题大做。

另外,油炸食品宜少吃,因为油条、炸糕中的维生素 B_1 几乎都被破坏了,而且脂肪加热到 500℃～600℃时会产生致癌烃,长期多量吃油炸食品者容易患癌症。

总之,对饮食烹调的一般要求,也同样适用于肝病患者。通常认为,烹调时色、味宜鲜美,多选素油,少放盐,主食多蒸、煮,副食少煎炸,是肝病患者饮食合理烹调的基本要求。随着地区、风俗、时令、季节和男女老幼肝病患者的具体情况不同,烹调不能要求千篇一律,只要有利于食品营养素的保存和吸收就行。

5. 肝病患者需要忌口吗

我国民间有关肝病的忌口说法广为流传,在临床上也经常碰到因饮食不当致使肝病复发或加重的例子,如有的肝炎患者因进食了某些食物或补品后血清丙氨酸氨基转移酶反而明显升高了,或迟迟不能恢复正常;有的肝病患者本来病情已稳定了,但因进食一些虾、蟹等海产后,又再次出现肝病复发;有的肝硬化患者因吃了鱼肉等高蛋白食物,结果发生了肝性脑病等。因忌口不当而引起的肝病复发或加重的事例并不少见。对于中医古代文献中记载的肝病应忌口的食物和民间传统的肝病忌食的发物,只能作为参考,适当忌口是必要的,但也不能盲目生搬硬套,我们应该依据现代科学的观点,来对待肝病的发物和忌口问题。

对病毒性肝炎、酒精性肝病、脂肪肝、肝硬化、肝癌等肝病患者来说,应忌食易引起肝病患者过敏反应的食物,如大多数人喜食味美、肉嫩、营养价值极高的海虾、海蟹等海鲜食品,但少数有过敏体质的人每当进食了这些海鲜后,会出现不同程度的变态反应,肝脏受损在所难免;忌食易于引起肝病病情加重的食物,如急性肝炎患者不宜摄入过多油腻之食物,肝硬化晚期和重型肝炎患者不可大量进食高蛋白食物,急性肝炎、慢性肝炎患者也不宜大量进补等;对于易于引起肝脏损害的食物如发霉的花生、玉米,易于降低某些药物功效的食物等,也应注意忌食、慎食;对脂肪肝患者来说,控制饮食,尽量少食肥腻之食物,限制热能的摄入,也是应当特别注意的。

6. 肝病患者应当怎样合理用茶

饮茶是个好习惯,但饮茶并不是多多益善,应做到适时、适量。对肝病患者来说,合理饮茶确实是有好处的。

《本草纲目》中说:"茶饮之使人益思,少卧,轻身,明目,利小便,去痰热。"我国茶文化源远流长,历代医药学家都很重视茶叶的保健价值和对茶剂的研究,合理的用茶不仅能爽神益智,对多种疾病还有辅助治疗作用。现代研究表明,绿茶有活血化瘀作用,能抗凝、防止血小板黏附聚集、减轻白细胞减少等,对肝病出现五心烦热、口干口苦、牙龈红肿出血等血热血瘀征象者,有辅助治疗作用。肝病热重或湿热并重以热为主者,可用茶除烦止渴、解腻清神;口渴思饮者,早晨泡 1 杯绿茶或花茶,陆续加水饮用,晨起茶水浓度较高,使人精神清爽,下午渐成白水,避免晚上失眠、多尿等。在医生的指导下,根据肝病患者的病情需要,选用不同的药茶配方,恰当进行饮用,具有各不相同的功效,可用于调理不同类型的肝病患者。

当然,饮茶应注意适时、适量,一般在中晚餐的饭前1小时应暂停饮茶,因为此间饮茶易冲淡胃酸,影响对正餐的消化吸收;空腹时宜少饮且不要太浓,1天茶水总量控制在1 000~1 500毫升。每餐饭后用温茶漱口,有利于保持口腔清洁,保护牙齿,还可预防或减少牙周炎和口腔溃疡的发生。当然,若饮茶不注意节制,不但对身体无益,反而会出现食欲缺乏、腹胀等诸多不适。

7. 肝病患者应怎样恰当食醋

醋是我们日常生活中最常用的调味品之一,同时对多种疾病具有保健价值,恰当食醋对病毒性肝炎、酒精性肝病、脂肪肝、肝硬化、肝癌等肝病患者的治疗和康复是有一定帮助的。

中医学认为,酸能入肝,民间也有用米醋调治肝病的说法,同时酸性食物还可增加食欲。因此,对绝大多数肝病患者来说,食醋具有一定的保健功效,多食有害,少量食用,当作载体,不无好处。人们在实践中发现,在肝炎急性期,患者食欲缺乏,要求食点醋调味;中药五味子、乌梅、山楂等都有明显的酸味,对多数肝炎患者有降低血清丙氨酸氨基转移酶的效果。但是,食用超过一定限度,有可能不利于肝细胞的再生和修复,如肝炎患者每天食醋100毫升,其治疗过程将相应延长。有人使用五味子降转氨酶,常引起吞酸、烧灼感,影响食欲,停用五味子后,丙氨酸氨基转移酶有50%左右的人反而增高。经验认为,五味子、乌梅、山楂、食醋入药时,都不宜过量。

肝病患者经常吃点鱼或牛肉、羊肉,补充蛋白质,有利于肝功能的好转,肝脏的修复。鱼肉鲜美,但腥味难闻,做鱼时加些醋可以除腥。牛、羊肉营养价值高,不易煮烂就不利于消化吸收,如能在肉中加些食醋蒸煮就易熟烂。不少荤素食物,稍加食醋可增加食品的色、香、味。排骨炖汤时,加点醋可使骨头中的钙、磷等物质容易析出,有利于机体吸收。把海带加水放几滴醋煮一下,海带变得柔软可口;土豆丝加食醋烹炒,可变得清脆适口;夏天吃点醋拌凉菜,不仅清凉爽口,而且消炎杀菌。

患肝病者讲究食疗,想做一些美味佳肴无疑离不开醋。醋为酸能收,有解毒散瘀之功,肝病患者食用适度,方法得当,可辅助改善药性,引药入肝,防治多种并发症。所以,适量食醋对肝病患者来说是有益的。

需要说明的是,食醋通常是作为调味品与其他食物搭配食用的,单独大量饮用食醋是不可取的,为了身体健康,请注意恰当食醋。

8. 肝病患者为什么要戒酒

酒对肝脏来说是一种毒品,可造成肝脏的损害,或加重损害,饮酒对肝病患者来说有百害而无一利,注意戒酒是病毒性肝炎、酒精性肝病、脂肪肝、肝硬化、肝癌等肝病患者自我调养的重要一环。

饮酒后酒在胃肠道内很快被吸收,90％以上的乙醇成分在肝脏内代谢,肝细胞的胞质乙醇脱氢酶催化乙醇而生成乙醛。乙醇和乙醛都有直接刺激、损害肝细胞的毒性作用,可使肝细胞发生变性、坏死。肝病患者肝细胞已受损伤,肝功能不正常,特别是乙醇代谢所需的各种酶活性减低,分泌减少,解毒功能明显降低,即使少量饮酒,也会加重肝脏的负担,影响肝功能的恢复,甚至导致肝坏死。长期过量饮酒,还会使饭量减少,以致缺乏蛋白质、维生素等重要营养素。由于长期营养不良,身体抵抗力下降,会影响疾病的康复。

有学者认为,乙型肝炎表面抗原携带者出现肝功能损害时,不能过高地估计乙型肝炎病毒的作用,而应当考虑到乙醇甚至是少量乙醇的作用。也有报道,急性肝炎患者由于大量饮酒,可突发肝衰竭;慢性肝炎患者多次大量饮酒可引起慢性肝炎急性发作,引发黄疸;肝硬化患者常因饮酒而使病情迅速恶化;酒精性肝病患者会因没有戒除饮酒而使病情不断进展。有相当一部分乙型肝炎病毒携带者平常肝功能稳定,生活、工作正常,往往由于一次喝酒开始出现肝炎的症状,肝功能异常。乙型肝炎表面抗原携带者如果长时间饮酒易致肝硬化,还可诱发肝癌,缩短寿命。中医学认为,肝病形成的基本原因是湿热疫毒为患,而酒能助湿生热,伤脾胃,对肝病患者有百害而无一利。所以,对肝病患者来说,戒酒是自我调养的最基本的要求。

9. 肝炎患者吃糖越多越好吗

有的患者听说肝炎的饮食离不开高糖,肝炎的治疗常要静脉滴注葡萄糖,因此认为大量吃糖对肝炎的治疗有利;也有的患者怕发胖,不愿吃含糖食品,其实这两种观点都是错误的。

糖是热能的主要来源,易于消化,又不增加肝脏的负担,其代谢产物对肝脏无害,适量的糖类不仅能给机体提供热能,促进肝糖原合成,维持肝微线粒体酶的活性,增加肝细胞的解毒能力,而且能抑制蛋白质的分解,促进氨基酸合成,有利于肝细胞再生。每天补充适量葡萄糖对肝炎患者来说是迫切需要的。当然,吃糖过多对肝炎患者不仅无益,反而有害。因为糖只能满足身体热能的需要,却不能代替蛋白质、维生素之类的营养物质。过多的葡萄糖在体内储藏,可转变为磷酸丙糖,而磷酸丙糖可在肝内合成低密度脂类物质,使血中三酰甘油增高,进而血流减慢、血液黏稠度增高,引起心脑血管病变。同时,由于肝病时糖代谢紊乱,过多的补糖使血脂增高,体内脂肪类物质增多,肝脏可形成不同程度的脂肪变性,出现脂肪肝,使原有肝炎加重,迁延不愈,所以肝炎患者应强调适量用糖。一般糖类应占热能的 60%,并选用粮谷(米、面)为主食及蔬菜、水果等食物。如确因进食少,除可吃少量葡萄糖、蜂蜜外,一般不主张食用甜食和单糖,以免影响食欲,造成肠胀气。

10. 肝病患者能吃大蒜吗

大蒜作为一种日常生活中常用的调味食品,为不少人所推崇,认为大蒜能抗病毒、抗细菌,吃大蒜能预防肝炎,调治肝病,甚至有人在患肝病后仍然每天大量吃大蒜,这种做法其实对肝病的治疗和康复是十分不利的。

中医学认为,大蒜味辛温,有温中暖胃、理气行滞、解毒杀虫之功效,而肝病患者多数为湿热浊邪阻滞中焦肝胆脾胃为患,食用大蒜不仅容易助湿生热,还不利于湿热浊邪的祛除消散,所以肝病患者长期或大量食用大蒜是不恰当的。当然,并不是说肝病患者绝对不能食用大蒜,作为调味品偶尔少量食用,可增进食欲,促进消化,这对肝病患者病体的康复也是有益的。

从现代医学角度来看,大蒜含有挥发性的大蒜辣素,对于多种细菌、原虫都有抑制作用,但迄今为止,尚未发现大蒜有抗肝炎病毒和治疗病毒性肝炎的作用,同时也没发现其能改善肝功能。相反,大蒜的某些成分对胃肠道还有刺激作用,容易加重肝病患者厌食、厌油、恶心等诸多症状。另外,大蒜中的挥发性成分可使血中红细胞和血红蛋白下降,引起贫血及胃肠道缺血和消化酶的分泌下降,而这些均对肝病的治疗康复不利。

由此可以看出,对肝病患者来说,大蒜只能作为调味品偶尔少量食用。经常大量食用是不合适的,尤其是肝病合并有慢性胃炎、消化性溃疡的患者,最好不要食用大蒜。

11. 西瓜是肝病患者的佳果良药吗

西瓜又名水瓜、寒瓜,是葫芦科植物西瓜的果实,因来自西方而得名。西瓜味甘,性凉,具有清热解暑,除烦止渴,祛湿热,利小便等功效,中医称之为"天生白虎汤"。西瓜不仅是夏季的消暑佳品,对暑热烦渴、热盛伤津、小便不利、口疮、湿热黄疸等也有一定治疗保健作用,乃肝病患者不可多得的佳果良药。

西瓜含有蛋白质、糖类、维生素、微量元素等营养成分,除不含脂肪外,它的汁液几乎包括了人体所需的各种营养成分。西瓜所含的糖类有葡萄糖、果糖、蔗糖;所含的氨基酸类有谷氨酸、精氨酸、蛋氨酸、瓜氨酸、苯丙氨酸等;所含的维生素类有维生素 A、维生素 C、B 族维生素等。肝病患者,不论是急性肝炎、慢性肝炎、重型肝炎、肝炎后肝硬化,还是酒精性肝病、脂肪肝、肝癌等患者,只要有热毒湿热及津伤之情况,均宜食用西瓜,对伴有黄疸的患者,食之还有退黄疸效果。肝病患者在盛夏季节常吃西瓜,不仅可祛暑开胃、滋补强身,而且有助于改善纳差、乏力、心烦、口渴、口苦、尿黄等症状。

应当注意的是,西瓜虽是肝病患者不可多得的佳果良药,也并不适宜所有的肝病患者,由于其性寒凉,既伤阳助寒,又含水分过多,多食会降低消化功能,所以肝病患者出现脾肾阳虚症状者不宜食用,胃肠功能不佳者不宜多食。食用西瓜切记要适量,不可无节制地食用,以免适得其反。

12. 为什么在调治肝病中应注意饮食有度不偏食

直至目前,还没有哪一种药物或方法能治愈肝病,医生与患者共同参与、互相配合,采取综合性的治疗措施,在药物治疗的同时做到合理休息,保持心情舒畅,注意饮食调养等,是提高肝病治疗效果的重要方法,其中合理的饮食营养是肝病患者得以顺利康复的重要方面。

在进行饮食调养时,饮食要有规律、有节制,美味佳肴固然对身体有益,但不一定就等于无害。有益的东西食用过量同样可对机体造成危害。因此,饮食要有节制,不能一见所喜,就啖饮无度。饮食有度还要做到不饥饱失常,注意护卫脾胃功能,餐饮要有规律,切实做到定时定量,尽量避免辛辣、生冷、坚硬、肥腻之物,防止伤及脾胃。早、中、晚三餐是人类在长期的历史进程中自然形成的一种最适宜人体需要的饮食规律,一般来说,饮食的基本原则应是早吃好、午吃饱、晚吃少,每餐进食以微饱即可。

在饮食调理中,不但要注意辨证用膳,饮食有度,还应防止饮食单一、偏食。偏食可造成机体的营养失调,不利于病体的康复。同时食物具有不同的性味,如果饮食过寒过热,食之过量,甚至偏食,则易伤脾胃,会导致阴阳失调、脏腑功能紊乱,久而久之,或化热、化火,或寒从中生,酿成疾患。所以,食疗也要讲究疗程,不宜长时间地单纯食用某一种或某一类食物,要防止食疗过程中的偏食。

13. 肝病患者为何饮食不宜过饱

肝脏是人体重要的代谢和解毒器官,患肝病后肝细胞新陈代谢和修复时需要有营养和高质量的食物提供热能,但是营养一定要适量平衡,饮食过量往往造成消化不良,必然加重胃、肠、肝、脾、胰等消化器官和组织的负担,同时也加重大脑控制胃肠神经系统和食欲中枢的生理负荷。饱餐后的人很容易疲倦困乏,这就是体内代谢失调,肝脏和大脑负担加重的信号。

有资料表明,经常饱餐,尤其晚餐过饱,且贪爱甜食、过咸食品者,因摄入总热能远远超过机体所需,不仅肝脏负担过重,还造成脂肪过剩,血脂升高,心脑血管硬化。早期可导致记忆力下降,思维迟钝,注意力不集中,应激能力减弱;中期出现体型"发福",肝脏脂肪浸润,心脑血管粥样斑块形成;晚期则易出现肝硬化和患老年性痴呆。日本关东大学调研发现,30%~40%的老年性痴呆患者壮年时期均有食量偏大的特点,70%~80%的脂肪肝患者都有吃得过多的历史。长期饱餐加上习惯性便秘的肝病患者,更易诱发早期肝硬化。因为过剩的食物变成粪便后,在肠道中滞留时间延长,有害物质产生较多又未及时排泄而累积,被大肠重吸收,长期超过肝脏的解毒能力,促使肝脏从量变到质变进而硬化。过剩的毒物还可透过血脑屏障,损害中枢神经系统,当肝功能不良时,便成为促发肝性脑病、肝脑综合征的重要因素之一。

美国生理学家在做限制饮食能否延长寿命的实验中发现,低水平喂食的鼠类不但可以极大地延长寿命,还可延缓基本的生物老化过程。卡尔迈在《人类长寿的秘诀》一文中写道:"人类要长寿,切勿饮食过量,每天的饮食只需供给机体正常活动的物质消耗已足够"。英国人寿保险公司的资料表明,凡因饮食而超重的人,他们的寿命竟然比正常人要短 3.6～15.1 岁。而百岁老人,每天都吃得很少,日膳食平均热能仅仅 1 200 千卡,只有正常人的 1/2。

肝病患者饮食不宜过饱是有道理的,饱餐的害处和适量饮食营养的益寿效果值得肝病患者思考,从而摸索出适合个人需要的均衡食谱来,这对肝病的自我调养是有益的。

14. 肝病患者怎样根据中医辨证和病情选择合适的食物

进食是饮食调养中的关键所在,食物有寒、热、温、凉之性,有补或攻的作用,因此在进行饮食调养和食疗时,必须以中医学理论为指导,根据肝病患者的临床特点,在辨证的基础上立法、配方、制膳,以满足不同的食疗、食补及营养的不同要求,做到合理搭配、对症进食,切勿盲目乱用。

要根据肝病患者的不同情况,按食物的功效辨证用膳,选用适宜的药膳调理。例如,阳虚、寒证患者,可选用温热性食物;热证、实证患者,可选择寒凉性食物。对于黄疸中医辨证属热重于湿者,可选用蒲公英、马兰头、赤小豆、荠菜等;对于黄疸中医辨证属湿重于热者,可选用薏苡仁、扁豆、山药等;食欲缺乏者,可选用山楂、萝卜、麦芽、橘饼等;胁痛腹胀者,可选用青皮、陈皮、萝卜、花椒等;呕逆反胃者,可选用生姜、陈皮、藕等;大便干结者,可选用黑芝麻、核桃仁、萝卜等。清热除烦可选用芹菜、白菜、菠菜、竹笋、黄瓜、茄子、丝瓜、绿豆等;清虚热可选用香菇、乌骨鸡、鸭蛋、草菇等；疏肝解郁可选用佛手、金橘、代代花、橘皮等；开胃消滞可选用山楂、萝卜、生姜、食醋、茼蒿等；化湿和中可选用薏苡仁、赤小豆、橘皮等；除湿退黄可选用蒲公英、荠菜、马兰头、葫芦等；平肝清热可食用芹菜、荠菜、菊花；养肝补血可食用大枣、龙眼肉、葡萄、鸡蛋、羊肝；滋补肝肾可食用黑豆、黑芝麻、枸杞子、鳖肉、牡蛎肉；活血化瘀可食用生山楂、桃仁、河蟹、食醋；利水渗湿则宜食用鲫鱼、生薏苡仁、赤小豆、玉米须、冬瓜皮等。

15. 肝病患者应如何看待保健补品

　　保健补品用之得当确可促进病体的康复，但病有当补与不当补之分，保健补品也有补阴补阳、补气补血等的不同，因此保健补品不可滥用、过服。有的患者以为保健补品有益无损，多多益善，但往往适得其反，要根据患者的具体情况有目的、有针对性地选用保健补品，切不可不加分析地乱用。当今，人们生活水平提高了，加上一些商家广告的不恰当宣传，使人们迷信一些保健补品而长期滥用，这样不仅贻误治疗时机，还容易掩盖病情。在日常生活中，因滥用保健补品贻误病情，引发的失误时有发生。

　　肝病患者多有湿热瘀滞存在，脾胃运化功能障碍，一般而言应忌用具有滋补作用的保健补品，以免滋腻碍胃，影响消化功能，增加肝脏的代谢负担，反而不利于肝细胞功能的恢复。对于体质虚弱的肝病患者，如出现脾胃虚弱、肝肾阴虚，以及脾肾阳虚等病理机制者，可按中医辨证论治的原则选用保健补品，不过要注意去伪存真，不能只听信广告，一定要在医生的指导下选用保健补品。例如，人参虽是名贵的补品，但并非每个人都可以用，气虚者可以适当选用，阳热炽盛者则忌用人参；甲鱼具有滋补阴津的功效，适宜于肝肾阴虚之患者，阳虚患者不宜应用。从营养学角度来看，甲鱼的蛋白质含量不及价格便宜的草鱼和鲫鱼，但它具有补脾养胃、消肿利水之功效，对肝炎、肝硬化伴腹腔积液、水肿者较适宜。

　　喜补厌攻是病家的一大通病，常常干扰病变的进程而导致误治。徐灵胎在《医学源流论·人参》中针对当时喜补厌攻的风气，一针见血地指出滥用人参的害处，一般人只知道人参的滋补之功，而不知人参有"杀身破家"之害。病者吃人参致死"可以无恨"，而医家视其为"邀功避罪之圣药"。殊不知"人参一用，凡病之有邪者即死，其不得死者，终身不得愈"。保健品只能说是对某些病症有保健作用，能够包治百病的保健品是没有的。选用保健补品当以辨证为基础，我们要切记。

16. 慢性肝病合并胃肠炎的患者在饮食上应如何调理

慢性肝病兼有胃肠炎的患者在调养康复过程中，饮食上的调理有时胜于药物，下面几点是日常饮食中应当注意的。

(1)细嚼慢咽：充分利用牙齿的粉碎功能和唾液分泌，形成容易消化吸收的食糜，这样不加重胃肠的负担。

(2)定时进餐：人体生物钟和定时进餐的习惯能够使胃酸和消化液有规律的分泌，这样有助于胃肠功能的协调和正常工作，不定时进食会打乱消化道正常功能。

(3)避免零食：两餐间吃零食或糖块、甜食，会影响胃肠道消化液的正常分泌，影响正常的消化功能，妨碍正餐的进食量和吸收。

(4)饮水有节：正餐前1小时内正是胃酸积聚阶段，如在正餐前1小时内喝咖啡、浓茶、汽水、凉开水、饮料，以及白酒等，不但会冲稀胃酸，削弱消化能力，而且有刺激性，容易导致溃疡、胃炎等慢性病急性发作。

(5)不宜过饱：过饱容易造成胃窦部过度紧张，增加胃泌素分泌，对消化性溃疡患者十分不利，同时饮食过饱还容易导致胃肠功能紊乱，诱发其他消化系统疾病。

(6)防止便秘：偏食、过多食用肉蛋类、精米白面、带有刺激性的辛辣食物及鞣质较多的水果等，能引起或促进便秘，进而诱发诸多不适或加重原有的病情。为防止便秘,每天宜进食带有纤维素的蔬菜、水果、杂粮、新鲜豆类,同时要养成每天定时排便的习惯,避免生冷、油腻厚味,少食辛辣刺激性和生硬食品。

17. 肝病患者饮食中如何注意防癌

在病毒性肝炎、酒精性肝病、脂肪肝、肝硬化、肝癌等肝病中,除肝癌外,乙型肝炎和丙型肝炎,尤其是乙型肝炎和丙型肝炎后肝硬化,本身就有进一步发生肝癌的可能性,一旦饮食中经常食用含有致癌的物质,就较容易促发肝癌,因此肝病患者饮食中注意防癌是十分必要的。肝病患者饮食注意防癌,应重视以下几点。

(1)发霉的食品切记不要食用:1960 年,英国一个农场饲养的 10 万只火鸡在几个月内全部死亡,追查火鸡死亡的原因时发现,与食用发霉的花生粉有关。当时用这种花生粉喂大白鼠,在观察期间证实了大白鼠发生了肝癌,此后发现是霉菌中的黄曲霉素为致癌物质,该事件被称为"火鸡事件"。进一步研究证明,黄曲霉菌产生的黄曲霉毒素的致癌性比公认的致癌物亚硝胺类强 75 倍,比 3,4-苯并芘强 4 000 倍。该毒素能诱发人、猴、鼠、禽类发生肝癌,致癌所需时间最短为 24 周。我国上海市、江苏启东市等肝癌高发区亦证实与当地的粮食、油料作物被该毒素污染有关。预防黄曲霉菌污染食物应注意家藏花生、玉米、白薯干、稻米、小米等粮食一定要晒干、晒透,存放在干燥通风的环境中,发霉的花生、薯干、萝卜干等应剔除丢弃,人、畜、家禽均不能食用,花生油及棉子油均不宜久贮,当怀疑大批粮油、奶类食品有黄曲霉菌污染时,应请相关部门检查,允许后才能发放、销售或食用。

(2)动、植物油哈喇后不宜食用:英国格尔丁教授经研究发现,陈腐油类中均含有丙二醛,能生成聚合物并与人体内的蛋白质和脱氧核糖核酸发生反应,使蛋白质的结构变异,导致变异蛋白质的细胞失去正常功能并向初期癌细胞转化。此外,丙二醛聚合物能阻碍脱氧核糖核酸的复制并使人的老化过程加快。因此告诫人们,动、植物油均勿存放太久,已变质产生哈喇的油不宜食用。用哈喇油蒸炒制作的食品不只味道不好,更重要的是能导致癌症,使人缩短寿命。

(3)米糠纤维可防癌:日本福冈县卫生公害中心的研究人员把致癌有害物的浸出液和精制的食物纤维相混合,放置在 37℃恒温箱内 30 分钟后,计算食物纤维对致癌有害物的吸附效果,发现 8 种食物纤维中以米糠纤维吸附致癌有害物的效果最好,而且已被吸附的有害物质很难从米糠纤维上脱落。研究者认为,米糠不但含有丰富的 B 族维生素,对保肝有利,而且由于人体缺乏消化米糠纤维的酵素,因此吸附有害物质的米糠纤维将全部以粪便形式排出体外。乙型肝炎、丙型肝炎等肝病确实存在向肝硬化和肝癌转化的隐患,这类患者经常用米糠调剂食谱,以吸附和排泄消化道中的有害物质,不失为预防消化道癌症的一种食用佳品和办法。

18. 慢性肝炎合并糖尿病时应如何调整饮食

慢性肝炎合并糖尿病的患者,在临床中并不少见。慢性肝炎合并糖尿病时,由于慢性肝炎需要加强营养,而糖尿病要控制饮食,两者在饮食原则上有矛盾,所以如何调整饮食常常使患者左右为难,这里简要介绍一下慢性肝炎合并糖尿病时应如何调整饮食。

慢性肝炎合并糖尿病患者的饮食,通常应以肝病饮食为主,兼顾糖尿病饮食。一般可采用高蛋白、高热能饮食,饮食要营养丰富、新鲜、易于消化,少吃油腻食物,严禁烟酒,最好能在内分泌科、肝病科医生,以及营养师的指导下制订出营养均衡的个体化食谱。

(1)糖类:糖类的摄入量应适当,应占每日总热能的 50%~70%,我国居民平常以谷类等含淀粉食物为主,基本能保证糖类的摄入量,无须再过多补充。

(2)蛋白质:正常人每日所需蛋白质约 70 克,为促进肝细胞再生和修复,肝病患者所需蛋白质稍多一些,但也不是越多越好,要兼顾糖尿病的存在。

(3)脂肪:脂肪的供给量不宜过多,但也不必过低,每日可摄入脂肪 50~80 克,且以植物油为宜,如花生油、玉米油、橄榄油等,都是较好的烹调油。

(4)多吃新鲜蔬菜:可适当多吃新鲜蔬菜,以保证维生素 A、B 族维生素和维生素 C 等的供应,在病情稳定、血糖控制较为理想时,可适量食用含糖量较低的水果,以及新鲜的含糖量较低又富含维生素的番茄、黄瓜、菜瓜等。

(5)食物烹调方式:最好采用蒸、煮、焖、烩、熬的方式,不宜用油煎、炸、炒的方式。

总之,慢性肝炎合并糖尿病患者的饮食最好做到每天提供合理的饮食剂量、营养均衡的饮食内容、多样化的饮食类别,尽量减少额外食品,以最大限度地满足疾病康复所需要的营养物质,同时尽量避免血糖出现波动。

19. 急性肝炎患者的饮食调养原则是什么

(1)采用适量热能饮食,不应过高,一般成年人以每日给予 7 531~9 204 千焦(1 800~2 200 千卡)热能为宜。应选择适合患者口味的清淡、易消化、富有营养的饮食,开始时饮食以流质、半流质饮食为好,并逐步过渡到正常饮食,可适当多吃新鲜蔬菜、水果等。如果消化道症状明显,则采用少量多餐进食制,如有黄疸则要适当饮水,有利于体内有毒物质的排出。

(2)一般主张供给高蛋白质、低脂肪、适量糖类饮食,分别占总热能的 17%、22%、61%左右。为了修复受损的肝细胞,需要供给足够的糖类(碳水化合物)及蛋白质等营养物质,前者可选择大米、白糖、蜂蜜、葡萄糖等,后者以动物蛋白质为主,如禽蛋类、鱼肉、瘦肉、鸡肉、兔肉、牛奶等,辅以植物蛋白质,如豆腐、豆浆等。

(3)应供给丰富的多种维生素食物,必要时可用维生素制剂补充。有黄疸时,由于脂溶性维生素的吸收明显减少,故应酌情补充。新鲜蔬菜和水果富含维生素C,动物肝、胡萝卜、油菜、菠菜富含维生素A、维生素K,米糠、麦麸富含维生素B_1、维生素B_2,鱼、肉、乳汁、蛋黄、谷物、包心菜富含维生素B_6,可根据具体情况选择食用。

(4)要合理加工烹调食物,提高食物的色、香、味、形,以增进患者食欲,并使之易于消化吸收,要做到少量多餐,每日可进食4~5餐。根据中医辨证对证进食,湿热明显时,应酌情选用具有清热利湿、健脾渗湿等作用的食物,如萝卜、冬瓜、蘑菇、番茄、水芹菜、黄花菜、赤小豆、绿豆、白扁豆、薏苡仁、山药、茯苓、陈皮等。

(5)戒除饮酒,忌食姜、蒜等辛辣刺激性食物,不食油炸及肥腻食物,急性肝炎恢复期在食欲改善或饮食增加时,应防止暴饮暴食,以免伤及脾胃。

20. 慢性肝炎患者的饮食调养原则是什么

(1)饮食总热能的摄入以维持正常体重为度,饮食宜清淡、富有营养而多样化,主食以软食为主,如用软饭、粥、蜂糕、馒头等,副食可用瘦肉、蛋类、鱼类、动物肝及新鲜蔬菜和水果等,注意饮食一定要有规律,一日三餐必不可少,每餐不宜吃得太饱。

(2)为了修复损伤的肝细胞,蛋白质的摄入量要充足,并要注意蛋白质的质量,以优质动物性蛋白质为主,如猪瘦肉、牛肉、兔肉、鸡肉、鱼肉、鹌鹑蛋等。为了防止肥胖和脂肪肝的发生,应限制脂肪的供应量,且应以植物油为主,尽可能不吃猪油、羊油等。因慢性肝炎常有发生糖尿病的倾向,糖的供给也应适量限制。

(3)慢性肝炎患者常伴有明显的胃肠道症状,影响维生素及微量元素(如锌、锰、铁)的吸收,故应及时补充。维生素的补充根据前面的介绍选择,含锌丰富的食物可选择牡蛎、炒麦芽、牛肉、核桃等,含锰丰富的食物有粗粮、花生、土豆、莴笋等,含铁丰富的食物有菌类、海藻类、黑木耳、瘦肉、核桃等,患者可适当多吃。

(4)应根据慢性肝炎中医辨证类型的不同,选用与之相适应的饮食,如肝胆湿热者,应选用具有清热利湿作用的食物。薏苡仁、赤小豆、冬瓜、萝卜、黄瓜、番茄等;出现肝郁脾虚症状者,可选用具有疏肝解郁、健脾和胃作用的食物,如山药、白扁豆、陈皮、香菜、鱼类等;出现肝肾阴虚症状者,可选用具有滋阴补肝、养血柔肝作用的食物,如黑豆、黑芝麻、黑木耳、甲鱼、鸭肉、百合等;若出现脾肾阳虚的症状,则应选用具有补肾健脾、湿化寒湿作用的食物,如栗子、山药、牛肉、羊肉、生姜、韭菜等。

(5)戒除吸烟饮酒,尽量不吃辛辣、煎炸及肥腻食物,应防止饥饱失常及暴饮暴食,以免伤及脾胃,损及胃肠功能。

21. 重型肝炎患者在饮食调养中应注意什么

(1)应提供富含多种维生素,尤其是富含维生素 C 的食物,以利于解毒。在低蛋白饮食中,常会出现钙、铁等矿物质及维生素 B_2、维生素 K 的缺乏,故在食物供给之外,还应用维生素制剂来补足。

(2)对水与食盐的供给量,要依据有无腹腔积液和水肿而定,若伴有腹腔积液或水肿者,应给予低盐或无盐饮食,并需限制液体,这时用计划内的果汁代替饮水量。

(3)微量元素的作用越来越为人们所认识,研究表明,肝衰竭时,脑内锌、铜含量降低,可能是引起肝性脑病的主要原因之一,因此应注意锌、铜的补充,在饮食中其供给量不应分别低于每日15 毫克、3 毫克的标准。

(4)要注意饮食量,可少量多餐,昏迷前驱期宜选用极易消化的低蛋白、低脂肪、低盐、适量糖类的少渣半流饮食或流质饮食,已昏迷者可用鼻饲流质饮食。

(5)昏迷阶段的营养治疗中,暂时禁用动物蛋白质饮食时,应补充一些植物性蛋白饮食,如豆腐脑、豆浆等,以后逐渐地由少量开始增加含氨较少的动物蛋白质食物,如牛奶、蛋类,以免发生负氮平衡。肉类含氨最多,暂时不宜食用。

(6)热能供给应充足,应根据病情的需要静脉滴注葡萄糖注射液,在低蛋白、低脂肪饮食的同时,为防止供给热能不足,可采用脂肪乳化剂,它能提高热能,又可预防腹泻,但应明确患者饮食中主要供给热能来源的是糖类食物。

(7)可根据中医辨证的类型不同,选用具有清热解毒、凉血止血、清热利湿,以及利胆退黄等作用的食物,如番茄、赤小豆、蒲公英、薏苡仁等。

22. 肝炎后肝硬化患者在饮食上应注意什么

(1)应给予充足的蛋白质,以保护肝细胞,并修复与再生肝细胞,每日应供给蛋白质 100～130 克,或者按每千克体重 1.5～2 克计算供给量。当肝衰竭或肝性脑病征象出现时,肝脏的去氨作用减弱,为减轻肝脏负担和减少血氨升高,蛋白质的摄入量应严格限制,可视病情而定。

(2)给予糖类饮食,以补充足够的热能,每日供给量以 350～450 克为宜,可防止毒物对肝细胞的损害。通常可进食一些甜食品,如果汁、藕粉、蜂蜜等,但也不宜摄入糖过多,以免能量过剩诱发脂肪肝。

(3)应注意进食富含 B 族维生素、维生素 C 的食物,如谷类、瘦肉、蛋黄、新鲜蔬菜、水果等,当饮食中不能满足需要时,可用维生素制剂补充。

(4)脂肪的摄入量要适当,每日宜控制在 30～50 克,不超过 60 克,因为脂肪能增加食物味道,过少了则有碍食欲,所以不能过分限制,但也不宜过高。

(5)少食多餐,每日可进食 3～5 餐,饮食的品种应多样化,多进食味道鲜美、营养价值高且易于消化的食物,如新鲜蔬菜、瘦肉、河鱼、禽蛋、豆制品等,烹调宜用煮、炖、蒸、烩等方法,以使食物柔软和易消化。戒除饮酒,肥腻之食物尽量少吃,不宜吃硬的和粗糙难消化的食物,不要吃辛辣之辣椒、芥末、胡椒等有剧烈刺激的调味品。

(6)应根据中医辨证对证进食,可根据病情的需要选用具有行气活血、化痰利水、软坚散结、扶正补虚、抗纤维化作用的食物,如红糖、山楂、甲鱼、鲤鱼、山药等。

(7)肝硬化患者血清锌水平降低,尿锌排出量增加,肝中含锌量减少,而微量元素锌对肝细胞有保护作用,故必须注意锌的供给量,每日饮食中锌不应低于 15 毫克,宜多吃猪瘦肉、牛肉、羊肉、鱼、虾等富含锌的食物。肝硬化患者常伴有贫血,为防止贫血,可适当多吃含铁丰富的肝泥、菜泥、枣泥、桂圆等。

(8)应限制食盐的供给量,饮食不宜过咸,每日食盐供给量以 7 克以下为宜,一旦合并腹腔积液或水肿,应少用或禁用食盐,以及其他含钠多的食物,同时进水量也应注意限制。

23. 淤胆型肝炎患者的饮食调养原则是什么

(1)饮食应清淡、富有营养和易于消化,应给予热能充足和富含蛋白质、糖类、多种维生素及无机盐的食物。

(2)症状明显期应给予低脂肪饮食,以免由于肝内梗阻、胆汁流入肠道减少、脂肪不易吸收而引起脂肪泻。根据病情的需要每天脂肪供给量应控制在 20～50 克,烹调用植物油为主,而不用动物油,如猪油、鸭油、鸡油等,烹调的方法可用煮、蒸、烩、水焯等。

(3)在病情恢复期,可不必限制植物油性脂肪,但要适当限制胆固醇的摄入量,以免因过多摄入而增加胆汁的黏滞性而加重淤胆型肝病。一般胆固醇的摄入量每日应控制在 300～500 毫克,以选用植物油烹调食物为宜,多选用谷类、豆类、蔬菜类、水果类、鱼类等。

(4)根据中医辨证的不同,依病情选用食物或食疗方,如湿热壅滞者宜选用清热利湿的绿豆、赤小豆、薏苡仁、冬瓜、黄瓜、苦瓜等,同时可适当多吃陈皮、山楂、茯苓等有助于消化的食物。

(5)严禁吸烟饮酒,忌食油腻、煎炸及辛辣刺激性食物,也不宜食用坚硬而不易消化的食物,以免加重肝脏负担,也不宜食用奶酪、蛋黄、蛋糕、鱼子及猪肝等食物。

24. 酒精性肝病患者的饮食调养原则是什么

(1)酒精性肝病是由于长期大量饮酒造成的,戒除饮酒是治疗调养酒精性肝病的重要一环,所以饮食调养首先要戒除饮酒。

(2)饮食要有规律、有节制,切实做到定时定量,饮食宜清淡、富有营养而多样化,尽量避免辛辣、生冷、坚硬、肥腻之物,应给予高蛋白、高热能、低脂肪饮食,并注意补充多种维生素、微量元素。

(3)总热能的供给要充足,蛋白质、脂肪和糖类的比例要适当,蛋白质以优质动物性蛋白质为主,如猪瘦肉、牛肉、兔肉、鸡肉、鱼肉、鹌鹑蛋等,脂肪的供应以植物油为主,同时宜多食新鲜蔬菜、水果等,以补充维生素、微量元素等。

(4)不宜吃硬的和粗糙难消化的食物,尽量避免食用油腻、煎炸及辛辣刺激性食物,可适当多吃健脾利湿、有利于脾胃消化功能的食物,如山楂、薏苡仁、山药、陈皮、白扁豆等。

(5)可在医生的指导下,根据中医辨证的不同,选用具有清热利湿、健脾和胃、疏肝利胆等作用的食物或食疗方进行调养。

25. 脂肪肝患者的饮食调养原则是什么

(1)控制总热能的供给,供给热能过多,多余的热能会以脂肪的形式蓄积在肝内,致使脂肪肝加重。正常体重者,在做轻工作时,每千克体重以供给 126 千焦(30 千卡)为宜;体重超重者,每千克体重以供给 84～105 千焦(20～25 千卡)为宜,以使体重接近标准体重,有利于肝功能的恢复。

(2)蛋白质中有许多氨基酸,如蛋氨酸、胱氨酸、色氨酸、苏氨酸、赖氨酸等,均有抗脂肪肝的作用,高蛋白质可提供胆碱、蛋氨酸等抗脂肪肝因子,使脂肪变成脂蛋白运出肝脏,可防止肝脂肪浸润。每日蛋白质的摄入量以 90～120 克为宜,供给蛋白质的食物应选用脱脂牛奶、蒸蛋白、少油豆制品(如豆腐)、猪瘦肉、牛瘦肉、鸡肉、鱼、虾等。

(3)糖类要控制,高糖能刺激肝内脂肪酸的合成,可引起肥胖并使脂肪肝加重。一般每日每千克体重以供给 2～4 克糖为宜,休息时的主食不应超过每日 250 克,特别应禁食蔗糖、葡萄糖及含糖多的甜食等。

(4)适当限制脂肪摄入量,适量脂肪有抑制肝内合成脂肪酸的作用,但食入过多脂肪,可使热能明显增加,对脂肪肝的治疗康复不利。成年人脂肪的供给量,以每日 50 克左右为宜,同时要选用植物油而不用动物油。此外,还应限制高胆固醇食物的摄入,如动物内脏、肥肉、鱼子、蛋黄等。

(5)肝病患者的维生素储存能力下降,故应及时补充维生素及膳食纤维。供给充足的膳食纤维,不仅有利于通便,还可减少脂类特别是胆固醇在肠内的吸收,所以饮食中应做到主食要粗细粮搭配,多吃新鲜蔬菜、水果、菌藻类食物等。

(6)饮食宜清淡,易于消化,并随时注意保护肝脏,饮食不宜过咸,以防水、钠潴留而增加体重。忌食对肝脏有害或有刺激性的食物,如酒类、辣椒、芥末等,以利于保护肝脏。

(7)根据中医辨证的不同,选用具有清热利湿、健脾和胃、降脂保肝等作用的食物或食疗方进行调养。

26. 肝癌患者的饮食调养原则是什么

(1)饮食应做到三高一低,即高蛋白质、高糖、高维生素及低脂肪,饮食的类型应多样化,以清淡、富有营养和易于消化为原则,戒除吸烟饮酒,尽量不吃辛辣刺激性食物及肥腻、煎炸食物,以防肝脏解毒功能进一步减退,如有腹腔积液时,应严格限制钠盐的摄入,宜多选用一些具有保肝护肝作用的食物,如甲鱼、乌龟、牡蛎、香菇、蘑菇、黑木耳、赤小豆、薏苡仁、蜂蜜等。

（2）应多吃新鲜蔬菜和水果，以保证足量膳食纤维和维生素的摄入，有利于大便通畅。当肝癌患者伴有食管、胃底静脉曲张时，为防止出血，食物不宜粗糙，忌食坚硬、带刺及过烫的食物。

（3）宜适当多吃具有提高机体免疫力和抗癌作用的食物，如海参、牡蛎、甲鱼、鸽蛋、鸽肉、牛奶、香菇、蘑菇、山药、薏苡仁、猕猴桃、无花果等。

（4）肝癌患者机体凝血功能下降，应适当多食具有补血止血及含维生素 C、维生素 K 多的食物，如卷心菜、菠菜、蕹菜、荠菜、香椿、乌梅、花菜、马兰头等。

（5）宜适当多吃含微量元素丰富的食物，如大麦、面筋、小麦胚粉、豆制品、白扁豆、蘑菇、香菇、牛奶、鱼类等。硒具有调节细胞分裂、分化及癌基因表达，使癌细胞行为向正常转化的作用，故补硒对防治肝癌有重要意义。

（6）应根据肝癌主要临床表现的不同，有针对性地选用食物，如肝脾大时可选用海带、海鱼、泥鳅等，有腹腔积液时可选用赤小豆、薏苡仁、冬瓜、鲤鱼、紫菜等，有黄疸时可选用荸荠、黄花菜、红薯、甲鱼等，肝区胀痛时可选用佛手、陈皮、杨梅、山楂、黄瓜等。另外，还可根据中医辨证分型的不同，选用与之相适应的饮食及食疗方。

27. 湿热兼表型急性黄疸型肝炎可选用哪些食疗方

湿热兼表型急性黄疸型肝炎的饮食调养宜以解表清热，祛湿利胆为主要原则，食疗方可选用板茵白糖茶、柳叶大枣粥、夏枯草瘦肉汤等。

（1）板茵白糖茶

原料：板蓝根 60 克，茵陈 50 克，白糖适量。

制作：先将板蓝根、茵陈洗净，一同放入砂锅中，加入清水约600 毫升，煎取药汁约 300 毫升，把白糖加入药汁中，调匀即成。

用法:每日 1 剂,代茶饮。

(2)柳叶大枣粥

原料:嫩柳叶 9 克,大枣 10 枚,大米 100 克,白糖适量。

制作:将嫩柳叶水煎取汁,将药汁与大枣、大米一同放入锅中,再加入清水适量,煮至米熟粥成,调入白糖即成。

用法:每日 2 次,温热食之。

(3)夏枯草瘦肉汤

原料:夏枯草 30 克,猪瘦肉 100 克,食盐适量。

制作:将夏枯草洗净;猪瘦肉洗净,切块。将夏枯草、猪肉块一同放入瓦煲内,加入清水适量,武火煮沸后,文火再煮 1 小时左右,加食盐调味即成。

用法:喝汤,食肉。

28. 热重于湿型急性黄疸型肝炎可选用哪些食疗方

热重于湿型急性黄疸型肝炎的饮食调养宜以清热利湿,通便退黄为主要原则,食疗方可选用冬瓜粥、茵陈大枣茶、猪肝大枣汤等。

(1)冬瓜粥

原料:新鲜连皮冬瓜 100 克,粳米 50 克,白糖适量。

制作:将冬瓜洗净,切成小块,与淘洗干净的粳米一同放入砂锅中,加入清水适量煮成粥。

用法:每日 1 剂,分早晚温热食用。

(2)茵陈大枣茶

原料:茵陈 30 克,大枣 16 枚。

制作:将茵陈、大枣分别洗净,一同放入砂锅中,加入清水适量,水煎去渣取汁。

用法:每日 1 剂,代茶饮。

(3)猪肝大枣汤

原料:猪肝 100 克,田基黄 40 克,大枣 10 枚,食盐适量。

制作:将猪肝洗净,切成块,与田基黄、大枣一同放入锅中,加入清水适量,煮至肝熟,捞去药渣,放入食盐调味即成。

用法:每日2次,食肝、枣、喝汤。

29. 湿重于热型急性黄疸型肝炎可选用哪些食疗方

湿重于热型急性黄疸型肝炎的饮食调养宜以利湿化浊,佐以清热为主要原则,食疗方可选用凉拌莴苣、鲤鱼冬瓜汤、香菇豆腐汤等。

(1)凉拌莴苣

原料:莴苣250克,食盐、味精、食醋、香油各适量。

制作:将莴苣去皮,洗净,切成细丝,在沸水锅中焯一下,用适量食盐腌制,加食醋、味精、香油调味拌匀即成。

用法:每日1剂,佐餐食用。

(2)鲤鱼冬瓜汤

原料:鲜活鲤鱼1条,冬瓜150克,葱花、生姜末、食盐、味精、香油各适量。

制作:先将鲤鱼宰杀,去鳞、鳃及内脏,洗净,切块,放入锅中,加入清水适量,武火煮沸后,再加入洗净、去皮、切块的冬瓜及葱花、生姜末,改用文火煮至鱼肉熟烂时,放入食盐、味精,再煮2沸,淋入香油即成。

用法:吃鱼,喝汤。

(3)香菇豆腐汤

原料:干香菇25克,豆腐400克,鲜竹笋丝60克,植物油、香油、食盐、胡椒粉、葱花、湿淀粉各适量。

制作:将干香菇洗净,用温水泡发,去蒂后切成丝;豆腐洗净,切成小块;炒锅上武火,加入植物油烧热,放入鲜竹笋丝略炒盛出。锅中加入清水适量,煮沸后入香菇丝、鲜竹笋、豆腐块、葱花、胡椒粉及食盐,煮至香菇丝、鲜竹笋、豆腐块熟透汤成,用湿淀粉勾芡,起锅后淋上香油即成。

用法:每日 1～2 次,食菜,喝汤。

30. 寒湿困脾型(阴黄)急性黄疸型肝炎可选用哪些食疗方

寒湿困脾型(阴黄)急性黄疸型肝炎的饮食调养宜以健脾和胃,温化寒湿为主要原则,食疗方可选用扁豆火烧、赤小豆粟米饭、薏米陈皮鸭肉汤等。

(1)扁豆火烧

原料:白扁豆粉、山药粉各 50 克,发酵面 500 克,葱末、食盐、植物油各适量。

制作:将葱末、食盐放入碗中,加入植物油拌匀稍腌片刻待用。把发酵面用扁豆粉、山药粉为面扑揉匀,并按扁擀成大面片,取拌好的葱末撒在面片上,再将面片由下向上卷成长卷,切成 10个火烧剂子,捏住两头的外皮(包住葱末和食盐),并逐个稍旋拧,擀成圆薄饼。取平底锅上中火,加入植物油,烧热后放入圆薄饼,烙熟即成。

用法:当主食随意食用。

(2)赤小豆粟米饭

原料:赤小豆、粟米各 100 克,大米 50 克。

制作:将赤小豆、粟米、大米分别淘洗干净,把赤小豆放入锅中,加入清水适量,煮至八成熟时捞出,掺在粟米、粳米中,之后置饭盒中,再加入清水适量(高出米面约 1 厘米),放入蒸锅中蒸熟即成。

用法:当主食随意食用。

(3)薏米陈皮鸭肉汤

原料:鸭肉 250 克,炒薏苡仁、莲子各 30 克,陈皮 6 克,生姜 4片,胡椒、酱油、味精、食盐各适量。

制作:将鸭肉洗净,切成小块;薏苡仁、莲子(去心)、陈皮、生姜分别洗净。把鸭肉块及药物一同放入锅中,加入清水适量,武火煮沸后,加入胡椒、酱油,改用文火再煮 2 小时左右,至鸭肉熟烂,用味精、食盐调味即成。

用法:随量食肉,喝汤,每日 1 次。

31. 湿困脾胃型急性无黄疸型肝炎可选用哪些食疗方

湿困脾胃型急性无黄疸型肝炎的饮食调养宜以清热利湿,理脾和胃为主要原则,食疗方可选用赤豆三米粥、薏苡仁鲫鱼汤、海带薏仁鸡蛋汤等。

(1)赤豆三米粥

原料:赤小豆、大米各 30 克,小米 20 克,薏苡仁 60 克。

制作:将赤小豆、大米、小米、薏苡仁分别洗净,之后一同放入锅中,加入清水适量,共煮成粥。

用法:温热食之,每日 2 次。

(2)薏苡仁鲫鱼汤

原料:薏苡仁 30 克,冬瓜皮(鲜品)50 克,鲫鱼 1 条。

制作:将鲫鱼宰杀,去鳞、鳃及内脏,洗净,把淘洗干净的薏苡仁塞入鱼腹中,用细线扎一下,备用。将冬瓜皮洗净,切成小片,之后与鲫鱼一同放入砂锅中,加入清水适量,武火煮沸后,改用文火煨煮 1 小时左右,待鱼肉熟烂即成。

用法:吃鱼,喝汤,当日吃完。

(3)海带薏仁鸡蛋汤

原料:海带、薏仁各 30 克,鸡蛋 2 个,香油、食盐、味精各适量。

制作:将海带用水泡发 12 小时,除掉杂质,用水冲洗干净,切成细丝;薏苡仁淘洗干净。把海带丝、薏苡仁一同放入锅中,加入清水适量,武火煮沸后,改用文火再炖至薏苡仁熟烂,淋入鸡蛋清搅匀,再稍煮,调入香油、食盐、味精即成。

用法:每日 1 次,随量食用。

32. 湿郁化热型急性无黄疸型肝炎可选用哪些食疗方

湿郁化热型急性无黄疸型肝炎的饮食调养宜以清热利湿解毒,疏肝健脾开胃为主要原则,食疗方可选用荸藕茅根饮、黄瓜拌豆芽、三花金钱茶等。

(1)荸藕茅根饮

原料:鲜藕、鲜白茅根、荸荠各等份。

制作:将鲜藕洗净,切成小片;鲜白茅根洗净,切碎;荸荠洗净,切成小块。把藕片、白茅根、荸荠一同放入砂锅中,加入清水适量,煎取汁液。

用法:每日1剂,代茶饮。

(2)黄瓜拌豆芽

原料:黄瓜丝300克,绿豆芽250克,虾皮20克,蒜泥、食盐、味精、米醋、香油各适量。

制作:将黄瓜丝加食盐稍腌一下,沥去水分后装入盘中;绿豆芽入沸水中焯透,捞出沥去水分,放入盛有黄瓜丝的盘子中;虾皮用沸水泡发后,也放入盛有黄瓜丝、绿豆芽的盘子中。之后把黄瓜丝、绿豆芽、虾皮搅拌均匀,加入蒜泥、食盐、米醋、味精、香油,使其充分调和即成。

用法:每日1~2次,佐餐随量食用。

(3)三花金钱茶

原料:玫瑰花15克,厚朴花10克,绿萼梅20克,金钱草30克,绿茶适量。

制作:将上药共为粗末,混匀后装入小纱布袋中,每袋2克。

用法:每次1袋,用沸水冲泡,代茶饮。

33. 肝气郁滞型急性无黄疸型肝炎可选用哪些食疗方

肝气郁滞型急性无黄疸型肝炎的饮食调养宜以疏肝理气,健脾除湿为主要原则,食疗方可选用龙井玫瑰茶、玫瑰灯心茶、绿豆萝卜灌大藕等。

(1)龙井玫瑰茶

原料:龙井茶 3 克,干玫瑰花 6 克。

制作:将龙井茶、干玫瑰花一同放入茶杯中,加入适量沸水,加盖闷泡 5 分钟即成。

用法:每日 1 剂,代茶饮。

(2)玫瑰灯心茶

原料:玫瑰花瓣 5～10 克,灯心草 3～5 克。

制作:将玫瑰花瓣洗净,灯心草水煎取汁,趁热用药汁冲泡玫瑰花瓣即成。

用法:每日 1 剂,代茶饮。

(3)绿豆萝卜灌大藕

原料:鲜大藕 4 节,绿豆 200 克,胡萝卜 125 克,白糖适量。

制作:先将绿豆淘洗干净,浸泡 30 分钟,沥干水分,研碎;胡萝卜洗净,切碎,捣成泥;白糖与绿豆、胡萝泥调匀备用。把藕洗净,用刀切开靠近藕节的一端,切下部分留为盖,将调匀的绿豆萝卜泥塞入藕洞内,塞满为止,盖上藕盖,用竹签插牢,上锅隔水蒸熟即成。

用法:每日 1～2 次,当点心食用。

34. 肝胆湿热型慢性肝炎可选用哪些食疗方

肝胆湿热型慢性肝炎的饮食调养宜以清热利湿解毒,疏肝健脾养血为主要原则,食疗方可选用茵陈粥、丝瓜粥、田螺金佛饮等。

（1）茵陈粥

原料：茵陈 40 克，大米 100 克，白糖适量。

制作：将茵陈洗净，水煎去渣取汁，将药汁与淘洗干净的大米一同放入锅中，加水适量，武火煮沸后，改用文火煮至粥成，再调入白糖即成。

用法：每日 2 次，温热食之。

（2）丝瓜粥

原料：鲜嫩丝瓜 1 根，大米 50 克，白糖适量。

制作：把丝瓜去皮，洗净，切成小粒备用。将大米淘洗干净，放入砂锅中，加入清水适量煮粥，待米熟粥将成时，放入丝瓜粒，继续煮至米及丝瓜熟烂粥成，再加入白糖溶化调匀即成。

用法：每日 1 剂，早餐食之。

（3）田螺金佛饮

原料：田螺 50 个，郁金、佛手、生姜各 10 克，垂盆草 30 克，金钱草 12 克，大枣 8 枚，食盐适量。

制作：将田螺用清水静养 12 小时，去泥沙，捶碎螺壳，取出螺肉；郁金、佛手、金钱草、大枣分别洗净；生姜洗净，拍烂。将上述原料一同放入锅中，加入清水适量，文火煮 1～1.5 小时，加食盐调味。

用法：取汁，随意代茶饮。

35. 脾气虚弱型慢性肝炎可选用哪些食疗方

脾气虚弱型慢性肝炎的饮食调养宜以益气健脾，养血柔肝为主要原则，食疗方可选用莲子粥、参芪杞子粥、茯苓大枣粥等。

（1）莲子粥

原料：莲子 50 克，粳米 50～100 克，红砂糖适量。

制作：把莲子去皮、心，洗净，与淘洗干净的粳米一同放入砂锅中，加入清水适量煮粥，待米熟粥成，加入红砂糖溶化调匀即成。

用法：每日 1 剂，温热食用，可常食用。

(2)参芪杞子粥

原料:党参、黄芪各 30 克,枸杞子 10 克,粳米 100 克,白糖适量。

制作:将党参、黄芪水煎去渣取汁备用,之后将淘洗干净的枸杞子、粳米一同放入砂锅中,加入清水适量煮粥,待至米七成熟时,倒入药汁,继续煮至米熟粥成,加入白糖溶化调匀即成。

用法:每日 1 剂,分早晚温热食用。

(3)茯苓大枣粥

原料:茯苓粉 12 克,大米 100 克,大枣 10 枚。

制作:将大枣、大米分别淘洗干净,与茯苓粉一同放入锅中,加入清水适量,文火煮至米熟粥成即成。

用法:每日早晚食用。

36. 肝肾阴虚型慢性肝炎可选用哪些食疗方

肝肾阴虚型慢性肝炎的饮食调养宜以滋阴补肾,养血柔肝为主要原则,食疗方可选用海参汤、西瓜番茄露、虫草炖老鸭等。

(1)海参汤

原料:水发海参 90 克,冬笋 30 克,水发冬菇 15 克,熟火腿末、料酒、食盐、味精、胡椒粉、葱段、生姜片、猪油、鸡汤各适量。

制作:将海参、冬菇、冬笋分别洗净,切成薄片。炒锅上旺火,加入猪油,烧热后放入葱段、生姜片炝锅,倒入鸡汤,再加水发海参、水发冬菇、冬笋片及食盐、料酒、味精,煮沸后捞出葱段、生姜片,倒入火腿末,撒上胡椒粉,搅匀即成。

用法:每日早晚食用。

(2)西瓜番茄露

原料:西瓜、鲜番茄、白糖各适量。

制作:将西瓜、鲜番茄分别取汁,混合后加白糖、沸水适量,搅匀即成。

用法:随意饮用。

（3）虫草炖老鸭

原料：老鸭1只，冬虫夏草10枚，食盐等调味料各适量。

制作：将老鸭宰杀，去毛及内脏，洗净，冬虫夏草装入鸭腹中。将老鸭放入锅中，注入清水适量，煨炖至老鸭熟烂，用食盐等调料调味即成。

用法：食肉，喝汤。

37. 肝郁脾虚型慢性肝炎可选用哪些食疗方

肝郁脾虚型慢性肝炎的饮食调养宜以疏肝解郁，健脾和中为主要原则，食疗方可选用佛手粳米粥、白萝卜炒猪肝、山药茯苓煎饼等。

（1）佛手粳米粥

原料：佛手柑15克，粳米100克，冰糖适量。

制作：将佛手柑洗净放入锅中，加水适量，煎汤去渣取汁；粳米淘洗干净，放入锅中，加入清水适量，文火煮粥，待粥将成时加入佛手柑之煎汁及冰糖，再稍煮即成。

用法：每日早晚餐温热食用。

（2）白萝卜炒猪肝

原料：白萝卜200克，新鲜猪肝250克，植物油、香油、食盐、葱丝、味精、淀粉各适量。

制作：将白萝卜洗净，切成细条；猪肝洗净，切成片。炒锅上火，放入适量植物油，烧至八成热，入萝卜条，炒至八成熟时拌入食盐，装于盘中。锅中再加入适量植物油，武火爆炒猪肝3～5分钟，入萝卜条再快速翻炒2分钟，放入葱丝、食盐、味精，翻炒片刻，淋入香油即成。

用法：佐餐随意食用。

（3）山药茯苓煎饼

原料：山药粉、茯苓粉各200克，小麦面粉300克。

制作：将山药粉、茯苓粉与小麦面粉混匀，用水调成糊，上锅摊成煎饼，煎熟即成。

用法:早晚餐食用。

38. 肝脾血瘀型慢性肝炎可选用哪些食疗方

肝脾血瘀型慢性肝炎的饮食调养宜以疏肝健脾,活血软坚为主要原则,食疗方可选用山楂荞麦饼、地龙桃花饼、山楂配黄瓜等。

(1)山楂荞麦饼

原料:荞麦面 500 克,鲜生山楂 250 克,橘皮、青皮、乌梅各 6克,砂仁 4 克,枳壳 5 克,白糖 100 克。

制作:将橘皮、青皮、砂仁、枳壳、乌梅一同放入砂锅中,水煎去渣取汁;山楂煮熟,去核,研成泥。把药汁、白糖、荞麦面、山楂泥一同混合,充分揉和制成面团,做成小饼,放入平底锅中煎熟即成。

用法:当早点食用。

(2)地龙桃花饼

原料:黄芪、小麦面各 100 克,当归 50 克,干地龙 30 克,红花、赤芍、桃仁各 20 克,川芎 10 克,玉米面 400 克,白糖适量。

制作:将干地龙用酒浸去腥味,烘干研粉;红花、赤芍、当归、黄芪、川芎共同水煎 2 次,去渣取汁备用。把地龙粉、玉米面、小麦面、白糖倒入药汁中调匀,做圆饼 20 个;桃仁去皮尖打碎,略炒,匀放于饼上,将饼入笼蒸熟或烤箱烤熟即成。

用法:每次 1～2 个,每日 2 次,当主食食用。

(3)山楂配黄瓜

原料:鲜山楂 12 个,顶花带刺的嫩黄瓜 3 根。

制作:将鲜山楂洗净,放入锅中蒸 20 分钟,凉后把山楂子挤出留山楂肉;将嫩黄瓜先用少许盐水洗,再用清水冲洗。

用法:在早、中、晚饭中各吃 4 个山楂,在早、中、晚饭后 1～2小时各吃 1 根嫩黄瓜。

39. 脾肾阳虚型慢性肝炎可选用哪些食疗方

脾肾阳虚型慢性肝炎的饮食调养宜以补肾健脾,温化湿毒为主要原则,食疗方可选用核桃仁炒韭菜、桃仁山楂松子汤、山药扁豆莲子汤等。

(1)核桃仁炒韭菜

原料:核桃仁50克,韭菜150克,食盐、香油各适量。

制作:先将核桃仁用香油炸成黄色,再加入洗净、切段的韭菜,调入食盐,稍炒即成。

用法:每日1剂,佐餐食用。

(2)桃仁山楂松子汤

原料:核桃仁、山楂糕、松子各15克,粟米60克,青菜叶50克。

制作:将山楂糕切成块状备用。小米淘洗干净,放入沸水锅中煮半熟,再入核桃仁、山楂块、松子,继续煮30分钟左右,放入青菜叶,再煮沸即成。

用法:每日分早晚食用。

(3)山药扁豆莲子汤

原料:鲜山药250克,白扁豆、莲子各15克,芡实30克,冰糖20克。

制作:将鲜山药去皮,洗净,切成小薄片,盛入碗中,备用。把白扁豆、芡实、莲子分别洗净,之后一同放入砂锅中,加入清水适量,浸泡30分钟,武火煮沸后,改用文火再煨煮30分钟,加入山药片及冰糖,继续煮至白扁豆、莲子、芡实熟烂汤稠即成。

用法:每日1剂,分早晚食用。

40. 湿热壅滞型淤胆型肝炎可选用哪些食疗方

湿热壅滞型淤胆型肝炎的饮食调养宜以清热利湿,化瘀通腑退黄疸为主要原则,食疗方可选用地丁炒田螺、竹叶清火茶、玉米须公英茶等。

(1)地丁炒田螺

原料:鲜紫花地丁 50 克,田螺肉、食盐、香油各适量。

制作:将田螺肉清洗干净,与淘洗干净的紫花地丁一起用香油炒熟,加食盐调味即成。

用法:每日 1 剂,佐餐随意食用。

(2)竹叶清火茶

原料:竹叶 20 克,乌龙茶 2 克。

制作时:竹叶洗净,切碎,与乌龙茶一同放入茶杯中,加沸水冲泡,加盖闷 10 分钟即成。

用法:每日 1 剂,代茶饮。

(3)玉米须公英茶

原料:玉米须 30 克,鲜蒲公英 50 克,白糖适量。

制作:将玉米须、鲜蒲公英分别洗净,一同放入砂锅中,加入清水适量,煎取汁液,再入白糖调匀即成。

用法:每日 1 剂,代茶饮。

41. 痰湿瘀结型淤胆型肝炎可选用哪些食疗方

痰湿瘀结型淤胆型肝炎的饮食调养宜以健脾化湿,利胆祛痰,化瘀退黄疸为主要原则,食疗方可选用凉拌苦瓜、竹笋拌莴苣、泥鳅炖豆腐等。

(1)凉拌苦瓜

原料:新鲜苦瓜 2 根,葱花、生姜丝、食盐、白糖、酱油、味精、香油各适量。

制作:将苦瓜洗净,去子,用开水浸泡 3 分钟,切成细丝,拌入葱花、生姜丝,再加食盐、白糖、酱油、味精、香油调味即成。

用法:每日 1~2 次,佐餐食用。

（2）竹笋拌莴苣

原料：竹笋、莴苣各 200 克，食盐、香油、白糖、味精、生姜末各适量。

制作：将莴苣洗净，去皮，切成滚刀块；竹笋洗净，也切成滚刀块。将莴苣、竹笋一同在开水锅中煮熟，捞出沥干水装碗内。把食盐、香油、白糖、味精、生姜末一起调匀，浇在竹笋和莴苣块上，拌匀装盘即成。

用法：每日 1～2 次，佐餐食用。

（3）泥鳅炖豆腐

原料：活泥鳅 500 克，鲜豆腐 250 克，食盐、生姜末、味精、十三香各适量。

制作：将泥鳅剖开，去鳃及内脏等，洗净后入砂锅中，加食盐、生姜末、十三香，以及适量清水，武火煮沸后，改用文火慢炖，至泥鳅五成熟时，加入洗净、切成块的豆腐，继续用文火炖至泥鳅熟烂，用味精调味即成。

用法：每日 1 剂，佐餐随意食用。

42. 肝郁脾虚型肝硬化可选用哪些食疗方

肝郁脾虚型肝硬化的饮食调养宜以疏肝健脾，理气化湿为主要原则，食疗方可选用豆蔻馒头、山药面条、参芪冬瓜汤等。

（1）豆蔻馒头

原料：白豆蔻 18 克，小麦面粉 1 000 克，发酵粉适量。

制作：将白豆蔻粉为细末，待小麦面粉加入发酵粉发酵后，一起充分揉和，加工制成馒头。

用法：当主食食用。

（2）山药面条

原料：山药粉 1 000 克，小麦面粉 2 000 克，鸡蛋 300 克，大豆粉 100 克，香油、葱花、食盐、味精、菠菜叶各适量。

制作：将山药粉、小麦面粉、大豆粉一同放入容器中，再把搅匀的鸡蛋液倒入容器中,加适量清水及食盐,和成面团,擀成薄面片,切成面条。每次取适量面条,下入沸水锅中,煮熟后放入香油、食盐、葱花、菠菜叶、味精,再稍煮即成。

用法:每日1～2次,当主食随量食用。

(3)参芪冬瓜汤

原料:党参、黄芪20克,冬瓜100克,味精、食盐、香油各适量。

制作:将党参、黄芪水煎去渣取汁,趁热加入洗净、切成小块状的冬瓜,再煮10分钟左右,放入食盐、味精、香油调味即成。

用法:每日1～2次,食冬瓜,喝汤。

43. 湿热蕴结型肝硬化可选用哪些食疗方

湿热蕴结型肝硬化的饮食调养宜以清热利湿,疏肝健脾,利水消胀为主要原则,食疗方可选用凉拌西瓜皮、荠菜拌二丝、香油拌菠菜等。

(1)凉拌西瓜皮

原料:西瓜皮500克,食盐、味精、酱油、白糖、蒜蓉、香油各适量。

制作:将西瓜皮洗净,削去表皮和残剩的内瓤,切成薄片,加入食盐腌渍,挤去多余的水分,再加入蒜蓉、酱油、白糖、味精、香油,拌匀即成。

用法:每日1～2次,佐餐食用。

(2)荠菜拌二丝

原料:荠菜250克,白萝卜丝60克,西瓜皮丝30克,食盐、味精、米醋、香油各适量。

制作:将荠菜淘洗干净,入沸水中焯一下,捞出沥干,切碎后放入盘中。萝卜丝入沸水中焯透,捞出沥干水分,切碎后放入盛有荠菜的盘中;西瓜皮丝入沸水中焯透,捞出后沥干水分,也放入盛有荠菜的盘子中。之后把荠菜和萝卜丝、西瓜皮丝充分拌匀,再加入食盐、味精、米醋、香油充分调和即成。

用法:每日1～2次,佐餐随量食用。

(3)香油拌菠菜

原料:鲜菠菜 250 克,香油、食盐各适量。

制作:将鲜菠菜洗净,用开水烫 3 分钟,捞起之后拌入香油、食盐即成。

用法:每日 2 次,佐餐食用。

44. 肝脾血瘀型肝硬化可选用哪些食疗方

肝脾血瘀型肝硬化的饮食调养宜以疏肝健脾,活血软坚,行气利水为主要原则,食疗方可选用田七炖乳鸽、水蛭炖公鸡、红花豆腐汤等。

(1)田七炖乳鸽

原料:田七 15 克,乳鸽 2 只,黑木耳 50 克,食盐、葱花、生姜末、植物油、黄酒各适量。

制作:将田七洗净,晒干后切成薄片,放入纱布袋中,扎紧布袋口;将黑木耳用冷水泡发,洗净,撕成朵片;把乳鸽宰杀,除去毛及内脏,洗净,用食盐及酱油揉抹鸽身。之后将锅置火上,加植物油烧至六成热,放入葱花、生姜末,煸炒出香味后,逐个放入乳鸽,急火爆香,调入适量黄酒,加适量鸡汤(或清汤),并放田七药袋及黑木耳,武火煮沸后,改用文火煨炖 40 分钟,待乳鸽酥烂,取出药袋,加食盐、味精等调味,淋入香油即成。

用法:佐餐食用。

(2)水蛭炖公鸡

原料:水蛭 30 克,公鸡 1 只,食盐适量。

制作:将水蛭洗净,备用。把公鸡宰杀,去毛及肠杂等,洗净,之后与水蛭一同放入砂锅中,加入适量清水,用中火炖至鸡肉熟烂,放入食盐调味即成。

用法:3 日 1 剂,吃肉,喝汤。

(3)红花豆腐汤

原料:红花 10 克,豆腐 500 克,食盐适量。

制作:将红花择洗干净,豆腐洗净切成块状,把红花放入砂锅中,加入清水适量,武火煮沸后下豆腐块,继续煮至豆腐熟汤成,用食盐调味即成。

用法:每日1次,随量食豆腐,喝汤。

45. 水湿内阻型肝硬化可选用哪些食疗方

水湿内阻型肝硬化的饮食调养宜以运脾利湿,理气行水为主要原则,食疗方可选用冬瓜薏米汤、三豆茯苓粥、燕麦赤小豆粥等。

(1)冬瓜薏米汤

原料:冬瓜250克,生薏苡仁50克,海带100克。

制作:将冬瓜洗净,切成块;生薏苡仁淘洗干净;海带洗净,切成小片。将冬瓜块、薏苡仁、海带片一同放入砂锅中,加入清水适量,共煮成汤即成。

用法:随意食冬瓜、薏苡仁、海带,喝汤。

(2)三豆茯苓粥

原料:绿豆、白扁豆、赤小豆、茯苓、粳米各30克。

制作:将茯苓研为细粉备用。把绿豆、白扁豆、赤小豆、粳米分别淘洗干净,一同放入锅中,加入清水适量,武火煮沸后改用文火煮粥,待粥将成时,调入茯苓粉搅匀,再稍煮即成。

用法:每日1剂,分早晚餐温热食用。

(3)燕麦赤小豆粥

原料:燕麦片100克,赤小豆、粳米各60克,白糖适量。

制作:将赤小豆、粳米分别淘洗干净,一同放入锅中,加入清水适量,武火煮沸后改用文火煮粥,待粥将成时,调入燕麦片及白糖搅匀,再稍煮即成。

用法:每日1剂,分早晚餐温热食用。

46. 脾肾阳虚型肝硬化可选用哪些食疗方

脾肾阳虚型肝硬化的饮食调养宜以温肾健脾,化气行水为主要原则,食疗方可选用桂草粥、银耳大枣羹、山药香菇萝卜粥等。

(1)桂草粥

原料:肉桂 5 克,车前草 12 克,粳米 50 克,红糖适量。

制作:先将肉桂、车前草水煎去渣取汁备用,再把淘洗干净的粳米放入砂锅中,加入清水适量煮粥,待米七成熟时入药汁,继续煮至米熟粥成,加入红糖溶化调匀。

用法:每日 1 剂,分早晚温热食用。

(2)银耳大枣羹

原料:银耳 20 克,大枣 100 克,白糖适量。

制作:将银耳用水泡发,洗净,再与洗净的大枣一放入砂锅中,加入清水适量,煮成羹状后入白糖调味即成。

用法:每日 1～2 次,佐餐食用。

(3)山药香菇萝卜粥

原料:水发香菇丝 50 克,白萝卜丝、鲜山药片各 100 克,豌豆苗 60 克,粳米 100 克,食盐、味精各适量。

制作:将粳米淘洗干净,放入锅中,加入清水适量,武火煮沸后改用文火煮粥,待粥将成时,加入水发香菇丝、白萝卜丝、鲜山药片,继续煮 3～5 分钟,放入豌豆苗及食盐、味精搅匀,再稍煮即成。

用法:每日 1～2 次,温热食用。

47. 肝肾阴虚型肝硬化可选用哪些食疗方

肝肾阴虚型肝硬化的饮食调养宜以滋养肝肾,育阴利水为主要原则,食疗方可选用黑豆酿梨、黄花菜猪肉、蘑菇炖豆腐等。

(1)黑豆酿梨

原料:大雪梨 1 个,小黑豆 50 克,冰糖适量。

制作:将黑豆淘洗干净,装入洗净、切口的雪梨中,再把梨口盖上,置于笼屉中蒸沸 40 分钟即成。

用法:每日 1 剂,分 2 次食用。

(2)黄花菜猪肉

原料：黄花菜 50 克，猪瘦肉 100 克，葱花、植物油、酱油、料酒、白糖、食盐各适量。

制作：将黄花菜水发，洗净；猪瘦肉切成细丝。炒锅上火，放适量植物油，烧至七成热时，加入葱花炝锅，随后放入猪肉丝，炒至五成熟时，再入黄花菜，翻炒至七成熟时，加入适量酱油、料酒、白糖和食盐，继续炒至肉熟即成。

用法：每日 1～2 次，佐餐食用。

(3)蘑菇炖豆腐

原料：嫩豆腐 250 克，鲜蘑菇 60 克，酱油、料酒、食盐、香油、味精各适量。

制作：将豆腐洗净，切成小块，放入冷水锅中，加入少许料酒，待旺火煮至豆腐出小孔时，弃去豆腐水。将豆腐、洗净的鲜蘑菇、酱油、食盐，以及清汤一同放入瓦罐中，文火炖 20 分钟，撒入味精、淋上香油即成。

用法：每日分早晚食用。

48. 湿热蕴结型酒精性肝病可选用哪些食疗方

湿热蕴结型酒精性肝病的饮食调养宜以清热解毒，利湿退黄疸为主要原则，食疗方可选用绿豆葫芦汤、茵陈玉米须茶、茵陈菠菜瘦肉汤等。

(1)绿豆葫芦汤

原料：绿豆 100 克，葫芦壳、西瓜皮、冬瓜皮各 30 克，白糖适量。

制作：将葫芦壳、冬瓜皮、西瓜皮分别洗净，切碎，与淘洗干净的绿豆一同放入锅中，加入清水适量，武火煮沸后，改用文火继续煮至绿豆酥烂，用白糖调味即成。

用法：每日 1 次，随量食用。

（2）茵陈玉米须茶

原料：茵陈、蒲公英各 15 克，玉米须 30 克。

制作：将茵陈、蒲公英、玉米须共为粗末，置于保温瓶中，冲入沸水适量，加盖闷 20 分钟即成。

用法：每日 1 剂，代茶饮。

（3）茵陈菠菜瘦肉汤

原料：茵陈 80 克，菠菜 150 克，猪瘦肉 100 克，食盐、味精、葱花、生姜丝、植物油各适量。

制作：将茵陈水煎取汁；猪瘦肉洗净，切成细丝；取锅烧热，入植物油适量，待油热后入葱花、生姜丝，煸炒肉丝，肉熟后起锅备用。将药汁、肉丝及洗净的菠菜一同放入锅中，再加清水适量，煮至菠菜熟烂，调入食盐、味精即成。

用法：食菜、肉，喝汤。

49. 湿邪困脾型酒精性肝病可选用哪些食疗方

湿邪困脾型酒精性肝病的饮食调养宜以健脾化湿、和胃解酒为主要原则，食疗方可选用砂仁鲫鱼汤、笋干冬瓜海蜇汤、红薯山药大枣羹等。

（1）砂仁鲫鱼汤

原料：活鲫鱼（约 150 克）1 条，砂仁 3 克，陈皮 6 克，生姜丝、葱花、食盐各适量。

制作：将活鲫鱼宰杀，刮去鳞、鳃，剖腹后去内脏，洗净。把砂仁装入鱼腹中，与陈皮一同放入砂锅中，加入清水适量，武火煮沸后，入生姜丝、葱花、食盐，改用文火煮至鱼肉熟烂。

用法：吃鱼，喝汤。

（2）笋干冬瓜海蜇汤

原料：冬瓜 500 克，海蜇皮 300 克，竹笋干 100 克，生姜片、食盐各适量。

制作:将竹笋干浸泡,洗净;冬瓜去皮,洗净,切成厚片;海蜇皮浸透,洗净,切块。炒锅上旺火,加入清水适量,烧沸后放入笋干、冬瓜和生姜片,改用文火煮至笋干、冬瓜熟汤成,再放入海蜇皮稍煮,用食盐调味即成。

用法:每日1～2次,食笋干、冬瓜,并喝汤。

(3)红薯山药大枣羹

原料:红薯200克,山药150克,大枣10枚,山芋粉、红糖各适量。

制作:将红薯洗净,切成细粒;山药洗净,去皮,切成薄片;大枣洗净。将红薯粒、山药片及大枣一同放入锅中,加入清水适量,煮至将成稠糊状时,捞出大枣核,调入山芋粉糊,加入红糖,边搅边调,继续用小火煨煮至成羹即成。

用法:每日早晚分食之。

50. 胆热瘀积型酒精性肝病可选用哪些食疗方

胆热瘀积型酒精性肝病的饮食调养宜以清肝利胆,化湿逐瘀,解毒退黄疸为主要原则,食疗方可选用虎杖甘草粥、鸡蛋瓜藤汤、番茄鲜菇汤等。

(1)虎杖甘草粥

原料:虎杖18克,甘草9克,大米50克。

制作:先将虎杖、甘草水煎去渣取汁,将药汁与大米一同放入锅中,再加入清水适量,用文火煮至米熟粥成。

用法:每日2次,温热食之。

(2)鸡蛋瓜藤汤

原料:鸡蛋1个,黄瓜藤1条。

制作:将黄瓜藤洗净,切碎,放入锅中,加水1 000毫升,煮至400毫升,去瓜藤,再将鸡蛋去壳,搅匀,倒入锅中煮熟即成。

用法:每日2次,空腹喝蛋汤。

（3）番茄鲜菇汤

原料：番茄 200 克，海带、香菇、黑木耳各 15 克，葱花、生姜丝、食盐、味精、十三香、植物油各适量。

制作：将番茄洗净，切成片；海带、香菇、黑木耳分别用温水泡发后洗净，切或撕成条。炒锅上旺火，放入植物油，烧至七成热时，入葱花、生姜丝煸香，加入番茄片煸透，再加清汤适量煮沸，然后入海带、香菇、黑木耳及十三香、食盐，改用文火煮 10 分钟左右，用味精调味即成。

用法：每日 1～2 次，食菜，喝汤。

51. 气滞血瘀型酒精性肝病可选用哪些食疗方

气滞血瘀型酒精性肝病的饮食调养宜以疏肝养肝柔肝，活血化瘀消积为主要原则，食疗方可选用三七粥、桃仁粥、丹参蜂蜜饮等。

（1）三七粥

原料：三七粉 3 克，粳米 50 克，白糖适量。

制作：先将粳米淘洗干净，放入锅中，加入清水适量，武火煮沸后改用文火煮粥，待米熟粥将成时，调入白糖搅匀，再稍煮即成。

用法：每日分早晚餐温热食用，1 个月为 1 个疗程。

（2）桃仁粥

原料：桃仁 10～15 克，大米 50～100 克，红糖适量。

制作：先将桃仁淘洗干净，捣烂如泥，加水研汁，去渣，与大米一同放入锅中，再加入清水适量，武火煮沸后，改用文火煮粥，待粥将成时，放入红糖，搅匀即成。

用法：每日 1～2 次，温热食用。

（3）丹参蜂蜜饮

原料：丹参 25 克，蜂蜜 50 毫升。

制作:将丹参水煎去渣取汁,调入蜂蜜即成。

用法:每日 1 剂,代茶饮。

52. 肝郁脾虚型脂肪肝可选用哪些食疗方

肝郁脾虚型脂肪肝的饮食调养宜以疏肝健脾,祛湿化痰消瘀为主要原则,食疗方可选用术枣饼、清炖鸭汤、螺旋藻橘皮茶等。

(1)术枣饼

原料:白术 50 克,大枣 150 克,小麦面粉 200 克,鸡蛋 2 个。

制作:将白术洗净,晒干或烘干,研成细粉,炒熟备用;大枣洗净,煮熟后去核,捣成泥。把白术粉、大枣泥、小麦面粉及打破搅匀的鸡蛋糊充分混合,加适量清水调匀,制成小饼,入烤箱烤熟即成。

用法:当早点食用。

(2)清炖鸭汤

原料:青头鸭 1 500 克,苹果 50 克,赤小豆 250 克,葱白 30克,食盐适量。

制作:将青头鸭宰杀,去毛杂及内脏,洗净,把赤小豆、苹果装入鸭腹内,腹口缝好,放入锅中,加入清水适量,武火煮沸后,改用文火慢炖至鸭肉七成熟时,入食盐及葱白,继续炖至鸭肉熟烂即成。

用法:每日 1~2 次,随量食肉、豆、喝汤。

(3)螺旋藻橘皮茶

原料:市售螺旋藻粉 5 克,橘皮 10 克。

制作:将橘皮洗净,切成细丝,与螺旋藻粉一同放入保温杯中,用适量沸水冲泡,加盖闷 5~10 分钟即成。

用法:每日 1 剂,代茶饮。

53. 痰湿内阻型脂肪肝可选用哪些食疗方

痰湿内阻型脂肪肝的饮食调养宜以祛湿化痰,理气除脂为主要原则,食疗方可选用决明子茶、燕麦绿豆粥、乌龙降脂茶等。

(1)决明子茶

原料:决明子 30 克。

制作:将决明子炒至微黄色,研为细末,放入保温杯中,用适量沸水冲泡,加盖闷5～10分钟即成。

用法:每日1剂,代茶饮。

(2)燕麦绿豆粥

原料:燕麦片100克,绿豆、玉米面各60克,蜂蜜适量。

制作:将绿豆淘洗干净,放入锅中,加入清水适量,武火煮沸后,改用文火煮至绿豆熟烂,再将用凉开水调和的燕麦片、玉米面糊均匀地搅拌入锅中,调入蜂蜜,再稍煮即成。

用法:每日分早晚餐温热食用。

(3)乌龙降脂茶

原料:乌龙茶3克,槐角、冬瓜皮各18克,何首乌30克,山楂15克。

制作:将槐角、冬瓜皮、何首乌、山楂水煎去渣取汁,再以沸药汁冲泡保温杯中的乌龙茶,并加盖闷5～10分钟即成。

用法:每日1剂,代茶饮。

54. 湿热蕴结型脂肪肝可选用哪些食疗方

湿热蕴结型脂肪肝的饮食调养宜以清热利湿,疏肝理脾降浊为主要原则,食疗方可选用荸荠甘蔗饮、车前绿豆粥、茵陈降脂茶等。

(1)荸荠甘蔗饮

原料:荸荠500克,甘蔗50克。

制作:将荸荠去皮,洗净,切成薄片;甘蔗去皮,切成段。把两者一同压榨取汁。

用法:每日1剂,代茶饮。

(2)车前绿豆粥

原料:车前子、绿豆各50克,橘皮20克,通草10克,高粱米100克。

制作:将车前子、橘皮、通草水煎去渣取汁,把药汁与淘洗干净的高粱米、绿豆一同放入锅中煮成粥。

用法：每日 1 剂，佐餐食用。

(3)茵陈降脂茶

原料：茵陈、泽泻、葛根各 5 克。

制作：将茵陈、泽泻、葛根分别洗净，晒干或烘干，共研为细末，装入绵纸袋中，封口挂线，放入保温杯中，用适量沸水冲泡，加盖闷 5～10 分钟。

用法：每日 1 剂，代茶饮。

55.气血瘀滞型脂肪肝可选用哪些食疗方

气血瘀滞型脂肪肝的饮食调养宜以疏肝理气，活血化瘀消积为主要原则，食疗方可选用红花山楂茶、三七首乌粥、杞子山楂炖猪肝等。

(1)红花山楂茶

原料：红花(干品)2 克，鲜山楂 30 克。

制作：将鲜山楂去柄，洗净，切成薄片，与淘洗干净的红花一同放入保温杯中，用适量沸水冲泡，加盖闷 5～10 分钟。

用法：每日 1 剂，代茶饮。

(2)三七首乌粥

原料：三七 5 克，制何首乌 30～60 克，粳米 100 克，大枣 3 枚，冰糖适量。

制作：先将三七、制何首乌水煎去渣取汁，把药汁与淘洗干净的粳米、洗净去核的大枣一同倒入锅中，共同煮粥，待粥将成时，调入冰糖搅匀，再稍煮即成。

用法：每日 1 剂，分早晚餐温热食用。

(3)杞子山楂炖猪肝

原料：猪肝 100 克，枸杞子 30 克，女贞子 15 克，石斛 12 克，山楂 15 克，三七粉 3 克，葱白 1 根，食盐适量。

制作：将枸杞子、女贞子、石斛、山楂用纱布袋装上扎口。猪肝用清水洗净后切块,放入锅中,加入三七粉及切成段的葱白和药袋,注入清水适量,先用武火煮沸,再改用文火慢炖至肝熟汤成,捞出药袋,放入食盐调味即成。

用法:每日1次,吃猪肝,喝汤。

56. 脾肾两虚型脂肪肝可选用哪些食疗方

脾肾两虚型脂肪肝的饮食调养宜以补脾温肾,化湿降浊为主要原则,食疗方可选用兰花猪肉汤、核桃仁山药饼、首乌黑豆炖甲鱼等。

(1)兰花猪肉汤

原料:鲜白兰花20～30克,猪瘦肉100～200克,食盐适量。

制作:将猪肉洗净,切成小块,与淘洗干净的白兰花一同放入砂锅中,加入清水适煲汤,待猪肉熟烂汤成时再放入食盐调味。

用法:每日或隔日1次,食猪肉,喝汤。

(2)核桃仁山药饼

原料:山药500克,小麦面粉150克,核桃仁、什锦果料、蜂蜜、猪油、水淀粉各适量。

制作:将山药去皮,洗净,蒸熟,加小麦面粉揉合,做成圆饼状,摆上核桃仁、什锦果料,上笼蒸20分钟。再将蜂蜜、猪油用文火加热,淋上水淀粉,浇在圆饼上即成。

用法:当早餐食用。

(3)首乌黑豆炖甲鱼

原料:何首乌30克,黑豆60克,枸杞子18克,甲鱼1只,大枣6枚,生姜片、食盐、十三香各适量。

制作:将甲鱼宰杀,去内脏,洗净,切块,略炒备用。把甲鱼块、黑豆、何首乌、枸杞子、大枣、生姜片、食盐、十三香一同放入汤盆中,加入清水适量,隔水炖至甲鱼熟烂即成。

用法:每日1次,吃甲鱼肉,喝汤。

57. 肝气郁结型肝癌可选用哪些食疗方

肝气郁结型肝癌的饮食调养宜以疏肝健脾,活血化瘀为主要原则,食疗方可选用炒蚕蛹、梅花粥、莴苣子粥等。

(1)炒蚕蛹

原料:蚕蛹 100 克,植物油、蜂蜜各适量。

制作:将蚕蛹用清水浸泡,冲洗干净备用。植物油倒入锅中,烧热后放入蚕蛹,炒熟,调入蜂蜜即成。

用法:佐餐食用。

(2)梅花粥

原料:白梅花 10 克,粳米 100 克。

制作:将白梅花洗净备用。粳米淘洗干净放入锅中,加入清水适量,文火煮至粥将成时,加入白梅花,再煮 2~3 沸即成。

用法:每日分早晚温热食用。

(3)莴苣子粥

原料:莴苣子 10~15 克,甘草 3~5 克,粳米 50~100 克。

制作:将莴苣子捣烂,与甘草一同水煎去渣取汁,把药汁与淘洗干净的粳米一同放入锅中煮粥即成。

用法:每日 1 剂,佐餐食用。

58. 气滞血瘀型肝癌可选用哪些食疗方

气滞血瘀型肝癌的饮食调养宜以行气散结,活血化瘀为主要原则,食疗方可选用鲤鱼山楂蛋、龟血炖冰糖、荸荠山楂羹等。

(1)鲤鱼山楂蛋

原料:鲤鱼 1 条,鲜山楂片 25 克,鸡蛋(用蛋清)2 个,料酒、葱段、生姜片、食盐、白糖各适量,面粉 150 克。

制作:将鲤鱼宰杀,去鳞、鳃及内脏,洗净,切块,加入料酒、食盐渍 15 分钟;把面粉加入清水和白糖,打入蛋清,搅成糊状备用。将鱼块入面糊中浸透,取出后再粘上干面粉,放入爆过生姜片的油锅中翻炸 3 分钟捞出;山楂片加入少量水,上火煮溶,入调料及生面粉糊少量,制成芡汁水,再倒入炸好的鱼块,煮 15 分钟,撒上葱段即成。

用法:每日1次,佐餐随量食用。

(2)龟血炖冰糖

原料:拳大乌龟3只,冰糖适量。

制作:每次用3只乌龟取血,加清水及冰糖适量,放锅中隔水炖熟即成。

用法:每日1次,温热食用。

(3)荸荠山楂羹

原料:山楂糕150克,荸荠5个,白糖20克,湿淀粉适量。

制作:将山楂糕碾成细泥;荸荠洗净,去皮,拍松、剁碎,放入碗中,用清水和匀。炒锅上旺火,加入适量清水,放入白糖煮至溶化,再用湿淀粉勾流水芡,加入山楂糕泥、荸荠末搅匀,稍煮片刻,出锅盛入碗中。

用法:每日1~2次,佐餐食用。

59. 湿热聚毒型肝癌可选用哪些食疗方

湿热聚毒型肝癌的饮食调养宜以清热利湿,解毒破结为主要原则,食疗方可选用马兰头汤、泥鳅炖豆腐、蛇草薏仁粥等。

(1)马兰头汤

原料:马兰头30~60克,白糖适量。

制作:将马兰头水煎取汁,调入白糖即成。

用法:每日1剂,代茶饮。

(2)泥鳅炖豆腐

原料:泥鳅250克,豆腐500克,食盐适量。

制作:将泥鳅去鳃及内脏,冲洗干净,切成块状,放入锅中,加入清水适量,煮至半熟,再加洗净并切块的豆腐,炖至泥鳅熟烂,用食盐调味即成。

用法:食泥鳅、豆腐,喝汤。

(3)蛇草薏仁粥

原料:白花蛇舌草100克,菱粉、薏苡仁各60克。

制作:先将白花蛇舌草水煎去渣取汁,把与淘洗干净的薏苡仁一同煮粥,待薏苡仁熟烂粥将成时,再放入菱粉,搅匀煮熟。

用法:每日1剂,分早晚温热食用。

60. 肝肾阴虚型肝癌可选用哪些食疗方

肝肾阴虚型肝癌的饮食调养宜以滋阴补肾,养血柔肝为主要原则,食疗方可选用枸杞鸽肉汤、杞麦甲鱼汤、首乌枸杞肝片等。

(1)枸杞鸽肉汤

原料:枸杞子30克,鸽子1只,生姜丝、料酒、食盐各适量。

制作:将鸽子宰杀,去毛杂及内脏,洗净,与枸杞子、生姜丝、料酒一同放入炖盅内,加入适量清水,盖上炖盅盖,放入锅中,隔水文火炖至鸽子肉熟烂,放入食盐调味。

用法:每日1次,食鸽子肉,喝汤。

(2)杞麦甲鱼汤

原料:枸杞子30克,麦冬15克,甲鱼1只,料酒、葱丝、生姜丝、食盐各适量。

制作:将甲鱼宰杀,去内脏,洗净,放入小盆中,加入适量清水,再放入枸杞子、麦冬、料酒、葱丝、生姜丝、食盐,清蒸至甲鱼熟烂。

用法:每日1次,吃甲鱼,喝汤。

(3)首乌枸杞肝片

原料:制何首乌20克,枸杞子30克,猪肝150克,黄酒、酱油、生姜末、食盐、味精、香醋、水淀粉、水发木耳、嫩青菜、葱花、蒜片各适量。

制作:将制何首乌、枸杞子淘洗干净,放入砂锅,加水浸泡片刻,浓煎2次,每次30分钟,滤去药渣,合并2次药汁,倒回砂锅,小火浓缩成约100毫升备用。之后用水发木耳、嫩青菜、葱花、蒜片、黄酒、生姜末、酱油、食盐、味精、香醋、药汁将猪肝熘炒至肝熟即成。

用法:佐餐食用。